Horvilleur

Enzyklopädie der homöopathischen Therapie

Enzyklopädie der homöopathischen Therapie

Von Dr. med. Alain Horvilleur

Aus dem Französischen übersetzt und bearbeitet
von Dr. Siegfried Gehrke †

HAUG

Karl F. Haug Verlag · Heidelberg

CIP-Kurztitelaufnahme der Deutschen Bibliothek

Horvilleur, Alain:
Enzyklopädie der homöopathischen Therapie / von Alain Horvilleur. Aus d. Franz. übers. u. bearb. von Siegfried Gehrke. – 1. Aufl. – Heidelberg: Haug, 1987.
Einheitssacht.: Petite encyclopédie homéopathique ⟨dt.⟩
ISBN 3-7760-0878-4

NE: Gehrke, Siegfried [Bearb.]

Herstellerische Betreuung: Axel Treiber

Verlags-Nr. 8724 · Titel-Nr. 1878 · ISBN 3-7760-0878-4

Satz: Filmsatz Unger, 6940 Weinheim/Bergstraße

Druck und Verarbeitung: Pfälzische Verlagsanstalt, 6740 Landau/Pfalz

Für Josette Horvilleur

Inhalt

Zweiter Teil

DIE ARZNEIPOTENZIERUNG

Dritter Teil

DIE HOMÖOPATHISCHE VERORDNUNG

Vierter Teil
DIE WISSENSCHAFTLICHE FORSCHUNG IN DER HOMÖOPATHIE

Fünfter Teil
ANMERKENSWERTE ÜBERLEGUNGEN ZUR THEORIE UND PRAXIS IN DER HOMÖOPATHIE

Sechster Teil

LEITFADEN FÜR DIE PRAXIS

Einleitung

Warum wird man Homöopath?

Eine medizinische Technik

Die Homöopathie ist eine medizinische Technik, die in allen Teilen vollständig ausgestattet ist. Anders kann man eine Therapeutik nicht bezeichnen, deren theoretische Grundlagen durch praktische Versuche bestätigt sind. Die klinischen Erfolge sind unbestreitbar. Die Homöopathie stützt sich, wo immer dies möglich ist, auf neueste wissenschaftliche Entdeckungen. Die Methodologie ist ein wenig speziell. Sie sucht ihre Grundregeln in den wechselseitigen Beziehungen – nicht in der Verkettung – der Phänomene.

Kann man es bei der Allopathie bewenden lassen?

Der Arzt verfährt gewöhnlich nach den Regeln der Allopathie. Sein Kranker kommt zu ihm und klagt über Krämpfe: er gibt ihm ein antispasmisches Mittel; eine Bakterienuntersuchung ergibt einen positiven Befund: er verschreibt ein Antibiotikum. Die Liste der *Anti*-Medikamente ist lang: antiinflammatorische, antiarrhythmische, antikoagulante, antiepileptische, antiallergische Mittel usw. Es fehlt nicht an Argumenten, um sie zu verschreiben und auch nicht an experimentellen und klinischen Nachweisen für ihre Wirkung.

All dies ist bequem, zweckmäßig und streng logisch. Warum soll man daran etwas ändern? Warum soll man Medikamente geben, die „der Krankheit ähnlich" sind?

Einige Überlegungen, um sich mit der Homöopathie vertraut zu machen

Für den Arzt gibt es zahlreiche Beweggründe, um Homöopath zu werden: die Wirksamkeit der Homöopathie, die Wirkung auf bestimmte Krankheiten, die man mit anderen Methoden nicht heilen kann, keine Nebenwirkungen der Medikamente, man behandelt nicht nur die Krankheit, sondern auch den Kranken als Individuum, und schließlich besteht für die Patienten die Möglichkeit einer „alternativen Heilmethode".

Die Homöopathie ist als solche wirksam. Sie ist weit davon entfernt, ein Plazebo zu sein, wie es einige gern hinstellen möchten. Diejenigen, die die Homöopathie gewissenhaft praktizieren, erzielen in vielen Fällen zufriedenstellende und dauerhafte Erfolge.

Darüber hinaus ist die Homöopathie in einer Reihe von Erkrankungen wirksam, die die „klassische“ Medizin nicht heilen kann. Hier sind insbesondere die funktionellen Erkrankungen zu nennen, ferner die zahlreichen Rezidive und die chronischen Krankheiten.

Bei der Homöopathie gibt es keine Nebenwirkungen. Gewisse Leute glauben, daß ohne potentielle Toxizität keine Effektivität erzielt werden kann. Die klinischen Erfolge beweisen das Gegenteil.

Die allopathische Medizin erfüllt nicht alle Bedürfnisse des kranken Menschen, obwohl sie dies in anspruchsvoller Weise behauptet. Die Betreuung des Kranken in seiner leiblich-seelischen Ganzheit (und nicht nur die Behandlung seiner einzelnen Organe), das ist der wesentliche „Pluspunkt“ der Homöopathie.

Die Kranken verlangen über die Behandlung der Organe hinaus noch „etwas anderes“, und der Arzt kann diesem Anspruch gegenüber nicht gleichgültig bleiben. Wenn man Homöopath wird, wird man in die Lage versetzt, die traditionelle Heilkunst der Homöopathie zu praktizieren, ohne jedoch die Errungenschaften des zeitgenössischen medizinischen Wissens aus dem Auge zu verlieren.

Eine Erweiterung der therapeutischen Möglichkeiten

Die Hinwendung zur Homöopathie bedeutet in keiner Weise, daß man die Prinzipien der „offiziellen“ Medizin aufgibt. Die diagnostischen Verfahrensweisen (klinisch und paraklinisch) sind nach wie vor notwendig. Die Schulmedizin bleibt indiziert bei schweren Verletzungsfällen, bei zahlreichen chirurgischen Indikationen und gewissen Psychosen.

Andererseits erzielt die Homöopathie in vielen Fällen ebenso gute Wirkungen wie die Allopathie. Wegen der nicht toxischen Belastung und aus Respekt vor der individuellen Natur des Kranken wird sie der Praktiker vielfach der Allopathie vorziehen. Die Wahl muß nach persönlichen Kriterien getroffen werden.

In zahlreichen Fällen (vor allem bei Kranken, die in keinen genauen nosologischen Rahmen einzuordnen sind) wirkt die Homöopathie besser als die Allopathie ohne iatrogene Einwirkungen. Es gibt sogar Indikationen, bei denen sie allein wirkt. In solchen Fällen gibt es keine Wahl: dann muß man wissen, welches homöopathische Mittel man zu verschreiben hat. Oder aber man muß den Kranken an einen Kollegen überweisen, der in dieser Disziplin spezialisiert ist.

Zusammenfassend kann man sagen, daß sich die beiden Therapieprinzipien ergänzen. Sie haben jeweilige Vorzugsindikationen und auch Übereinstimmungen. Homöopathie praktizieren heißt also, seine therapeutischen Möglichkeiten erweitern.

Die andere Denkart

Homöopathisch behandeln heißt auch, sich eine andere Denkart aneignen. Die Homöopathie kann man nicht in acht Tagen lernen, indem man beispielsweise eine Liste von therapeutischen Indikationen zu Rate zieht. Man muß zunächst die grundlegenden Prinzipien studieren (Ähnlichkeitsgesetz, Potenzierung), die Materia medica (Studium der Experimentalwirkung der am häufigsten verwendeten Substanzen), in der Praxis die Durchführung einer homöopathischen Fallaufnahme. All dies erfordert eine eigene Methodologie, mit der man sich erst nach und nach vertraut machen kann.

Die Prinzipien der Homöopathie unterscheiden sich von denen der Allopathie. Das wird man in dem vorliegenden Buch Seite für Seite feststellen können.

Für wen ist dieses Buch geschrieben?

Dieses Buch wendet sich in erster Linie an Studenten der Medizin und an Ärzte, die Grundkenntnisse in der Homöopathie erwerben wollen. Es ist von einem Praktiker zur Benutzung für Praktiker geschrieben. Der Verfasser besitzt eine zwanzigjährige klinische und pädagogische Berufserfahrung.

Der Titel des Buches muß vielleicht ein wenig näher erläutert werden. Unter einer Enzyklopädie versteht man eine Darstellung, die das Gesamtwissenschaftsgebiet umfaßt. Genau das wird mit diesem Werk angestrebt. Die Grundbegriffe werden hier von allen Seiten beleuchtet und beschrieben, so wie sie in der Praxis des homöopathischen Arztes täglich vorkommen. Es ist also eine Enzyklopädie, aber eine KLEINE ENZYKLOPÄDIE. Im Interesse des Lesers enthält dieses Buch nur das Wichtigste, was für die Einarbeitung in die homöopathische Praxis erforderlich ist.

Die Darstellung der Homöopathie ist also ganz bewußt so gestaltet, daß der Schwerpunkt auf die tägliche Praxis gelegt wird. Das Buch soll vor allem als eine Hilfe für die Konsultation betrachtet werden. Die Beschreibung ist dahin ausgerichtet, daß die ineinandergreifenden Vorgänge zerlegt werden können und daß die Wahl der Therapie erleichtert wird. Die Theorie, in der auf die Prinzipien und Fundamente der Homöopathie eingegangen wird, ist auf ein Minimum beschränkt. Aber dieses Minimum ist für die ärztlichen Verordnungen unerläßlich. Alle praktischen Probleme der Fallaufnahme und der technischen Mittel werden erörtert (und gelöst): Materia medica, klinische Studien, Arzneiwahl.

Der erfahrene homöopathische Arzt, der Veterinär und der Apotheker finden hier gleichfalls wesentliche Elemente, um ihre Kenntnisse zu vertiefen.

Allgemeine Prinzipien der Homöopathie

Ziel dieses Buches ist es also, dem Leser bei seinen homöopathischen Konsultationen behilflich zu sein. Es zeigt, wie die Fallaufnahme des Kranken durchzuführen ist, um zu einer geeigneten homöopathischen Behandlung zu gelangen. Hierfür stellen die Begriffe *Ähnlichkeitsgesetz* und *Potenzierung* zwei theoretische Grundlagen dar, die man sehr gut kennen muß.

Die Potenzierung

Die auf diese Weise ermittelte Arznei wird dem Kranken in potenzierter Zubereitung gegeben. Die stoffliche Substanz ist in der potenzierten Arznei so winzig klein, daß sie durch eine einfache Analyse im Laboratorium nicht objektiviert werden kann.

Man wird sehen, daß diese beiden grundlegenden Prinzipien für die homöopathische Behandlung von entscheidender Bedeutung sind. Bevor ich auf die Einzelheiten eingehe, möchte ich einen kurzen Überblick über die Geschichte der Homöopathie geben. Aus dem historischen Abriß wird man feststellen können, daß die Besonderheiten der Homöopathie aus Beobachtungen von Tatsachen entstanden sind und die Theorie erst nachträglich erarbeitet wurde. Dieser Gesichtspunkt ist wichtig: Er trägt zum Verständnis der allgemeinen Entwicklung der Homöopathie bei. Auf diese Weise kann man erkennen, welchen Platz die Homöopathie im medizinischen Denken und in der Gesamtmedizin einnimmt.

Geschichte der Homöopathie

Die fundamentale Wende in der abendländischen Medizin, daß jetzt *sicher* geheilt werden kann, liegt in *Christian Samuel Hahnemanns* Verdienst, das gewisse, d.h. wissenschaftliche Heilen konstituiert zu haben. Die Grundgedanken des Ähnlichkeitsgesetzes waren zwar schon vor ihm formuliert worden, aber er war der erste, der die praktische Bedeutung dieses Gesetzes erkannte. Er stellte die allumfassenden Grundgesetze fest und machte daraus ein zusammenhängendes medizinisches System.

Die Vorläufer

Vor *Hahnemann* haben vor allem zwei Ärzte von dem Ähnlichkeitsgesetz gesprochen: *Hippokrates* und *Paracelsus.*

Hippokrates (460–361 vor Chr.): Dieser große Reformator befreite die Medizin des Altertums von der priesterlichen Betrachtungsweise und von Vorschriften, die an die Magie grenzten. Er war einer der ersten, die einen Gesamtüberblick über die Medizin hatten: Beobachter, Kliniker mit praktischer Erfahrung und mehr als ein Theoretiker. Jeder kennt sein hohes ärztlich-menschliches Ethos. Aber auch die Nosologie verdankt ihm viel. Seine ärztlichen Auffassungen vom kranken Menschen, von der Krankheit, von der Gesundheit und von der Heilung basieren auf dem System der vier Gemütsarten: cholerisch, melancholisch, sanguinisch, phlegmatisch. Wenn diese im Gleichgewicht sind, ist der Mensch gesund. Wenn eine überwiegt, ist er krank. Die Heilung erfolgt durch die Rückkehr zum Zustand des Gleichgewichts. Dazu hat der Organismus auch die Fähigkeit, dies von selbst zu erreichen, sofern er nicht zu sehr geschwächt ist. Andernfalls kann dem Kranken auf zweierlei Art geholfen werden: durch entgegengesetzte oder durch ähnliche Mittel. Seine Sprache erscheint uns heute nicht mehr gebräuchlich. Ganz klar aber ist, daß *Hippokrates* ein bestimmtes Vorgefühl für den Ähnlichkeitsgedanken hatte, obwohl er hier nicht weiterforschte. Er bestätigt, daß manchmal das Gegenmittel, manchmal aber auch das ähnliche Mittel zum besseren Erfolg führt. Er hat kein Ganzheitssystem entworfen, sondern nur einzelne Beispiele gegeben. So berichtet er, daß eine echte Strangurie (Dysurie) durch eine unechte geheilt wird. Der Husten wird durch dieselben Dinge geheilt, die den Husten verursacht haben. Er gibt nicht genau an, welche praktischen Anwendungen man aus diesen Beobachtungen ziehen kann. Er beschränkt sich darauf, folgende Bemerkung zu machen: „Krankheiten werden manchmal durch ähnliche Dinge geheilt, die das Übel verursacht haben. Man sieht, wie die Heilung von Strangurie erfolgt: Verursacher und Heilmittel sind dieselben. Wie bei der Dysurie ist es auch beim Husten.“ Damit hat *Hippokrates* alles gesagt. Es ist also nicht erstaunlich, daß er von dem Ähnlichkeitsgesetz gesprochen hat.

Paracelsus (1493–1541), Arzt, Chirurg, Vielwisser in der Medizin, war zu seiner Zeit umstritten, aber auch berühmt, ähnlich wie *Hippokrates* im Altertum. Auch *Paracelsus* hat von Tatsachen berichtet, die man als eine Annäherung an das Ähnlichkeitsgesetz betrachten kann. Er wußte, daß es möglich war (neben anderen), auch mit ähnlichen Mitteln zu heilen. Er empfahl, eine sehr kleine Dosis eines Medikaments zu verabreichen: die Karena, das ist der 24. Teil von einem Tropfen. Über seine Denkart und seine Ratschläge können wir heutzutage manchmal nur lächeln. Sie haben nichts Gemeinsames mehr mit der wissenschaftlichen Lehre der Homöopathie.

Hahnemann (1755–1843), Doktor der Medizin der Universität Erlangen, gab seine ärztliche Praxis nach einigen Jahren auf, da er mit der Therapeutik seiner Zeit unzufrieden war. Er verdiente seinen Lebensunterhalt mit der Übersetzung von medizinischen Schriften.

Als er bei der Übersetzung der Materia medica des Schotten *Cullen* vom Englischen ins Deutsche auf den Artikel über die Chinarinde stieß, entschloß er sich, diese Arznei an sich selbst auszuprobieren. Er tat dies zu einem Zeitpunkt, als er sich in einem guten Gesundheitszustand befand. Es entwickelten sich bei ihm Symptome des „Wechselfiebers“. Dieser fieberartige Zustand schien ihm dem der Malaria ähnlich zu sein. Und gerade um diesen Zustand zu bekämpfen, war Chinarinde in Gebrauch. Die Krankheit schien also durch eine Substanz, die imstande ist, ähnliche Symptome zu erzeugen, geheilt worden zu sein. So kam er auf die Idee, andere Substanzen auszuprobieren und zu extrapolieren, um zu erfahren, ob es diesbezüglich ein allgemeines Gesetz gebe. Dies geschah im Jahre 1790. Im Verlauf der kommenden Jahre prüfte *Hahnemann* an sich selbst, seiner Familie und seinen ersten Anhängern die Wirkungen von etwa 60 Arzneisubstanzen, die zu seiner Zeit in der Therapie angewendet wurden. Er notierte sehr sorgfältig die Prüfungssymptome, die sich entwickelten. Dann begann er die Kranken zu behandeln. So konnte er sich von der Richtigkeit seiner Annahme überzeugen, nach der eine Krankheit mit derjenigen Substanz geheilt werden kann, die ein ähnliches Krankheitsbild hervorgerufen hat.

Da da er mit seinen Arzneigaben nicht selten erhebliche Verschlimmerungen hervorrief, begann er immer kleiner werdende Arzneidosen zu verabreichen. Er stellte fest, daß er damit Verschlimmerungen vermeiden und die Kranken heilen konnte. Durch Weiterführung dieser Methode kam er schließlich dazu, infinitesimale Dosen zu verschreiben.

Gleich zu Anfang sei vermerkt, daß er die Idee von den sehr kleinen Dosen durch Deduktion seiner Beobachtungen faßte und nicht durch irgendwelche spekulativen Überlegungen. Andererseits kann man feststellen, daß er aus den experimentellen Tatsachen (Studium der Wirkungen der Substanzen auf den gesunden Menschen) Schlüsse zog (Ähnlichkeitsgesetz). Es handelt sich hier um eine induktive Reflexionsmethode, die vom Einzelnen zum Allgemeinen hinführt, von der Wirkung zur Ursache.

Erst 1796 legte er seine Entdeckungen in einer Publikation schriftlich nieder. Sie ist betitelt: „Versuch über ein neues Prinzip zur Auffindung der Heilkräfte der Arzneisubstanzen, nebst einigen Blicken auf die bisherigen.“ Die Grundschrift, in dem er seine Doktrin der Heilwissenschaft vollständig dargelegt hat, trägt den Titel „Organon der Heilkunst“. Die erste Ausgabe des „Organon“ erschien 1810. *Hahnemann* hatte 20 Jahre lang observiert und reflektiert, bevor er der Welt seinen Therapieansatz öffentlich verkündete. Es folgten die „Reine Arzneimittellehre“ in sechs Bänden (1811–1821) und die „Chronischen Krankheiten“ (1828).

Im Laufe der Jahre erzielte *Hahnemann* aufsehenerregende therapeutische Erfolge. Er hatte inzwischen auch Schüler gewonnen. Über die Grenzen Deutschlands hinaus genoß er großes Ansehen. 1835 heiratete er mit 80 Jahren *Mélanie d'Hervilly*, eine junge Französin, die ihn in seiner Praxis in Köthen konsultiert hatte. Es gelang ihr, ihn zu überzeugen, sich in Paris niederzulassen. In den letzten acht Jahren seines Lebens hatte er bei den Kranken einen außerordentlich großen Erfolg. Die Akademie der Medizin war darüber tief beunruhigt. Sie bat *Guizot*, die Homöopathie zu verbieten, denn sie betrachtete sie als unwirksam. Aber der Minister unter *Louis-Philippe* antwortete nach eingehender Durchsicht der Akten: „*Hahnemann* ist ein Gelehrter. Er hat sich große Verdienste erworben. Die Wissenschaft muß für alle dasein. Wenn es sich bei der Homöopathie nur um eine Chimäre oder ein wertloses Verfahren handelt, wird sie von selbst von der Bildfläche verschwinden. Stellt sie dagegen einen Fortschritt dar, wird sie sich ungeachtet all unserer Gegenmaßnahmen weiter verbreiten. Dem aber sollte sich die Akademie auf keinen Fall verschließen, ist es doch ihre Aufgabe, den wissenschaftlichen Fortschritt und neue Entdeckungen zu fördern.“

Mit *Hahnemann* begann eine therapeutische Revolution, die noch nicht beendet ist. Die Homöopathie bleibt lebendig. Der Begründer hat ihr solide

Fundamente geschaffen. Sie stützen sich auf peinlich genaue Beobachtungen und Tatsachen. Diese sind beweisbar, wenn man sie eingehend prüft.

In diesem Werk werden wir uns an einigen Stellen auf *Hahnemann* beziehen, aber nur dann, wenn dies konstruktiv ist und unsere Auffassung stützt. *Hahnemann* zu zitieren ist an und für sich noch kein Beweis für eine Beurteilung. Man muß jedoch anerkennen, daß er schon Antworten auf Fragen gefunden hat, die auch wir uns heute immer noch stellen. Er hat uns eine Methodologie für die Anwendung des Ähnlichkeitsgesetzes hinterlassen, die vielleicht einigen Denkweisen zuwiderläuft. Sie entspricht aber einer Realität, die man nur schwer leugnen kann.

Die Nachfolger Hahnemanns

Schon zu Lebzeiten *Hahnemanns* hatte die Homöopathie in Europa Verbreitung gefunden. Bald wurde sie auch in Nord- und Südamerika und sogar in Indien bekannt.

Die geistigen Erben *Hahnemanns* gliedern sich in zwei Gruppen: einerseits sind es die echten Anhänger der Homöopathie – und dies ist die größere Zahl –, und andererseits diejenigen, die versuchten, die Homöopathie durch systematische Erfassung zu einer Spezifizierungsmethode zu entwickeln. Für sie entspricht einer bestimmten Krankheit immer das gleiche Mittel. Es handelt sich hier um eine Methode, die auf reinem Zufall beruht. Sie berücksichtigt in keiner Weise das notwendige Individualisieren in der Behandlung. Die besonders gearteten Reaktionen des einzelnen Kranken bleiben gänzlich unbeachtet. *Hahnemann* hatte von dieser Methode Kenntnis erlangt und nannte die nach Spezifizierung strebenden Ärzte „Halbhomöopathen“. Nach seinem Tode ging der Streit weiter. In einigen Ländern findet man noch heute Spuren davon.

Für diese kurze historische Darstellung wollen wir nur Namen von Ärzten festhalten, die durch ihre Persönlichkeit und ihre Fähigkeiten die wahre Homöopathie gefördert und bekannt gemacht haben.

Sebastian des Guidi (1769–1863) war Italiener. Aus politischen Gründen mußte er emigrieren und erwarb die französische Staatsbürgerschaft. Er ist der Begründer der Homöopathie in Frankreich. Nach einer Tätigkeit im Unterrichtswesen (er war Mathematikprofessor und dann hoher Beamter im Universitätswesen) wurde er im Jahre 1820 Doktor der Medizin, und das in einem Alter von 51 Jahren. Seine Frau war seit zwanzig Jahren krank. Während einer Italienreise wurde sie durch Homöopathie geheilt. Er besuchte *Hahnemann* und studierte mit ihm die neue Heilkunst. 1830 ging er nach

Lyon, seiner Wahlheimatstadt, zurück. Im Alter von 61 bis 94 Jahren praktizierte er dort als homöopathischer Arzt. In seinem „Brief an die französischen Ärzte über die homöopathische Heilkunst“ (Lyon, Rusand, 1832) hat er die Einzelheiten seiner Anfänge in der Homöopathie dargestellt.

Im Laufe der Jahre wurde das Fundament der Materia medica durch neue Arzneimittelprüfungen bereichert. Einen wesentlichen Beitrag lieferte die amerikanische Schule, die vor allem durch *Constantin Hering* (1800–1880) und *James Tyler Kent* (1849–1916) geprägt wurde. Zu erwähnen sei hier auch die brasilianische Schule, die 1842 von dem Lyoner *Benoît Mure* gegründet wurde.

Auch andere Namen sind an dieser Stelle noch zu nennen, insbesondere die des Schweizers *Antoine Nebel* und des Franzosen *Léon Vannier.* Zu Anfang des 20. Jahrhunderts stellten sie eine Klassifizierung der homöopathischen Medikamente nach der Typologie der Kranken auf. Von da an ist das Interesse an der Homöopathie ständig gestiegen, zunächst in der Öffentlichkeit und nunmehr in der Ärzteschaft.

Die Homöopathie, die vor etwa zwei Jahrhunderten begründet wurde, ist immer noch lebendig und findet zunehmende Anwendung. Dies soll kein Beweis für ihr Wirken sein. Aber sie beansprucht zumindest, daß man sich für ihre therapeutischen Möglichkeiten interessiert, und daß man versucht, ihre wissenschaftlichen Grundlagen festzustellen oder zu bestätigen.

Erster Teil

DAS ÄHNLICHKEITSGESETZ

I. Definition des Ähnlichkeitsgesetzes

1. Das Fundament der Homöopathie

Der Volksmund gebraucht die Bezeichnung *homöopathisch* oft im Sinne von „klein“, „winzig“ und „infinitesimal“. Auf diese Weise wird das zweite Charakteristikum des homöopathischen Therapieverfahrens, nämlich die extreme Verdünnung der Medikamente, in den Vordergrund gerückt.

> *Für jeden Homöopathen ist das Ähnlichkeitsgesetz die erste Verpflichtung.*

Doch an die erste Stelle in der Bedeutungsskala ist das Ähnlichkeitsgesetz zu stellen. Sie steht vor den übrigen Grundsätzen. Ohne dieses gibt es keine Homöopathie mehr; man kann sich natürlich Fälle vorstellen – und solche Fälle kennt man –, bei denen ein nicht verdünntes Medikament homöopathisch wirkt.

Der beste Nachweis dafür ist die Etymologie des Wortes „Homöopathie“. Es ist von zwei griechischen Wörtern abgeleitet: *homoios* = ähnlich, *pathos* = Leiden. Es bedeutet also „ähnliches Leiden“, oder genauer gesagt „dem Leiden ähnlich“. Man sieht, daß *Hahnemann* das Wort prägte, indem er sich ausschließlich auf das Ähnlichkeitsgesetz bezog.

Das Ähnlichkeitsgesetz ist eine Referenz, die man niemals aus dem Auge verlieren darf oder auf die man bei einem schwierigen klinischen Fall immer wieder zurückkommen muß.

2. Der Vergleich von zwei symptomatischen Krankheitsbildern

Um das Ähnlichkeitsgesetz anzuwenden, verschreibt man dem kranken Patienten diejenige Arznei, die beim Gesunden ein ähnliches Gesamtbild der Symptome hervorruft. Um es kurz und deutlich zu machen, kann man sagen, daß man eine natürliche Krankheit durch eine Arznei zum Verschwinden bringt, die imstande ist, eine *vergleichbare* künstliche Krankheit zu verursachen: *Hahnemanns* Prüfung der Chinarinde im Selbstversuch ergab bei ihm eine Änderung des Befindens, welche sicherlich nicht einem echten Malariaanfall entsprach, die aber den Wechselfiebererscheinungen sehr ähnlich war.

Um einen Kranken wirksam zu behandeln, muß man also zwei Krankheitsbilder vergleichen. Einerseits das Gesamtbild der Symptome des Kranken, das wir als *symptomatisches klinisches Bild* bezeichnen. Es ist das natürliche Gesamtbild des Kranken, ganz gleich ob die Ätiologie bekannt ist oder nicht.

Andererseits stellt man aufmerksam das Gesamtbild der Symptome fest, welches eine Arznei bei einem völlig Gesunden hervorruft. Wir nennen dies das *symptomatische Experimentalbild.* Die so gewonnenen Sachverhalte stellen nicht zu leugnende und nachvollziehbare Fakten dar. Dieses Prinzip, über das im Jahre 1790 zum ersten Mal berichtet wird, findet die historische Bestätigung durch die experimentelle Methode von *Claude Bernard* (1813–1878).

Jedes Mal, wenn die beiden symptomatischen Bilder miteinander übereinstimmen und deckungsgleich sind, führt dies zur Auffindung der zu verschreibenden Arznei: diese Arznei ist es, die das symptomatische Experimentalbild bewirkt hat. Zusammenfassend kann man dies bildlich folgendermaßen darstellen:

Ätiologie (bekannt oder nicht bekannt)		Experimentelle Absorption einer Substanz durch eine gesunde Person
↓ Symptomatisches klinisches Bild (oder natürliche Krankheit)	←Ⓐ→	↓ Symptomatisches Experimentalbild (oder künstliche Krankheit)

←Ⓐ→ = *Ähnlichkeit*

3. Ein einfaches Beispiel für die Anwendung des Ähnlichkeitsgesetzes: Belladonna

Nach *Trousseau* (1801–1867) wurde Belladonna in der klassischen Medizin bei folgenden Krankheiten verwendet: Gegen Husten (vor allem Keuchhusten), Asthma, als Mydriatikum bei Kataraktoperationen, gegen akute Schmerzen, Rheumatismus (vor allem Gichtanfälle), Neuralgien, Epilepsie;

gegebenenfalls bei „geistiger Umnachtung“ (Nysten). Aufs Ganze gesehen verwendete man Belladonna als Antagonist der Krankheitssymptome (manchmal gebraucht man es auch heute noch so). Der Schulmediziner nimmt Belladonna immer, wenn er eine Subintoxikation hervorrufen will, um die bestehenden Symptome zu bekämpfen.

Der Homöopath verschreibt Belladonna, wenn er die gleichen Symptome vorfindet, die diese Arznei hervorrufen kann. Für Belladonna sprechen die vier großen Entzündungszeichen: Calor, Dolor, Rubor und Tumor; Ödem, klopfende Schmerzen, Rötung, strahlende Hitze des betroffenen Bereichs.

Die gleiche Substanz findet also sowohl in der Allopathie als auch in der Homöopathie Verwendung. Nicht die Beschaffenheit der verschriebenen Substanzen charakterisiert die Homöopathie, sondern das Anwendungsverfahren. Wenn man also eine Substanz gibt, „die der Krankheit ähnlich ist“, ruft man im Organismus des Kranken eine *Reaktion* hervor, das heißt eine Reizantwort, die gegen die Wirkung der betreffenden Substanz eingreift. Der Organismus reagiert gegen die Substanz und damit auch gleichzeitig gegen die Krankheit.

4. Die beiden zu vergleichenden Bilder sind nicht planlos ausgewählt worden

Die ganze Kunst des Homöopathen besteht demnach darin, die beiden symptomatischen Bilder miteinander in Übereinstimmung zu bringen. Genauer gesagt, das symptomatische klinische Bild des Kranken muß mit einem Bild der Materia medica deckungsgleich sein. Nachdem der Arzt die Symptome des Kranken festgestellt hat, wird er nun dazu übergehen, sich mit dem Prüfungsbild der Arznei zu befassen, zum Beispiel von Belladonna.

Sammlung der klinischen Erscheinungen

Das Erheben der Symptome zum Zweck der Diagnose umfaßt nicht nur die pathognomischen Symptome der zu behandelnden Erkrankung. Man muß auch die individuellen Symptome des Kranken berücksichtigen. Diese werden gewöhnlich vernachlässigt, sie führen den homöopathischen Arzt aber oft zur passenden Arznei. Belladonna (man benutzt die lateinischen Namen nicht nur aus Tradition, sondern auch, um den internationalen Austausch zu erleichtern) wird verordnet, wenn man die vier großen Entzündungszeichen vorfindet. Begleitsymptome sind: schneller und voller Puls, großer Durst, Niedergeschlagenheit, die von Erregungsphasen unterbrochen wird, Besserung der Symptome, wenn der Kranke mit aufrechter Kopfhaltung halbsitzend im Bett liegt, Trockenheit der Haut und der Schleimhäute mit Durst, Mydriasis, konvulsive Spasmen. All das auf dem Hintergrund eines heftigen und stürmischen Verlaufs der Krankheit. Die Arzneimittelprüfung am Gesunden hat in der Tat all diese besonderen Symptome von Belladonna ergeben (für die Prüfung wird die ganze Pflanze mit Früchten und Wurzeln verwendet).

Sammlung der Prüfungssymptome

Die Prüfungssymptome von Belladonna wurde von *Hahnemann* erstellt und wurden von seinen Schülern und Nachfolgern in einer genauen, vollständigen und nachvollziehbaren Form bestätigt. Man hat nicht nur die akzidentellen Intoxikationssymptome durch Belladonna berücksichtigt, sondern auch eine ganze Reihe von Symptomen gefunden, die durch freiwillige Subintoxikation der gesunden und für die Substanz sensiblen Prüfer erzielt wurden. Das auf diese Weise zusammengetragene symptomatische Bild nennt man ein *Arzneimittelbild.* Anzumerken ist, daß das Arzneimittelbild von Belladonna weitaus umfassender ist als die klassisch bekannte pharmakodynamische Beschreibung für Belladonna.

Übereinstimmung der beiden Bilder

Der Vergleich der beiden Bilder erfolgt nach Regeln, die wir nun näher präzisieren müssen.

In der Klinik findet man bei einem einzelnen Kranken niemals alle experimentellen Symptome von Belladonna wie in einer vollständigen Liste. Man wartet nicht, bis daß der Kranke Konvulsionen hat, um Belladonna zu verschreiben. Bei einem Kranken können die klopfenden Schmerzen fehlen, bei einem anderen ist es die Mydriasis usw. Die Symptome des Kranken decken also nicht genau das vollständige Arzneimittelbild des Medikaments. Man kann Belladonna sehr wohl verschreiben, wenn der Patient keinen Durst hat, aber wenn alle anderen oben zitierten Symptome vorhanden sind. Dies kann man in folgendem Schema zusammenfassen:

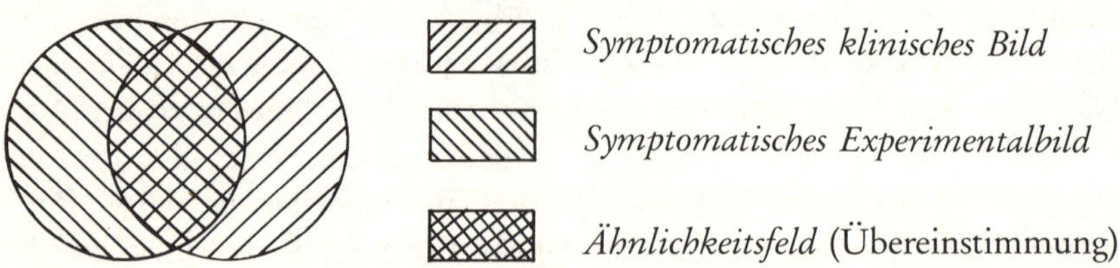

Die Übereinstimmung der beiden Bilder (karierter Teil) entspricht dem Ähnlichkeitsfeld. Es gibt immer Symptome, die nicht in das Übereinstimmungsfeld hineinpassen (vgl. die schraffierten Teile).

Noch ein wichtiger Begriff: Das symptomatische klinische Bild ist eine Assoziation von Symptomen, die man als ein Ganzes auffassen muß. Man verschreibt Belladonna nicht, weil der Patient rot ist, weil er eine Mydriasis hat oder weil er wegen Trockenheit der Schleimhäute sehr durstig ist, sondern weil diese Symptome zur gleichen Zeit in dem klinischen Fall auftreten. Man verschreibt dieses Medikament wegen der *Gesamtheit* der Symptome des Kranken.

5. Die Anwendung des Ähnlichkeitsgesetzes in der Klinik

Der Similebegriff

Wir wollen mit dem Beispiel von Belladonna unsere Darstellung fortsetzen. Das symptomatische Experimentalbild von Belladonna weist ungefähr auf das klinische Bild von Masern hin. Belladonna ist tatsächlich eines der Medikamente, die sich für die Behandlung von Masern eignen. Es ist wirksam in denjenigen Fällen, in denen man die Prüfungssymptome wiederfindet, aber nur in diesen Fällen.

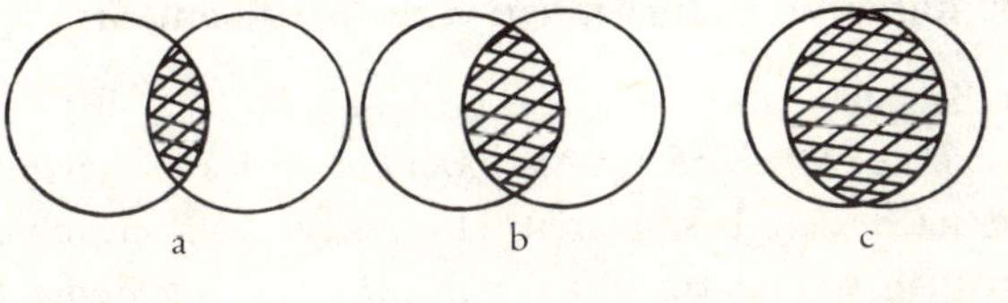

In der Homöopathie gibt es kein spezifisches Mittel: Belladonna ist nur eines der Medikamente unter anderen zur Behandlung von Masern. Verschiedene Substanzen haben experimentelle Bilder ergeben, die relativ ähnlich sind. In gewissen Punkten gibt es allerdings Unterschiede. Dann wählt man diejenige Substanz, bei der das experimentelle Bild dem klinischen Bild am nächsten kommt (vgl. das obige Schema). Wenn man eine andere Substanz gibt, hat man keine therapeutische Wirksamkeit.

Man muß natürlich die Substanz wählen, die der Abbildung c entspricht; hier finden wir die meisten gemeinsamen Symptome und die größte Übereinstimmung in der Gesamtheit (im mathematischen Sinne des Wortes). Das ausgewählte Medikament ist „das am ähnlichsten“, mit dem lateinischen Ausdruck das *Simile.* Dieser Begriff ist in der Homöopathie sehr geläufig.

> *Das Simile ist diejenige Substanz, bei der das experimentelle Bild dem klinischen Bild maximal entspricht.*

Man kann sagen, daß Belladonna immer dann das Simile ist, wenn man seine Symptome durch das klinische Studium bestätigt findet. Wir haben es schon gesagt, daß es in der Homöopathie kein spezifisches Mittel gibt. Die Wahl eines für einen bestimmten Fall erforderlichen Medikaments erfolgt nicht nach einem Krankheitsnamen. Die individuellen Symptome des Kranken hingegen führen oft zwangsläufig zur Arzneiwahl.

Offen gesagt, es handelt sich nicht um eine Arzneiwahl seitens des mit diagnostischen Bezeichnungen operierenden Arztes, sondern um die Identifizierung des vorgeschriebenen Medikaments aufgrund der individuellen pathologischen Umstände.

Beispiel: Wenn der Kranke keinen Durst hat und mehr roséfarben als rot aussieht, wird man nicht Belladonna verordnen, sondern ein Medikament, das dem experimentellen Bild dieser Symptome entspricht; das Simile ist dann Pulsatilla. Belladonna hat ein von Pulsatilla abweichendes Arzneimittelbild.

Verschiedene klinische Indikationen eines Medikaments

An einem Beispiel haben wir soeben gesehen, daß eine gleichlautende Krankheitsdiagnose verschiedene Medikamente erforderlich machen kann, und zwar je nach den besonderen Umständen des einzelnen Kranken. Ebenso kann man sagen, daß *dasselbe Medikament mehreren Indikationen* zugeordnet werden kann. Man kann es bei Krankheiten verabreichen, die untereinander keine Gemeinsamkeiten zu haben scheinen. Belladonna heilt nicht nur Masern, es kann auch in folgenden Fällen gegeben werden: bei bestimmten Abszessen, Angina, Kopfschmerzen, verschiedenen Koliken, Keuchhusten, Coryza, Enuresis, beginnender Furunkulose, Laryngitis, Neuralgie, Otitis, Rhinopharyngitis, Ischias und bei Sinusitis. So haben die Substanzen der homöopathischen Materia medica mehrere klinische Indikationen.

Dies mag überraschen, unglaubwürdig und irritierend erscheinen, in jedem Falle wenig wissenschaftlich. Es fehlt nicht an solchen und ähnlichen Bezeichnungen. Dennoch handelt es sich um ein Faktum, das viele Male verifiziert und vollkommen erklärbar ist. Belladonna ist bei den verschiedenen Krankheiten indiziert, wenn man in der klinischen Bilanz des Kranken die schon erwähnten besonderen Symptome von Belladonna wiederfindet: Ödem, klopfende Schmerzen, Rötung und strahlende Hitze des betroffenen Bereichs, Spasmen, Heftigkeit und Plötzlichkeit aller Symptome usw. Es gibt einen gemeinsamen Punkt in allen klinischen Fällen, bei denen Belladonna paßt. Dies sind jene Fälle, in denen der Kranke *auf die Ursache der Krankheit mit der gleichen Gesamtheit der Symptome reagiert.*

Eine Substanz kann verschiedene Krankheiten heilen. Eine Krankheit kann durch verschiedene Substanzen geheilt werden. Aber es gibt nur ein Medikament, das für einen bestimmten Kranken möglich ist: Das Simile.

Man kann klopfende Kopfschmerzen mit rotem Gesicht haben, dazu strahlende Hitze, die man schon aus einiger Entfernung spürt, wenn man sich dem Kranken nähert. Die Symptome sind ganz plötzlich aufgetreten mit Mydriasis.

Ebenso kann man einen Abszeß haben mit roter Haut, strahlender Hitze, klopfenden Schmerzen, Fieber und als Begleitsymptom Mydriasis.

Es sind zwei ungleiche Krankheitsfälle, aber die Art und Weise der Reaktion des Kranken ist dieselbe. Andererseits können zwei klinische Fälle der gleichen Krankheit unterschiedliche Reaktionen hervorrufen und dementsprechend verschiedene Medikamente erfordern. Für eine gleiche Erkrankung besteht von Patient zu Patient durchaus keine Einheitlichkeit in allen Punkten.

Man sieht, daß dem Homöopathen die Individualität des Kranken ebenso wichtig ist wie seine Krankheit.

II. Der homöopathische Krankenbefund

Wir kommen nun zu dem zentralen Problem in der Homöopathie, oder anders ausgedrückt: dies ist die Hauptsorge des Homöopathen. Es handelt sich darum, für jeden einzelnen Krankheitsfall die geeignete Behandlung zu finden, da systematische Anweisungen nicht möglich sind.

Eine homöopathische Konsultation dauert ziemlich lange. Ein Anfänger braucht oft eine Stunde, um einen neuen Fall zu klären. Man darf einen Patienten nie hoffnungslos seinem Schicksal überlassen. Er sollte erst gehen, wenn man sicher ist, alle Symptome erfaßt zu haben, soweit dies menschlich möglich ist.

1. Die Fallaufnahme

Die Befragung des Patienten und die klassisch-klinische Untersuchung werden in allem, was nun folgt, als Fakten vorausgesetzt, ebenso das notwendig werdende paraklinische Untersuchungsergebnis. In der täglichen Praxis sind die klinisch-„klassischen" und die homöopathischen Befunde eng miteinander verbunden. Aber wir trennen sie hier und beschäftigen uns nur mit dem rein „homöopathischen" Teil der ärztlichen Untersuchung. Für die Diagnose ist natürlich der vollständige Befund der klinischen und homöopathischen Anamnese erforderlich. Nur ein gewissenhaft praktizierender Arzt kann ein guter Homöopath werden.

Das wesentliche Problem des homöopathischen Krankenbefundes liegt darin, diejenigen Symptome zu sammeln, die das Kranksein des Patienten darstellen. Dann muß man sich die Frage stellen, welches Medikament (welches Experimentalbild) in der Lage ist, diese Symptome zu „decken".

Die Fallaufnahme ist insofern etwas Besonderes, weil vor allem die subjektiven Symptome Bedeutung haben, denn diese führen zur Differenzierung der Medikamente. Immer umfaßt die Fallaufnahme eine Befragung und eine Untersuchung.

Die Befragung

Von der korrekten Auswahl der Symptome hängt der therapeutische Erfolg ab. Die Befragung verläuft in zwei Teilen. Der erste ist der Spontanbericht des Kranken: *man hört zu*, läßt ihn sprechen, ohne ihn zu unterbrechen. Indem er *spontan* das zum Ausdruck bringt, was er fühlt, teilt er dem Arzt außerordentlich bedeutungsvolle Symptome mit, ohne dies zu wissen.

An den Spontanbericht schließt sich dann die eigentliche Befragung an. Sie erlaubt dem Arzt, gewisse Eindrücke zu bestätigen und unklar gebliebene Punkte zur Erörterung zu bringen. Man muß bei der Befragung des Kranken recht sorgfältig vorgehen und nicht autoritär sein; so versichert man sich beispielsweise, ob die gestellte Frage gut verstanden ist (ohne jedoch obligatorisch zu begründen, weshalb man diese Frage gestellt hat). Andererseits muß man die erhaltenen Antworten auf ihren Wert hin prüfen und sich vergewissern, daß man die Aussagen des Kranken auch gut und richtig aufgefaßt hat. Erforderlichenfalls stellt man Vergleichsfragen.

Die Fragen müssen auch so *unpräzise* wie möglich gestellt werden, um dem Patienten die Antworten nicht gleich in den Mund zu legen oder zu suggerieren. Man muß vermeiden, zwischen zwei Lösungen eine Wahl zu treffen (vielleicht ist eine dritte die richtige). Gegebenenfalls kann man auch Fragen stellen, die kein besonderes Interesse haben, die aber bedeutungsvoll werden können, ohne den Anschein zu haben.

Man darf keine Fragen stellen, auf die der Patient bloß mit Ja oder Nein zu antworten hat (die Ehrlichkeit der Aussagen kann man damit nicht beurteilen). Der Patient muß angeregt werden, konkrete Beispiele zu bringen, um seine Schilderungen zu illustrieren, selbst wenn ihm Einzelheiten banal oder trivial erscheinen. Der Arzt muß sich hüten, von demjenigen Medikament eine vorgefaßte Meinung zu haben, das er verschreiben will, und ausschließlich Fragen zu stellen, die diese Arznei betreffen.

Die gelenkte Befragung wird weitergeführt bis man sicher ist, alle Symptome des Kranken erfaßt zu haben. Man überprüft alle Organe, selbst die, die mit dem Anlaß zur Konsultation scheinbar nichts zu tun haben. Alle Fragemöglichkeiten sind zu nutzen.

Bei der Befragung in der Homöopathie müssen Suggestions- und direkte Fragen vermieden werden. Man stellt Fragen über alle Probleme und alle Organe.

So sieht man, daß es in der Homöopathie niemals Fragebogen geben kann, die vor der Konsultation im Warteraum ausgefüllt werden können: Ein kleines Kreuz vor einem Symptom genügt nicht, um zu erfahren, ob der Kranke richtig geantwortet hat. Nichts geht über die Stellungnahme, die sich der Arzt *persönlich* von dem Wert der erhaltenen Antworten macht. Zu berücksichtigen sind vor allem Spontanantworten, die kraftvoll und ohne langes

Nachdenken geäußert werden, Antworten, Überlegungen und Bemerkungen, die im Verlauf der Konsultation mehrfach vorkommen und auf die der Kranke besonderen Wert legt, ferner Antworten, die durch Angehörige bestätigt werden.

Man hüte sich aber davor, annähernd richtige oder falsche Antworten zu registrieren. Diese können die Auffindung des Simile zum Scheitern bringen. Auch bei zu schnell oder zu langsam erhaltenen Antworten muß man aufpassen: Zum Beispiel, wenn der Patient schon antwortet, bevor man die Formulierung der Frage ganz beendet hat, oder wenn der Kranke sich viel Zeit nimmt, um seine Darstellung zu interpretieren.

Die im Gedächtnis behaltenen Erklärungen des Patienten müssen sorgfältig aufgezeichnet werden, und zwar *in denselben Ausdrücken, die der Betroffene benutzt hat.* Dadurch wird eine Interpretation durch den Arzt vermieden. Eine spätere Konsultation wird damit auch erleichtert. Der Arzt kann sich mit dem Patienten ebenbürtig fühlen, indem er dessen eigene Ausdrücke spontan gebraucht. Natürlich ist es unmöglich, alles zu notieren wie in einem stenographischen Protokoll.

Man trägt sogar Symptome ein, die im ersten Augenblick an kein homöopathisches Mittel denken lassen. Denn es kann sich ja um eine persönliche Unvollkommenheit im Kenntnisstand der Arzneimittellehre handeln. Bibliographische Recherchen könnten diese Lücke vielleicht später schließen. Wenn der Homöopath ein bestimmtes Symptom nicht kennt, muß er es dennoch notieren: eines Tages ist es vielleicht verwertbar.

Auf diese Weise unterscheidet sich die Befragung in der Homöopathie ein wenig von der in der Allopathie. Der Patient mag diesen Unterschied wahrnehmen oder nicht. Der Arzt muß ihn in jedem Fall beibehalten, um mit seinem Fall Erfolg zu haben. Das besondere Interesse, das er den Symptomen entgegenbringt, entspricht nicht – jedenfalls nicht nur – einem Zuhören und einem Spiegel wie in der Psychotherapie. Dieses Interesse ist von einer einfachen, praktischen Notwendigkeit abhängig, nämlich der, das zu verschreibende Medikament zu identifizieren. Man könnte durchaus sagen, daß die Homöopathie eine gewisse psychotherapeutische Kraft besitzt. Es handelt sich bei ihr aber um eine gewappnete Psychotherapie, da ja das richtig gewählte Medikament selbst einen Wirkungsfaktor darstellt.

Die ärztliche Untersuchung

Man geht dann zur ärztlichen Untersuchung über. Der Homöopath untersucht seinen Kranken zunächst sehr sorgfältig nach den Regeln jeder Humanmedizin. Dies tut er aber nicht nur, um eine nosologische Diagnostik zu erstellen, sondern auch aus Gründen der homöopathischen Technik. Auf diese Weise kann er gewisse *objektive* Zeichen finden, die zur Arzneiwahl führen können: Rötung und strahlende Hitze der Wangen von Belladonna, z.B. in Verbindung mit Mydriasis und glänzenden Augen; die trockene Haut von Aconitum napellus; die herabfallenden Augenlider von Gelsemium sempervirens, usw. Das sind zwar nur Hilfszeichen, die die Richtung weisen, oder Bestätigungen, aber sie sind sehr nützlich.

Es kommt vor, daß die paraklinischen Untersuchungen dazu beitragen, die zu verschreibende Arznei zu bestätigen: Eine Hypoglobulie läßt im besonderen an China rubra, Ferrum metallicum und Natrium muriaticum denken (diese ergänzen die klassischen antianämischen Mittel, und sie können das erzielte Resultat genau festlegen). Ein durch Röntgenaufnahme bestätigtes Ulcus gastro-duodeni läßt an folgende Arzneimittel denken: Argentum nitricum, Arsenicum album, Graphites, Kalium bichromicum, Lycopodium clavatum, Nux vomica und Phosphorus.

So umfaßt die medizinische Tätigkeit des Homöopathen zwei Teile, die in der Praxis eng miteinander verbunden sind: die Diagnostik der Krankheit (wenn es möglich ist) und die Diagnostik des Medikaments. Das letztere geschieht, indem man sich zwei entscheidende Fragen stellt: Welche Symptome muß man sich merken? Wie muß man sie in die Praxis umsetzen? Wir werden sehen, daß die homöopathische Symptomatologie besondere Merkmale hat.

2. Die homöopathische Symptomatologie

Man hat den Kranken aufmerksam angehört, ihn befragt und untersucht. Der Homöopath hat eine bestimmte Zahl von Symptomen gesammelt, die nicht gleich bewertet werden können. Er muß nun diejenigen im Auge behalten, die wirklich eine Hilfe für die therapeutische Diagnostik darstellen.

Die zuverlässigen Symptome

Man muß vor allem die *„auffallenden, sonderlichen, ungewöhnlichen und charakteristischen“* Symptome beachten (*Hahnemann*, Organon, § 153). Unvermutete oder überraschende Symptome, die sich der Kranke aber nicht ausgedacht haben kann, haben größere Aussichten, dem indizierten Medikament zu entsprechen, als durch mechanische oder logische Begründungen erklärbare Symptome.

Für die therapeutische Entscheidung muß man im Auge behalten, daß das Symptom auch *präzise* sein muß. Beispiel: Die Feststellung, daß der Patient Fieber hat, genügt nicht, um Belladonna zu verschreiben (es ist bei weitem nicht das einzige Fiebermittel). Wenn man demgegenüber ein plötzlich aufgetretenes, hohes und heftiges Fieber erkannt hat, hat man so ein präzises Symptom, das auf Belladonna hinweist.

Das Symptom muß *klar und unmißverständlich* sein, durch den Kranken oder seine Angehörigen deutlich bestätigt und nicht durch den Arzt annähernd erraten. Es ist zweifellos besser, ein Symptom auszulassen, als ein unklares Symptom in die Diagnose einzubeziehen: dies ist kein guter Wegweiser für die Arzneifindung.

Das Symptom muß *ständig gleichbleibend* sein. Ein Symptom, das nur für eine kurze Zeit auftritt, ist möglicherweise unzuverlässig; im Zweifelsfall eliminiert man es.

Das Symptom muß etwas mit der *Individualität* des Kranken zu tun haben und seiner Persönlichkeit entsprechen, die im Zusammenhang mit seiner Reaktionsweise steht und nicht mit seiner Krankheit. So kann beispielsweise der gleiche Krankheitserreger bei dem einen Belladonna-Symptome hervorrufen, bei einem anderen Symptome von Gelsemium sempervirens oder von Ferrum phosphoricum. Die verschiedenen symptomatischen klinischen Krankheitsbilder sind Zeugen von individuellen *Reaktionsweisen* (das heißt von dem Kampf des Organismus gegen den Krankheitserreger). Sie sind von einem Kranken zum anderen oft recht unterschiedlich.

Das Symptom muß einer *Befindensänderung* entsprechen, die seit dem Beginn der Krankheit bei dem Patienten aufgetreten ist. Bei einem Kranken, der gewöhnlich blaß aussieht und während des Fiebers rot wird, kann man an Belladonna denken. Auch *das Ausbleiben eines für den Patienten üblichen Symptoms* muß man festhalten. Eine Schlüsselfrage in der Homöopathie lautet: „Was hat sich bei Ihnen und in all Ihren Bereichen geändert, seitdem Sie krank sind?" Ebenso interessiert uns *das Fehlen eines Krankheitszeichens, das sonst bei dieser Krankheit gewöhnlich auftritt:* zum Beispiel Fieber ohne Durst (Apis mellifica, Gelsemium sempervirens, Pulsatilla).

Zusammenfassend kann man sagen, daß die in der Homöopathie festzustellenden und zu bewertenden Symptome eher subjektiv als objektiv, eher unlogisch als logisch sind (in jedem Fall sind sie schwer zu erklären). Aber auf diese Weise erhöht man die sichere Arzneifindung.

Im allgemeinen drückt sich der Kranke genau so aus wie die Arzneiprüfer. Daher kann man die beiden symptomatischen Bilder leicht in Übereinstimmung bringen. Der Kranke kennt die Arzneimittellehre nicht. Um seine Gefühle zu beschreiben, gebraucht er die gleichen Redewendungen wie die Arzneiprüfer. Dadurch wird die Werthaftigkeit der erhaltenen Antworten bei dem Vergleich erhöht.

Gewissermaßen versucht nun der Arzt, die *Objektivität aus der Subjektivität* heraus zu erforschen. Die subjektiven und individuellen Symptome sind mit Vorrang festgestellt worden. Aber man merkt sie sich nur, wenn man sicher ist, daß sie auch wirklich zur Persönlichkeit des Kranken gehören, oder genauer gesagt, zu seiner Reaktionsweise und zu seinem Verhalten, gegen die Krankheit anzukämpfen. Dies ist ein sicherer Weg zur Arzneifindung.

In der Homöopathie merkt man sich vor allem die subjektiven Symptome, aber man ist sehr darum bemüht, ihre Zuverlässigkeit objektiv zu beurteilen.

Die wenig zuverlässigen Symptome

Man muß bei den nachstehenden Symptomen aufpassen, denn sie können zu Irrtümern in der Diagnostik führen.

Ein Symptom mit einer klar erkennbaren Ursache, wie zum Beispiel Durst nach einer Hämorrhagie, ist „mechanisch" und kein Beweis der Reaktion des Organismus auf die Krankheit. Für die Arzneifindung ist es vorläufig von geringem Interesse.

Ein von dem Kranken interpretiertes Symptom gilt auch nicht viel mehr. Das den Homöopathen interessierende Symptom ist ein Faktum und nicht eine Auslegung. Antworten, die mit „weil" beginnen, sind diesbezüglich suspekt; sie deuten auf eine Interpretation der Tatsachen hin, sie zeigen eine Intellektualisierung, die für die Glaubwürdigkeit schädlich ist. Die Fakten selbst und die echten Symptome weichen dann voneinander ab.

Ein zu allgemein gehaltenes Symptom ist, einzeln betrachtet, für die Arzneifindung wertlos. 200 Substanzen können Fieber erzeugen und demnach auch heilen. Man hat somit kein entscheidendes Argument, um dasjenige Mittel zu identifizieren, das wirken soll. Warum also Belladonna und nicht ein anderes?

Ein pathognomonisches Krankheitszeichen, das für die klinische Diagnose die Grundlage bildet, ist für die therapeutische Bewertung weniger wichtig.

Es ist für die Krankheit charakteristisch, aber nicht für den Kranken: Alle Kranken haben das gleiche pathognomonische Symptom, es hat kein Reaktionsmerkmal und dient dem Homöopathieplan nur als ergänzende Information.

Für ein *Läsionssymptom* gilt dasselbe. Es zeigt, daß die eigentliche Reaktionsweise vorüber ist. Es ist die direkte Folge der Wirkung des morbiden Agens auf den Organismus. Immerhin kann es eine therapeutische Diagnostik bestätigen.

In diesem Sinne ist es auch gefährlich, nach der *Krankheitsbezeichnung* ein abschließendes Urteil zu treffen. Andererseits ist der Krankheitsname durchaus ein interessanter Komplementärhinweis, wenn man schon eine Idee von dem zu verschreibenden Medikament hat. Der Weg vom Arzneimittelbild zur Krankheitsbezeichnung ist zuverlässiger als die umgekehrte Methode. Beispiel: Man hat festgestellt, daß ein junger Patient Belladonnasymptome hat, er hat Masern. Man weiß, daß Belladonna oft für diese Krankheit indiziert ist, es ist also eine nützliche, zusätzliche Information.

3. Die therapeutische Diagnostik

Die Gesamtheit der Symptome

Die Ermittlung der Symptome in jedem besonderen Fall, so wie wir es eben studiert haben, ist *analytischer* Art. Die Aufgabe des Homöopathen ist es nun, aus den gesammelten Einzelsymptomen eine *Synthese* herzustellen, das heißt eine wertende Einordnung der Einzelteile in ein Ganzes.

Die Symptome der Materia medica entsprechen nicht einer Reihe von nebeneinander gestellten Indikationen; sie müssen vielmehr als Teile eines Ganzen betrachtet werden. Die Verschreibung erfolgt nicht nach einem Einzelsymptom, selbst wenn es sehr charakteristisch ist: bestimmte Symptome sind nicht nur „auffallend, sonderlich, ungewöhnlich und charakteristisch", sondern sie gehören zusammen auch nur zu einem einzigen Medikament oder zu einer ganz kleinen Zahl. Man nennt sie *Schlüsselsymptome* (englisch „keynotes", die beiden Ausdrücke haben die gleiche Bedeutung).

Sie weisen auf die zu verschreibende Substanz hin oder bestätigen sie, aber in keinem Fall verpflichten sie zu einer sofortigen Entscheidung. Sie erlauben einen kurzen Weg zur Arzneifindung und erleichtern die Ermittlung der anderen Symptome für das symptomatische Arzneimittelbild.

Nur wenn ein vollständiges charakteristisches Gesamtbild ermittelt ist, kann man mit seriösen Erfolgsaussichten ein Medikament verschreiben.

Die *Gesamtheit der Symptome* veranschaulicht die Reaktionsweise des Kranken und beinhaltet die Einordnung der Einzelteile in ein untrennbares Ganzes. Dies führt zur Identifizierung der zu verschreibenden Arznei. Diese Elementarkenntnis von der Gesamtheit der Symptome ist ein ebenso entscheidendes Faktum wie das Ähnlichkeitsgesetz selbst. Das darf man niemals aus dem Auge verlieren.

Es macht gar nicht viel aus, wenn die festgestellten Symptome nicht sehr zahlreich sind (drei Symptome stellen übrigens ein Minimum dar). Wichtig ist, daß sie zuverlässig sind und sowohl zur Individualität des Patienten als auch zum Arzneimittelbild gehören.

Man kann mit einem „Minimum an Symptomen, das ein Maximum an Werthaftigkeit" enthält, zufrieden sein, wenn sich das symptomatische klinische Bild und das symptomatische Experimentalbild in gesicherter Weise decken.

Der Homöopath studiert den Fall des Kranken sehr gründlich, das heißt die Gesamtheit der Symptome. Er betrachtet sie als ein zusammenhängendes Ganzes.

Die Grundkenntnisse der *Begleitsymptome* (Gesamtheit der Symptome zu einem bestimmten Zeitpunkt) sind in der Homöopathie sehr wichtig. Von den konkomitierenden Symptomen ausgehend erfolgt die unerläßliche *Individualisierung* jedes einzelnen Falles. So findet man das Medikament für die biologische Eigenart des Kranken, selbst wenn man diese vom physiopathologischen Standpunkt aus nicht mit Präzision beschreiben kann und man sich damit begnügen muß, sie indirekt durch das klinische Studium zu identifizieren.

Wer *Konkomitanz* sagt, sagt Zeiteinheit: Die Symptome müssen zeitlich ein zusammenhängendes Ganzes bilden. Bei einer akuten Krankheit kann nicht davon die Rede sein, eine bereits vor der Erkrankung bestehende Eigentümlichkeit in die Gesamtheit der Symptome miteinzubeziehen. Beispiel: Ein Patient hat gewöhnlich ein rotes Gesicht; im Verlauf eines grippalen Infekts findet man bei ihm viele Belladonna-Symptome: Man darf nun nicht sagen, daß sein rotes Gesicht einen Teil des Krankheitsbildes darstellt. Die Gesichtskongestion wäre nur festzuhalten, wenn sie gleichzeitig mit den anderen Symptomen aufgetreten wäre.

Man untersucht auch systematisch das gesamte Umfeld, nämlich die Symptome des Kranken in bezug auf alle Organe und Strukturen. Man begnügt sich nicht mit der Untersuchung der erkrankten Teile. So vermerkt man die Symptome des Kopfes, des Verdauungstraktes, des Herzens, der Genitalorgane, des Harntrakts, des Kreislaufs, der Lunge, der oberen Luftwege, des Bewegungsapparats, der Haut usw. Man forscht gleichfalls nach allgemeinen Reaktionen (bei Wärme, Kälte, Licht usw.), nach Begierden und Wünschen, nach Abneigungen gegen Speisen, auch nach eventuellen psychischen Symptomen, selbst wenn der Patient wegen einer physischen Erkrankung zur Behandlung gekommen ist.

Diese Informationen werden durch das Studium der *Modalitäten* vervollständigt. Sie vermitteln zusätzliche Erkenntnisse und geben auf folgende Fragen Antworten: Wann werden die Symptome besser oder schlechter? Wann sind sie aufgetreten? Zu welcher Zeit treten sie erneut auf? Was waren die auslösenden Ursachen?

Die Kenntnis von der auslösenden Ursache oder *Kausalität* erlaubt, dem Begriff von der Gesamtheit der Symptome eine gewisse Einheitlichkeit zu geben. Man kann sagen, daß die Symptome ein zusammenhängendes Ganzes bilden, wenn sie sich alle von der gleichen Kausalität herleiten lassen. Alle Symptome, die beispielsweise seit einer „Erkältung“ aufgetreten sind, sind als ein in Beziehung stehendes Ganzes zu betrachten.

Die Festlegung des Simile

Um das, was wir soeben studiert haben, zusammenzufassen, erinnern wir an den Vergleich zwischen dem symptomatischen klinischen Bild und dem symptomatischen Experimentalbild. Dieser Vergleich wurde nicht rein zufällig angestellt. Das symptomatische experimentelle Krankheitsbild berücksichtigt Symptome, die die Reaktionsweise des Kranken darstellen. Es entspricht nicht (jedenfalls nicht obligatorisch) dem klinischen Bild der Krankheiten, wie diese traditionell beschrieben werden. Das als Ganzheit aufgefaßte symptomatische klinische Bild wird in einem ganz präzisen Sinne angewandt: Man muß vom Kranken zum Medikament kommen, vom symptomatischen klinischen Bild zum symptomatischen Experimentalbild und von da aus zu der zu verschreibenden Arznei.

Auf diese Weise wird das zu verschreibende Medikament bestimmt, es ist das Simile oder das Medikament „mit der größten Ähnlichkeit". Man wählt es in bezug auf den Zustand des Kranken aus. Die Aufgabe des Arztes ist es nun, es zu identifizieren. Es genügt nicht, die experimentellen Symptome einer Substanz bei einem Kranken zu erkennen. Die in Frage kommende Arznei muß auch die *einzige* sein, die die Besonderheit des Gesamtbildes der Symptome besitzt; sie muß sich unzweideutig von anderen Mitteln abgrenzen.

Man sieht also, daß der Arzt mit den homöopathischen Medikamenten keine allopathische Behandlung durchführt. Dies muß man geistig gut erfassen, bevor man die erste Verschreibung vornimmt.

Das Simile entspricht der charakteristischen Reaktion des Kranken auf seine Krankheit. Es ist das einzige Mittel, das das Gesamtbild der gesammelten Symptome besitzt oder das sich dem Gesamtbild größtmöglichst nähert.

Wie vollzieht sich nun praktisch die Synthese, die mit der Verschreibung des Simile endet? Manchmal „springt einem das Medikament direkt in die Augen": Wenn das Krankheitsbild von Belladonna vollständig ist, erkennt man es leicht. Manchmal muß man lange Recherchen in der *Materia medica* anstellen (das ist die Sammlung der Arzneimittelbilder) oder in den *Therapiebüchern* nachschlagen. Dies ist übrigens die beste Verfahrensart für einen Anfänger. Es gibt auch *Repertorien,* die für jedes Symptom eine Reihe von möglichen Medikamenten angeben. Um sie zu benutzen, muß man das Klassifizierungssystem und die Nachschlagetechnik gut kennen. Schließlich stellt der Computer eine nützliche Hilfe dar, vorausgesetzt, daß die gespeicherten Symptome leicht abzufragen sind.

Mit ein wenig Erfahrung gelingt es dem homöopathischen Arzt, mit den verschiedenen Möglichkeiten der geistigen Synthese das Simile zu finden. Dies haben wir soeben beschrieben. Wenn er sich darüberhinaus auf frühere Fälle stützt, „spürt" und „weiß" er vielfach, daß das ausgewählte Medikament das richtige ist. Dies hat nichts Wissenschaftliches an sich, aber es gehört zur ärztlichen Kunst: Es geht nämlich auch darum, den Kranken zu verstehen und zu „begreifen", im etymologischen Sinne des Wortes. Dadurch werden die Aussichten für eine wirksame Verordnung erheblich vergrößert.

III. Die homöopathische Nosologie

1. Die akute Krankheit

Alles was wir bisher über die Fallaufnahme und die homöopathische Verschreibung gesagt haben, bezieht sich auf die akute Krankheit. Die akute Krankheit tritt ganz plötzlich bei einem anscheinend gesunden Patienten auf. Sie ist *zeitlich begrenzt* und heilt meist ohne Folgeerscheinungen. Wenn man die geeignete Behandlung angewendet hat, tritt sie meist auch nicht wieder auf. Sie hat eine *präzise* und leicht überschaubare *Ätiologie:* es genügt, diejenigen Befindensänderungen im Organismus des Patienten zu berücksichtigen, die erst seit kurzem aufgetreten sind. Um die akute Krankheit zu behandeln, beschränkt man sich darauf, das Simile nach denjenigen Symptomen zu bestimmen, die seit einer Erkältung, einer Vergiftung, einer vorübergehenden Unpäßlichkeit usw. aufgetreten sind, kurz gesagt, seitdem der Kranke sich über seinen Gesundheitszustand beklagt. Wenn die akute Krankheit homöopathisch korrekt therapiert wird, heilt sie in den meisten Fällen schnell und ohne Folgeerscheinungen.

Nehmen wir beispielsweise den Fall eines Kindes, das an einem Infekt der oberen Luftwege mit folgenden eindeutigen Symptomen erkrankt ist: rote und heiße Wangen; es verlangt ständig etwas zu trinken, gewöhnlich hat es wenig Durst; man notiert eine Mydriasis und Zähneknirschen; wegen des Fiebers phantasiert es. Mehr brauchen wir nicht, um die Indikation von Belladonna zu erkennen. Bei diesem Beispiel haben wir lokale Symptome (rote Wangen, Mydriasis, Zähneknirschen), Allgemeinsymptome (Durst), psychische Symptome (Fieberdelirium). Belladonna ist das Simile. Es gibt kein anderes Medikament, das dieses Gesamtbild der Symptome decken kann. Das Kind wird schnell gesund werden.

> *Um eine akute Krankheit zu heilen, berücksichtigt man die Gesamtheit der zeitlich begrenzten Symptome.*

Um eine akute Krankheit zu behandeln, berücksichtigt man also alle Symptome, die erst vor kurzer Zeit aufgetreten sind. Der Begriff von der Gesamtheit der Symptome stellt eine gewisse Verbindung zwischen den Symptomen dar: in diesem Falle ist es hier alles, was sich nach der Erkältung zugetragen hat. Für die Verordnung ist dies sehr nützlich. Die Kenntnis von der Gesamtheit der Symptome entspricht der Reaktionsweise des zu behandelnden Kranken.

2. Die chronische Krankheit

Nach der akuten Krankheit, die ganz plötzlich auftritt und schnell wieder verschwindet, wollen wir jetzt die sehr lange dauernde Krankheit (oder sich wiederholende Krankheit) prüfend betrachten, also die chronische Krankheit. Die akute Krankheit kann – ohne irgendwelche Einflüsse –, gegebenenfalls spontan ausheilen, die chronische Krankheit niemals. Diese zeitliche Verlängerung – ohne spontane Remission – ist ein Charakteristikum, an dem sowohl die Allopathie als auch die Homöopathie die chronische Krankheit erkennen. In den Augen des Homöopathen genügt dies allerdings nicht.

Definition

Die chronische Krankheit ist durch ihren Entwicklungsmodus charakterisiert, aber auch durch die Symptome, die sie als Folgeerscheinungen mit sich bringt.

Es handelt sich um eine Krankheit, die nicht heilt, ein Ekzem zum Beispiel, aber nicht nur allein um das Ekzem. Der Homöopath schließt *die Gesamtheit der Symptome des Individuums* seit dem Beginn des Ekzems in seine Betrachtungen ein.

> *Die chronische Krankheit zieht sich zeitlich in die Länge, es besteht keine Neigung zu einer spontanen Remission.*

Er erforscht alle Befindensveränderungen, die seit dem ersten Erscheinen im Organismus aufgetreten sind, und dies in allen Bereichen: Nicht nur die Haut, sondern auch alle anderen Organe, Begehrens- und Wunschänderungen, Abneigung gegen Speisen, Reaktionen bei Kälte und Wärme, Schlafstörungen, Psychismus.

Das Ähnlichkeitsgesetz findet hier eine besondere Anwendungsart: Man muß auf den Ursprung der Krankheit zurückgehen, nach der Ursache des Übels fragen und die Totalität der Symptome seit dieser Zeit in die Bewertung einbeziehen. Man sieht, daß es sich nicht nur um eine Frage der zeitlichen Dauer der Krankheit handelt, sondern um die Art und Weise, dem Grundübel auf die Spur zu kommen. Man berücksichtigt nicht nur lokale Symptome, sondern auch alle anderen, die mit diesen aufgetreten sind.

Die chronische Krankheit entspricht der Gesamtheit der Symptome, und zwar seit Beginn der Beschwerden.

Solange die Krankheit nicht in geeigneter Weise behandelt wurde, zieht sie sich auf unbestimmte Zeit hin. Daneben müssen wir noch einen anderen Aspekt der chronischen Krankheit betrachten. Wenn beispielsweise das oben erwähnte Kind ein einziges Mal Rhinopharyngitis vom Typ Belladonna hat, wird es auch durch Belladonna geheilt. Wenn dagegen Rhinopharyngitiden seit dem zweiten Lebensjahr wiederholt aufgetreten sind, und wir auch jedesmal die Belladonna-Symptome wieder vorfinden, werden wir die Behandlung ergänzen müssen. Um zu einer definitiven Heilung zu kommen, müssen wir nicht nur die bestehenden Symptome aufnehmen, die der akuten Krise. Das wäre ein Irrtum in bezug auf das Ähnlichkeitsgesetz. Man muß alle Beschwerden berücksichtigen, die sich seit dem zweiten Lebensjahr zugetragen haben (ausgenommen sind die gelegentlichen Epiphänomene). Es genügt nicht, jeweils die gleiche Behandlung fortzusetzen und „eine Krise nach der anderen" zu kurieren. Zwar ist die Homöopathie jedesmal wirksam, aber man muß sie häufiger und in immer kürzeren Zeitabständen einsetzen. Trotz der korrekt gewählten homöopathischen Behandlung treten Rezidive auf. Der Fall des Kindes mit wiederholter Rhinopharyngitis ist als chronische Krankheit mit Rückfällen zu betrachten und nicht als eine Reihe von aufeinanderfolgenden Episoden. Man muß alle Befindensänderungen im Organismus studieren, die sich seit der ersten Erkrankung zugetragen haben. Neben den Rhinopharyngitis-Beschwerden können auch Intestinalsymptome bestehen, ein Ausschlag, Änderungen in der Schweißabsonderung, im Geschmacksempfinden bei Lebensmitteln und in nervlichen Verhaltensweisen. Es ist unerläßlich, all dies zu berücksichtigen, um zu einer wirksamen Verordnung zu kommen. Das zeigt die klinische Erfahrung.

Noch ein letzter Aspekt ist von der chronischen Krankheit festzuhalten: Der Patient hat mehrere aufeinanderfolgende Krankheiten, die man als völlig getrennte Einzelfälle auffassen könnte. In Wirklichkeit ist es aber nur eine, nämlich die chronische Krankheit.

Er kommt wegen einer chronischen Diarrhö in die Sprechstunde. Man erkennt, daß die Diarrhö als Folge von Migränen aufgetreten ist. Die Migränen wiederum waren in Erscheinung getreten, nachdem häufiges Nasenbluten aufgehört hatte. Für den Homöopathen ist die Verkettung dieser Beschwerden keineswegs zufällig. Es handelt sich um die gleiche Reaktionsweise, die sich im Laufe der Zeit in der Äußerung geändert hat. Der Arzt muß nun eine Behandlung finden, die all diese Erscheinungen gleichzeitig deckt und nicht nur die zuletzt genannten Symptome der Diarrhö.

Diese Betrachtungsweise der chronischen Krankheit erfolgte stufenweise durch *Hahnemann,* durch Nachdenken und Beobachtungen. 1790 kam ihm der Gedanke des Ähnlichkeitsgesetzes; 1810 veröffentlichte er zum ersten Mal sein *Organon;* zahlreiche Substanzen hatte er bis dahin ausprobiert. Zwischen 1810 und 1828 suchte er zu ergründen, weshalb die Patienten trotz teilweiser Erfolge immer wieder in seine Sprechstunde kamen. Schließlich gelang es ihm, die chronische Krankheit als eine besondere Einheit zu erkennen. 1828 veröffentlichte er sein mehrbändiges Werk „Die chronischen Krankheiten". Diese Kenntnisse von der chronischen Krankheit gehören zu den großartigen Leistungen der Homöopathie und sind von unermeßlicher Nützlichkeit.

Klinische Formen

Hahnemann hat besondere klinische Formen der chronischen Krankheiten beschrieben. Er benennt drei Grundformen: Psora, Lues, Sykose. Um eine wirksame Behandlung sicherzustellen, genügt es aber, die allgemeinen Grundkenntnisse der chronischen Krankheit zu berücksichtigen[1].

---

[1] Diese Bezeichnungen stammen aus dem 19. Jahrhundert und erscheinen uns veraltet. Sie enthalten aber pathologische Realitäten. Für diejenigen, die etwas mehr darüber wissen wollen, fasse ich die Bedeutungen dieser Begriffe im nachstehenden Resümee kurz zusammen.

Die *Psora* ist nach *Hahnemann* eine Grundkrankheit, die der Mensch von Geburt an durch Erbgifte mitbekommt. Von daher stammen zahlreiche Krankheiten: Explosivneigung der Symptome, Periodizität, blasenförmige Hautausschläge, Schädigung der Schleimhäute und der serösen Häute, Alternanzen und morbide Metastasen, Neigung zum Parasitismus, funktionelle Störungen.

Die *Sykose* (Feigwarzenkrankheit) ist eine Reaktionsart im inneren Bereich, besonders im retothelialen System mit Haut- und Schleimhautveränderungen. Die wichtigsten Kennzeichen sind: Hydrolipopexische Obesität, chronischer Katarrh der Schleimhäute (vor allem im genitalen Bereich), benigne Tumore (Warzen, Kondylome, Fibrome), langsame und torpide Entwicklung, allgemeine Verschlimmerung durch feuchte Kälte.

Der Krankenbefund bei einer chronischen Krankheit

Man wird die Fallaufnahme leicht durchführen können, wenn man sich daran erinnert, daß die Homöopathie in der Theorie durch das Ähnlichkeitsgesetz und in der Praxis durch die sinnvolle Auswahl der Symptome charakterisiert ist.

Man muß alle „auffallenden, sonderlichen, ungewöhnlichen und charakteristischen" Symptome festhalten, die seit dem Beginn der Beschwerden aufgetreten sind (in gewissen Fällen seit der Geburt). Zu beachten ist, daß es sich um eine Krankheit handelt, die nicht spontan heilt. Es gibt Rückfälle. Eine ganze Reihe von Krankheiten treten im Wechsel auf. In Wirklichkeit handelt es sich jedoch nur um eine einzige Krankheit. Daher ist die persönliche Anamnese (manchmal erblich) von großer Bedeutung, wenn man vor einer sich hinschleppenden Krankheit steht. Man berücksichtigt die Gesamtheit der Symptome, wenn der Kranke beispielsweise folgendes berichtet: „... seit einer Erkältung vor zehn Jahren, ... seit meiner Ehescheidung, ... seit meiner Blinddarmoperation ... usw. habe ich mich nicht mehr richtig wohl gefühlt".

Man interessiert sich für Symptome, die bei jeder Krise wiederzukommen scheinen. Wenn beispielsweise Migräneanfälle immer die gleiche Lokalisation haben, muß man davon ausgehen, daß diese Lokalisation ein Symptom darstellt (gewisse Substanzen haben experimentell besondere Lokalisationen ergeben, zum Beispiel Gelsemium sempervirens oder Cocculus indicus bei Hinterhauptkopfschmerzen, Spigelia anthelmia bei Schmerzen über dem linken Auge, Sanguinaria canadensis bei Schmerzen über dem rechten Auge). Natürlich darf man sich nicht ausschließlich für die bestehenden Symptome

---

Die *Lues* ist eine zentripetale Reaktionsart. Sie ist für Läsionskrankheiten verantwortlich, vor allem durch Nekrose und verschiedene Ulzerationen. Die wichtigsten Kennzeichen sind: Ulzerationen aller Gewebe wie der Haut (Ulzera), der Schleimhäute (Schanker, Plaut-Vincent Angina), der Ganglien, der elastischen Gewebe; Knochen- und Zahnnekrose; vaskuläre Sklerose (Hypertonie, Arteriitis, Aortitis); Ligament- und Pulmonalsklerose; allgemeine Verschlimmerung der Symptome bei Nacht; Neigung zu psychischer Instabilität. Die meisten festgestellten Läsionen sind irreversibel: Wir stoßen an die Grenze der homöopathischen Möglichkeiten.

Es gibt Medikamente, die für die soeben beschriebenen chronischen Krankheiten passen. Die erfahrenen Homöopathen benutzen sie, um die Indikation eines Mittels zu bestätigen. Der Anfänger kann dennoch gute Arbeit leisten, ohne sie zu kennen. Für ihn ist das Wesentliche, die allgemeinen Grundkenntnisse der chronischen Krankheit erfaßt zu haben, davon Gebrauch zu machen und das Ähnlichkeitsgesetz richtig anzuwenden.

der Krise interessieren. Jede Krise stellt eine akute Exazerbation der in Subevolution bestehenden chronischen Krankheit dar. Die Totalität der gegenwärtigen Symptome genügt nicht.

Bei Krankheiten mit sich wiederholenden Krisen stellt jede Krise eine akute Verschlimmerung der chronischen Krankheit dar. Man behandelt also die bestehende Krise und berücksichtigt alle Symptome, die seit der ersten Krise aufgetreten sind.

Zu beachten sind die Veränderungen in allen Organen und Systemen, die seit dem Beginn der Beschwerden aufgetreten sind, selbst diejenigen, die mit der zu behandelnden Krankheit anscheinend nichts zu tun haben: In dieser Erkenntnis der Diachronie findet die Frage der Einheitlichkeit und der Zusammengehörigkeit der chronischen Krankheiten ihre Erklärung.

Alle Befindensänderungen, die nach einem bestimmten Anfangsdatum der Krankheit aufgetreten sind, sind festzuhalten, selbst wenn man den Zusammenhang des Ganzen nicht anders als durch die diachronische Verkettung der Fakten erklären kann.

Man muß die persönlichen Symptome des Kranken notieren, nicht die seiner Familie oder seiner sozialen Schicht, in der er lebt. Ein großer Verbrauch an Pfeffer bei einem in Nordafrika geborenen Patienten hat keinen Symptomwert. Dies läßt nur eine altüberlieferte oder familiäre Gewohnheit erkennen. Es beinhaltet keineswegs das große Verlangen des Kranken, instinktiv gegen seine Beschwerden anzukämpfen.

Man kann den Kranken auch nach Reaktionen befragen, die in bestimmten Situationen auftreten: „Wie ist Ihr Befinden am Strande? Und bei kalter Witterung? Oder wenn Sie Ärger haben?“ Die Veränderung von Gewohnheiten läßt oft bestimmte Symptome in Erscheinung treten oder erneut zur Geltung bringen.

Bei chronischen Krankheiten wendet man ebenso das Ähnlichkeitsgesetz an. Man berücksichtigt die Gesamtheit der Symptome, die bei dem betroffenen Kranken seit Beginn der allgemeinen Beschwerden aufgetreten sind.

Man muß Fragen stellen, die sich auf die Eigenerlebnisse des Patienten beziehen, um so nützliche Auskunft für die therapeutische Diagnostik der chronischen Krankheit zu bekommen.

Die Behandlung der chronischen Krankheiten

Nur wenn man die „chronische Krankheit“ im homöopathischen Sinne des Ausdrucks richtig anpackt, führt dies zu Heilungen bei Krankheiten, bei denen gewöhnlich keine Remissionen vorkommen. Mit anderen Worten heißt das, daß man das „Terrain“ behandelt. Dies ist ein alter homöopathischer Begriff, den die Allopathen von heute als Immunologie bezeichnen. Für die Grundstörung haben die Homöopathen schon seit langem eine therapeutische Antwort gefunden. Man benutzt die gleiche Pharmakopoe wie für die akute Krankheit. Aber da die Gesamtheit der Symptome unterschiedlich ist, verordnet man natürlich nicht das gleiche Medikament.

Um eine chronische Krankheit zu behandeln, wendet man wie bei einer akuten Krankheit das Ähnlichkeitsgesetz an. Die Gesamtheit der Symptome ist gleichfalls zu erfassen. Aber die chronischen Krankheiten haben einen eigenen Charakter.

In unserem Fall mit der wiederholten Rhinopharyngitis des Kindes ist Belladonna das indizierte Medikament (nach den zur Zeit bestehenden Symptomen). Wenn man seinen Gesamtzustand einschließlich der biographischen Anamnese berücksichtigt (das hängt von jedem Einzelfall ab), verschreibt man vielleicht Calcium carbonicum, weil es möglicherweise – neben seiner Neigung sich leicht zu erkälten – noch andere Symptome erkennen läßt, für die Calcium carbonicum als Ganzes paßt, so zum Beispiel: adenoide Vegetationen, reichlicher Kopfschweiß beim Essen und während des Schlafs, saure Stühle, ein ekzematöser Ausschlag der behaarten Kopfhaut. Wenn andere Symptome aufgetreten sind, könnten auch Basismittel wie Pulsatilla, Lycopodium clavatum usw. das Simile für diese chronische Krankheit sein.

3. Die Indikationen der Homöopathie

Wir kennen nun das Ähnlichkeitsgesetz und die Anwendungsbereiche. Jetzt können wir die wichtigsten zu behandelnden Erkrankungen Revue passieren lassen. Wir werden die Indikationen und dann auch die Grenzen der Homöopathie kennenlernen.

Die wichtigsten Indikationen

Sehr verschiedenartige Beschwerden und Störungen können homöopathisch behandelt werden. Der letzte Teil dieser *Enzyklopädie* liefert dafür den Beweis: Infektionskrankheiten, allergische Krankheiten, funktionelle Krankheiten, psychosomatische Störungen, Depressionen, Migränen, Hautkrankheiten, Krankheiten des Verdauungskanals, gynäkologische Beschwerden, Kinderkrankheiten. Die Behandlung erfolgt als Gelegenheits- oder als Basisbehandlung.

Ein sehr interessanter Punkt: Die Homöopathie kann auch *schlecht einzuordnende Krankheiten* behandeln. Es genügt, ein Mittel zu finden, das in der Lage ist, die vorhandenen Symptome des Kranken zu decken und zwar unabhängig von der Bezeichnung der Krankheit. Das Ähnlichkeitsgesetz gibt die Antwort, ohne den Homöopathen in einen starren Rahmen einzuengen.

> *Die Bezeichnung der Krankheit ist eine nützliche zusätzliche Information, aber keineswegs unerläßlich.*

Es genügt, daß der Kranke für die Behandlung Reaktionsmöglichkeiten hat und sein Organismus nicht völlig erschöpft ist. Für gewisse Läsionen besteht übrigens Ansprechbarkeit: es sind die reversiblen Läsionen (Hepatitis durch Viren, Ulcus gastro-duodeni, Abszeß). Die Psychosen gehören zum Teil in unseren Bereich, je nach den besonderen Umständen.

Die Grenzen der Homöopathie

Bei *irreversiblen Läsionen* gibt es keine Erfolge, man kann immerhin die funktionellen Symptome lindern oder abschwächen. Bei unheilbaren Krankheiten lindert die Homöopathie die betrüblichen Schmerzen, hält ein verhängnisvolles plötzliches Ende auf oder erlaubt einen schmerzlosen Tod: Dies ist Euthanasie im wahren Sinne des Wortes.

Eine weitere Grenze, die keineswegs unerheblich ist, ist die der Möglichkeiten des Homöopathen. Einige der vorher zitierten Krankheiten haben möglicherweise eine Überraschung ausgelöst, zum Beispiel die Infektionskrankheiten. Man kann sie homöopathisch behandeln, wenn die Umstände die Anwendung des Ähnlichkeitsgesetzes ermöglichen. Folgende Bedingungen müssen erfüllt sein:

a) Der Kranke (oder ein Angehöriger) antwortet gut auf die gestellten Fragen.

b) In der Materia medica gibt es ein Mittel, das die Gesamtheit der Symptome des Kranken deckt.
c) Die Kenntnisse des Arztes reichen aus.

Diese Kurzfassung gestattet dem Homöopathen, sich zu vergewissern, ob er einen bestimmten Fall übernehmen kann. Genauso wie der Chirurg die Indikation für die Operation zu treffen hat, muß der Homöopath wissen, welche homöopathische Indikation er zu stellen hat.

IV. Ähnlichkeit, Identität, Analogie

Die Ähnlichkeitsregel besitzt eine präzise technische Definition. Sie verpflichtet uns, dem Kranken ein Mittel zu geben, das durch *Arzneiprüfung an gesunden Versuchspersonen und Einordnung der Einzelsymptome in ein Ganzes* zu höchster Vollendung entwickelt wurde. Für eine echte homöopathische Verordnung müssen diese drei Kriterien immer gleichzeitig zusammentreffen: Arzneimittelprüfung, gesunde Versuchspersonen, Gesamtheit der Symptome. Wenn ein Kriterium fehlt, kann man zwar eine gewisse Verwandtschaft zwischen der angewandten Substanz und den Symptomen des Kranken erkennen, aber es besteht keine Ähnlichkeit im engeren Sinne dieses Ausdrucks. Unter diesen Bedingungen werden wir nicht automatisch eine therapeutische Wirkung erwarten können.

Die Begriffe von der Identität und der Analogie scheinen uns von dem Kern der Sache etwas zu entfernen. In Wirklichkeit aber gestatten sie uns, das Problem der Ähnlichkeit noch klarer zu erfassen.

1. Die Identität

Wenn man dem Kranken ein homöopathisches Präparat gibt, das seine Beschwerden verursacht hat, verschreibt man ein identisches Mittel. Auf den ersten Blick scheint das zu genügen. Man könnte sogar glauben, daß es sich um eine ideale Verordnung handelt. Nun, dem ist nicht so. Das identische Mittel ist eine Dilution des ätiologischen Agens der Krankheit, sofern der Verschreiber es kennt (oder es zu kennen glaubt). Mit dem identischen Mittel lassen sich das symptomatische Experimentalbild und das symptomatische klinische Bild von derselben Ursache herleiten. Die Substanz der Ähnlichkeit, die das Experimentalbild ergeben hat und zur Verschreibung dient, unterscheidet sich von dem ätiologischen Agens. Das identische Mittel deckt die pathognomonischen Symptome der Krankheit und nicht die Gesamtheit der Symptome des Kranken; das ist nicht dasselbe. Die Verschreibung der ähnlichen Substanz berücksichtigt die Reaktionsweise des Kranken; das identische Mittel läßt sie unberücksichtigt. Wenn es dennoch wirkt, so beruht das auf reinem Zufall.

> *Die Identität der Ursachen hat mit der Ähnlichkeit nichts zu tun, denn sie läßt die Reaktionsweisen des Patienten unberücksichtigt.*

Die Verschreibung aufgrund der Identität ist weniger zuverlässig als die Verschreibung nach dem Ähnlichkeitsgesetz. Als unterstützende Behandlung kann man sie jedoch auch zu den homöopathischen Techniken rechnen.

Es gibt zwei Gruppen von identischen Mitteln: Die Biotherapeutika und die Isotherapeutika.

Die Biotherapeutika

Die Biotherapeutika[1] werden durch ihre Herkunft definiert. Es handelt sich um homöopathische *Zubereitungen von Krankheitsprodukten:* Mikroorganismen (Colibacillinum, Staphylococcinum, Streptococcinum usw.), Sekrete, pathologische Exkrete (zum Beispiel Morbillinum, ein buccalpharyngeales Lysat von Masern), Seren (wie Diphtherieserum), Impfstoffe (D. T. TAB.), Toxine (zum Beispiel Diphtherotoxinum), Tiergewebe (zum Beispiel Anthracinum, Nosode aus der Milzbrandpustel).

Die Biotherapeutika werden *im voraus zubereitet.* In Frankreich stehen 26 Mittel zur Verfügung. Der Homöopath kann sie nach mehreren Prinzipien anwenden: Nach dem Arzneimittelbild, sofern eines vorhanden ist, und als Nosode zur Behandlung des entsprechenden Leidens (prophylaktisch, bei einer akuten Krankheit oder nach der Anamnese des Patienten).

Nach dem Arzneimittelbild

Gewisse Biotherapeutika haben ein Arzneimittelbild: Tuberculinum (Tuberkulinnosode), Medorrhinum (gonorrhoisches Urethral-Sekret), Luesinum (Sekret aus syphilitischem Schanker), Psorinum (aus Krätzeblase entnommenes Sekret); diese Beispiele mögen genügen. Die Symptome dieser vollwertigen Arzneimittelbilder beziehen sich nicht rein speziell auf die Krankheit, aus der das Biotherapeutikum entnommen ist. Die hergestellten Infinitesimaldilutionen haben in allen Anwendungsbereichen Symptome hervorgerufen. Tuberculinum aber hat beispielsweise keine Tuberkulosesymptome ergeben; demgegenüber hat man eine Neigung zu Schleimhautentzündungen, Verlangen nach frischer Luft und Kopfschmerzen festgestellt; das Ganze mit einer Veränderlichkeit der Symptome. Wenn man dieses klinische Gesamtbild antrifft, kann man Tuberculinum geben.

---

[1] In älteren Büchern findet man die Bezeichnung „Nosoden“, dieser Ausdruck hat ungefähr die gleiche Bedeutung.

Die Verschreibung von Biotherapeutika nach ihrem Arzneimittelbild ist die einzige, die wirklich homöopathisch ist, denn in diesen Fällen handelt es sich um eine Applikation nach dem Ähnlichkeitsgesetz. Wenn es nur diese Art der Verschreibungstechnik gäbe, bestünde keine Notwendigkeit, sich mit dem Studium der Biotherapeutika als Spezialfall zu befassen. Ihre pathologische Herkunft sagt nicht viel mehr aus als die Sammelbegriffe „Metalle“, „Gifte“, „Nachtschattengewächse“: Mit diesen Gattungsbezeichnungen kann man eine gewisse Verwandtschaft der Produkte untereinander erkennen, ohne daß die Kenntnis dieser Verwandtschaft eine große therapeutische Nützlichkeit besitzt. Aber die Biotherapeutika haben besondere Anwendungsbereiche, wie wir gleich sehen werden. Sie entsprechen dem Grundsatz, daß man dem Kranken das Kausalagens der Krankheit zu geben versucht.

Prophylaktisch

Die Biotherapeutika können bei einer Epidemie prophylaktisch angewandt werden. Beispiel: Pertussinum (Keuchhustenexpektorationslysat) kann einer gesunden Person gegeben werden, die einer Keuchhustenepidemie ausgesetzt ist.

Bei einer akuten Krankheit

Beispiel: Streptococcinum (Lysat aus pyogenen Streptokokkenkulturen) kann bei einer Streptokokkenangina verschrieben werden. Es handelt sich in diesem Falle nicht – wie es den Anschein haben kann –, um eine Anwendung des Ähnlichkeitsgesetzes, denn die Symptome sind nur teilweise gedeckt.

Die Streptokokken können die Rachenrötung hervorgerufen haben, aber nicht die anderen Symptome des Kranken: Charakteristika für Durst, Schweiß usw. Es handelt sich um ein identisches Mittel und nicht um das Simile. Wenn man es verschreibt, tut man gut daran, daneben eine geeignete Behandlung nach den besonderen Symptomen des Kranken durchzuführen [1].

---

[1] Eine Angina kann homöopathisch behandelt werden. Wenn man in der Lage ist, das ähnlichste Mittel streng und unwiderlegbar zu bestimmen, geht man in keiner Weise ein Risiko ein, das Folgen hat. Die Verschreibung des identischen Mittels birgt dagegen eine große Gefahr des Mißlingens in sich.

Gemäß der Anamnese des Patienten

Seit einer Masernkrankheit hat sich ein chronisch Kranker nicht mehr richtig wohl gefühlt: Man kann ihm ein oder zwei homöopathische Morbillinumpräparate geben (buccalpharyngeales Lysat von Masern); oder seit einer Tuberkulose: Tuberculinum usw.

Dies umfaßt nicht die ganze Behandlung, man muß eine geeignete Behandlung des individuellen Falles hinzufügen oder folgen lassen. Nach den sichtbar gewordenen Zeichen kann die Behandlung mit Biotherapeutika dennoch „eine Sperre aufheben", das heißt die Wirkung des Simile fördern.

Man kann Biotherapeutika auch verschreiben, wenn gut indizierte homöopathische Mittel keine Wirkung zu haben scheinen. Dann gibt man dem Kranken Präparate von Biotherapeutika für Krankheiten, die er früher gehabt hat [1].

Die Isotherapeutika

Wie die Biotherapeutika stellen sie eine homöopathische Zubereitung des kausalen Agens der Krankheit dar, also ein identisches Mittel. Sie sind aber nicht obligatorisch pathologischer Herkunft. Die Biotherapeutika sind im voraus mit gleichförmigen Bakterienstämmen zubereitet, und zwar für alle Patienten allgemein, die die entsprechende Behandlung brauchen. Demgegenüber sind die Isotherapeutika *für jeden Kranken im einzelnen und speziell für ihn zubereitet. Er liefert selbst die Bakterienstämme.*

Man unterscheidet zwei Kategorien von Isotherapeutika: die Auto-Isotherapeutika und die Hetero-Isotherapeutika.

Die Auto-Isotherapeutika

Die Auto-Isotherapeutika sind Zubereitungen von Substanzen, die *dem Kranken entnommen* und ausschließlich für ihn bestimmt sind: Blut, Urin, Schleimsekret, Eiter, Krankheitskeime, die nach Isolierung im Laboratorium von Drüsenabsonderungen des Patienten stammen usw. Von diesen Zubereitungen weiß man, daß sie das Kausalagens der Krankheit enthalten. Man darf

---

[2] Man kann auch Biotherapeutika verschreiben, um eine „chronische Krankheit" im *Hahnemann*schen Sinne zu behandeln (siehe Anmerkung S. 41). Dann verschreibt man das Biotherapeutikum nach dem „Terrain": Psorinum für die Psora, Medorrhinum für die Sykose und Luesinum für die Lues. Diese Frage wird in der ENZYKLOPÄDIE DER HOMÖOPATHISCHEN THERAPIE, die mit Vorrang für Anfänger bestimmt ist, nicht näher erörtert.

nicht „irgendetwas“ verschreiben: Eine Zubereitung von Psoriasisschuppen oder ein aus einem Ekzembläschen entnommener Flüssigkeitsextrakt beziehen sich auf die Folgen, nicht auf die Ursachen der Krankheit.

Die Hetero-Isotherapeutika

Die Hetero-Isotherapeutika sind *äußere Produkte,* die dem Kranken die Beschwerden verursacht haben: Infinitesimale Verdünnungen von Mehl, Kreide, Tierhaaren, Hausstaub, Malerstaub usw. Es handelt sich um Allergene, die auf homöopathischem Wege speziell für den Kranken zubereitet worden sind. Man verwendet Haare von Tieren, mit denen der Kranke vertrauten Umgang hat, Hausstaub usw.

Die Isotherapeutika können kurative oder prophylaktische Anwendung finden.

Kurativ: Hierbei handelt es sich mehr um eine intellektuelle Indikation, das heißt, sie dient eher der Gemütsstimmung als dem Kranken. Ein Isotherapeutikum, allein gegeben, hat wenig Aussichten, einen Kranken zu heilen. Es kann höchstens „eine Sperre aufheben“, das heißt, die Wirkung des Simile unterstützen.

Prophylaktisch: Die eigentliche Wirksamkeit der Isotherapeutika liegt in der prophylaktischen Methode. Ein an Asthma leidender Bäcker sollte vor dem Betreten seiner Backstube eine Mehlverdünnung nehmen, und zwar von dem Mehl, das er gewöhnlich verwendet; dann wird er viel weniger Asthmaanfälle bekommen. Ebenso sollte ein Lehrer vor dem Betreten der Klasse eine Kreidestaubverdünnung nehmen. Für einen Reiter wird man eine Pferdehaarverdünnung zubereiten, wenn man ihn nicht überzeugen kann, die Sportart zu wechseln.

2. Die Analogie

Mit der Identität waren wir schon nicht mehr im Bereich des Ähnlichkeitsgesetzes, obwohl wir der Meinung waren, direkt im Innersten der homöopathischen Doktrin zu stehen.

Die Analogie kann nun weder der Ähnlichkeit noch der Homöopathie zugeordnet werden. Wir werden uns jetzt mit ihr befassen, um sehr deutlich zu erkennen, was die Homöopathie in Wirklichkeit ist. Ebenso werden wir sie von den Therapeutika differenzieren, die mit der Homöopathie Übereinstimmungen zu haben scheinen.

Auf den ersten Blick könnte man die Ausdrücke Ähnlichkeit und Analogie als Synonyme betrachten, oder zumindest als äquivalente Begriffe. Wir werden sehen, daß dem nicht so ist.

Die Analogie ist eine geistige Feststellung, die bewirken soll, aus einer gewissen Zahl gemeinsamer Punkte von zwei Gedanken oder Dingen eine Übereinstimmung herzustellen. Analogie gibt es überall, zum Beispiel: Symbole, Metaphern, Allegorien, Parabeln. Die Künste, die Philosophie, die wissenschaftlichen Darstellungen benutzen sehr häufig Analogien. Davon macht auch die medizinische Sprache reichlich Gebrauch: vgl. „der Atlas", „der Axis", „die Darmflora", „die Eisendrahtphlebitis".

Die Ähnlichkeit ist ein besonderer Fall des allgemeinen Analogiebegriffs[1]. Sie bezieht sich auf zwei präzise Dinge, die das symptomatische Experimentalbild und symptomatische klinische Bild umfassen.

Es gibt eine gewisse Zahl von Therapeutika, die auf Analogie und nicht auf Ähnlichkeit basiert sind. Man hält sie manchmal fälschlicherweise für Homöopathie. Die drei wichtigsten Gruppen betreffen die Organtherapie, die Gemmaetherapie und die Lithotherapie.

Die Organtherapie

Die Organtherapie beruht auf der Verschreibung von gereinigten Extrakten aus tierischen Organen. Verwendet werden Organpräparate aus allen innersekretorischen Drüsen, sowie aus Leber, Magen- und Darmschleimhaut usw. *Beispiel:* Eine Magenverdünnung für eine Gastritis. Zwischen dem verschriebenen Produkt und dem Sitz der Krankheit gibt es eine Analogie. Eine Ähnlichkeit würde vorhanden sein, wenn ein Arzneimittelbild vom Magen bestehen würde (im vorliegenden Fall vom Schwein); auch müßte die Möglichkeit gegeben sein, klinische Bilder zu finden, die für gewisse Kranke passen.

Die Gemmaetherapie

Die Gemmaetherapie beruht auf der Verschreibung von Pflanzenknospen. Bei Tierversuchen haben sich biologische Modifikationen ergeben. Sie werden unter der Bezeichnung „Retikuloendotheliales System" zusammenge-

[1] Anzumerken ist, daß gewisse Homöopathen, namentlich *D. Demarque,* gerne den Ausdruck „Analogiegesetz" gebrauchen, um damit das Ähnlichkeitsgesetz zu bezeichnen. Es handelt sich hier um eine Frage der Semantik, die für dieses Buch uninteressant ist. Vom Begriff her machen diese Verfasser jedoch keinen Unterschied.

faßt. Wenn man bei einem Kranken das biologische Profil antrifft, das zu einer gegebenen Pflanzenknospe paßt, verschreibt man ihm diese. Es handelt sich nicht um Ähnlichkeit, weil man nur biologische Resultate und nicht die Gesamtheit der Symptome berücksichtigt. Andererseits sind die Fakten, auf die sich die Verschreibung stützt, auf Tierversuche zurückzuführen. Es gibt also *keine Prüfung der Arznei am gesunden Menschen und die Gesamtheit der Symptome findet auch keine Berücksichtigung.*

Die Lithotherapie

Auch die Lithotherapie wird von einer Analogieüberlegung hergeleitet. Es handelt sich um die Verschreibung von gewissen Mineralien, die in der Natur vorkommen. Der Planet wird mit einer gigantischen Gastrula verglichen. Man begegnet hier dem alten Begriff der „Signaturenlehre" des *Paracelsus.* Nach dieser Lehre zeigen äußerliche Eigenschaften, besonders Form und Farben, welche Arzneiwirkung von Natur aus in den Mineralien liegt. Jedem Mineral ist ein bestimmtes Zeichen verliehen, das aber nur dem Kundigen verständlich ist. Bei dieser Therapie handelt es sich in keiner Weise um das Ergebnis eines Arzneimittelversuchs.

Die Homöopathie entspricht ausschließlich der Verschreibung von Substanzen, die ein vollständiges Arzneimittelbild besitzen. Die Arzneien müssen am gesunden Menschen geprüft sein und nach dem Ähnlichkeitsgesetz angewendet werden.

Die Verworrenheit zwischen diesen drei Methoden einerseits und der Homöopathie andererseits wird aus folgenden Gründen noch vergrößert: Die Substanzen sind nach der infinitesimalen Verfahrensweise zubereitet und werden oft gleichzeitig mit echt homöopathischen Medikamenten verschrieben. Es versteht sich von selbst, daß mit dieser Darstellung kein Urteil über die Wirksamkeit dieser Methoden abgegeben werden soll. Der Verfasser hat diesbezüglich keine Erfahrung.

Zweiter Teil

DIE ARZNEIPOTENZIERUNG

I. Definition

1. Rechtfertigung der Arzneipotenzierung

Die homöopathische Arzneipotenzierung beruht nicht auf einer historischen Notwendigkeit. Ihre Existenzberechtigung liegt im therapeutischen Bereich. Wir wenden sie nicht an, um *Hahnemann* nachzuahmen, sondern um dem Ähnlichkeitsgesetz die volle Effektivität zu verleihen.

Hahnemann verwendete die gleichen Substanzen wie die Schulmedizin seiner Zeit, nicht nur Belladonna und Chinarinde, sondern auch Aconitum, Cantharidenpulver usw. Doch die Nutzanwendung für die Praxis war verschieden: *Hahnemann* applizierte sie nach dem Ähnlichkeitsgesetz. Um Letaldosen zu vermeiden, begann er die Arzneien zu verdünnen (diese Schlußfolgerung zog er aus den Arzneimittelprüfungen und den Verabreichungen). Dabei beobachtete er, daß er auf diese Weise nicht nur gewisse unerwünschte Nebenwirkungen vermied, sondern auch die therapeutische Wirksamkeit erhöhte. So kam er schließlich dazu, die Arzneien immer weiter zu potenzieren. Die Arzneipotenzierung ist somit aus der Beobachtung von Fakten und Sachverhalten hervorgegangen. Es ist keine apriorische Erkenntnis, sondern eine medizinisch-technische Verfeinerung.

Die Infinitesimaldosen entziehen den Substanzen ihre Toxizität und vermehren die therapeutische Wirksamkeit.

2. Die Arzneipotenzierung und das Ähnlichkeitsgesetz

Wenn man Anfänger ist, fällt es einem schwer zu akzeptieren, daß eine infinitesimale Verdünnung irgendeine Wirkung haben kann. Bei genauerem Studium wird man aber feststellen, daß das homöopathische Medikament nur wirksam ist, wenn es streng nach den Symptomen des Kranken gewählt ist: Nur wenn das Ähnlichkeitsgesetz peinlich genau beachtet wird, hat die Arzneidosis therapeutische Effekte. Die Infinitesimaldosen sind ein Korollarium des Ähnlichkeitsgesetzes und nicht das Kernstück der Homöopathie.

Die homöopathische Verdünnung ist nur dann wirksam, wenn das Medikament streng nach dem Ähnlichkeitsgesetz verschrieben wird.

Man kann auch sagen, daß die homöopathische Verdünnung die therapeutische Kraft erhöht. Bestimmte Symptome kann man auf diese Weise loswerden, die bei Verwendung von niedrigen Potenzen nicht verschwinden würden.

Die Arzneipotenzierung ermöglicht eine bessere Effektivität des Ähnlichkeitsgesetzes.

Auf diese Weise ist die Potenzierung der Arznei ein *unerläßliches Korollarium* des Ähnlichkeitsgesetzes, oder jedenfalls doch sehr häufig.

Ohne die Potenzierung wären die Ergebnisse der ärztlichen Verordnungen vom Zufall abhängig.

Wir werden sehen, wie die Homöopathen diese Grundkenntnisse in die Praxis umsetzen. Zunächst studieren wir die Technik der Arzneipotenzierung und dann die Herstellung der Arzneien für den homöopathischen Gebrauch. Wir werden feststellen können, daß die Dekonzentration von der Basissubstanz zum fertigen Produkt extrem ist. Jede einzelne Behandlungsart der pharmazeutischen Zubereitungen ist in der homöopathischen Arzneibereitungslehre exakt geregelt.

II. Die Technik der Arzneipotenzierung

Für die Zubereitung der homöopathischen Medikamente werden strenge Vorschriften nach den Regeln der Arzneipotenzierung eingehalten. Mit drei Punkten muß man sich eingehend befassen:

Die Basissubstanz, die Verdünnung und die unerläßliche Ergänzung dazu: das Potenzieren.

1. Die Basissubstanz

Das Rohmaterial der homöopathischen Arzneistoffe stammt aus drei Reichen der Natur: Mineral, Pflanze, Tier.

Die *pflanzlichen Arzneien* (wie China rubra, die Chinarinde oder Nux vomica, die Brechnuß) werden aus wildwachsenden Pflanzen nutzbar gemacht, die man an ihrem natürlichen Standort zum Zeitpunkt des optimalen Pflanzenwuchses und der Blüte sammelt.

Für die Zubereitung der *Arzneistoffe aus dem Tierreich* (wie Apis, die Honigbiene) werden überwiegend die ganzen Tiere verwendet, denn die Arzneimittelbilder sind gleichfalls mit ganzen Tieren aufgestellt worden. Es gibt auch Extrakte von Tieren, wie zum Beispiel Lachesis muta, das Gift der Lachesisschlange.

Das Basisprodukt aus dem pflanzlichen und tierischen Reich ist ein Gemisch von Substanzen (Pflanzen, Pflanzenteile, Wurzeln usw.). Daraus wird die *Urtinktur* durch Mazeration in Alkohol hergestellt. Der Arzneigehalt der Urtinkturen beträgt bei den getrockneten Vegetabilien 1/10 der Pflanze, bei den Animalien ist es 1/20 des Tiergewichtes oder des Tierextraktes.

Bei den *mineralischen Arzneien* handelt es sich um einfache oder zusammengesetzte Substanzen. Man geht hier nicht von einer Urtinktur aus, die Zubereitung erfolgt unmittelbar vom Grundstoff her, so wie er in der Natur vorkommt. Natrium muriaticum beispielsweise, das Kochsalz, wird aus dem natürlichen Meersalz hergestellt, nicht aus dem gereinigten NaCl. Die Übereinstimmung zwischen der geprüften Arznei (im vorliegenden Falle natürliches Meersalz) und der Verschreibung muß immer gewahrt bleiben. Ein anderes Beispiel: Calcium carbonicum, kohlensaures Kalzium, wird nicht als Fabrikprodukt verwendet; man nimmt als Grundstoff die mittlere Schicht der Austernschalen. Würde man gereinigtes kohlensaures Kalzium nehmen, dann müßte ein neues Arzneimittelbild aufgestellt werden; dies würde ganz sicher von dem symptomatischen Experimentalbild abweichen.

Die Ausgangssubstanz erfährt nun eine Reihe von Dekonzentrationen. Zwei Prozesse sind gleichzeitig durchzuführen: das Verdünnen und das Potenzieren. Wir wollen sie hier trennen, um jeden Prozeß besser verständlich zu machen. Man darf jedoch nicht aus dem Auge verlieren, daß beide Vorgänge gleich wichtig sind und die Infinitesimaldosis nicht allein eine sehr kleine Dosis der Basissubstanz ist.

2. Die Verdünnung (Dilution)

Durch Verdünnung und Verschüttelung der materiellen Urtinktur erzielt man eine energetische Umwandlung, die als Potenz bezeichnet wird. Es bestehen zwei wichtige Potenz-Verfahren. Neben den C-Potenzen = Centesimalpotenzen kennt man auch die D-Potenzen = Dezimalpotenzen.

Um die *Centesimalpotenzen* zuzubreiten, vermischt man 1 Gewichtsteil der Urtinktur mit 99 Gewichtsteilen Wasser und Alkohol. So erhält man die Zubereitung 1/100 (10^2). Dann nimmt man einen Gewichtsteil dieser Zubereitung und mischt sie mit 99 Gewichtsteilen Wasser + Alkohol. Man erhält auf diese Weise *eine Lösung von 1/100 der vorausgegangenen*, das heißt eine Zubereitung von 1/10000 (10^4).

Die erste Lösung bezeichnet man als „erste Centesimalpotenz Hahnemann" oder „CH 1"; die zweite ist die „zweite Centesimalpotenz Hahnemann" oder „CH 2". Die Weiterverarbeitung wird dann zur Lösung von 1/100 der CH 2, das heißt eine CH 3. Und so weiter ... Die Potenzstufen gehen bis zur CH 30, das ist eine Lösung von 10^{60}[1].

Analog wird mit festen Substanzen verfahren, unter der Voraussetzung, daß sie löslich sind. Unlösliche Mineralien, Samen u. ä. werden durch Verreibung = *Trituration* zubereitet. In einem Mörser zerreibt man die Basissubstanz zu feinem Pulver und mischt sie mit Milchzucker im Verhältnis von einem Prozent, um die CH 1 zu erhalten. Das Verreiben und Mischen muß sehr sorgfältig durchgeführt werden. Bis zur CH 3 setzt man dieses Verfahren

---

1) Bei dem Lösungsverfahren unterscheidet man die Einglas- und Mehrglasmethode. *Hahnemann* benutzte die Mehrglasmethode: Für jede Potenzstufe wird ein frisches Glas verwendet. Bei dem Einglas-Potenzierverfahren nimmt man immer dasselbe Glas. Nach dem Entdecker dieser Methode werden sie *Korsakoff*potenzen genannt.

fort. Ab der CH 4 kann man die Verreibung auch durch Wasser und Alkohol in eine Lösung überführen. Dann setzt man das Verfahren wie bei den oben geschilderten Lösungen fort.

Die Potenzstufen der homöopathischen Medikamente gehen übrigens häufig über die Avogadro-Zahl (6,023 mal 10^{23}) hinaus [1)].

Gesetzt den Fall, daß man zu Anfang genau ein Grammolekül des Aktivproduktes nimmt, dann würden im Bereich der CH 11-(10^{22})-Zubereitung nur noch 60,23 Moleküle übrigbleiben. Von der Potenzstufe CH 12 (10^{24}) ab würde man überhaupt kein Molekül mehr finden: Diese Lösung ist zumindest theoretisch chemisch rein. Man kann jedoch durch Experimentieren in vitro nachweisen, daß eine CH 15-Zubereitung wirksam ist (siehe im Teil vier: Die wissenschaftliche Forschung in der Homöopathie, Seite 93. Klinisch besitzt eine CH 30-Potenz unleugbar eine therapeutische Effektivität.

Um die *Dezimalpotenzen* herzustellen verfährt man analog. Als Ausgangslösung wird die Urtinktur genommen. Es werden 1 Gewichtsteil Urtinktur mit 9 Gewichtsteilen Wasser + Alkohol vermischt. Das ergibt die „erste Dezimalpotenz Hahnemann" oder DH 1, die folgende ist die DH 2 usw. Die am häufigsten verwendeten Potenzen sind die DH 3 (sie entspricht konzentrationsmäßig einer Verdünnung von 1:1000) und die DH 6 (sie entspricht konzentrationsmäßig einer Verdünnung von 1:1000000).

> *Die infinitesimale Zubereitung genügt, um eine therapeutische Wirkung zu erreichen. Voraussetzung ist jedoch, daß das Ähnlichkeitsgesetz angewandt wird.*

3. Das Potenzieren (Dynamisation)

Das Potenzieren ist die unerläßliche Ergänzung zum Lösungsverfahren. Nachdem man die Centesimallösung 1/100 zubereitet hat, wird die Flasche mit dem Gemisch 100mal kräftig geschüttelt. Für die nächsten Schritte wird ebenso verfahren. Heute wird dieses Schüttelverfahren mit einem mechanischen Mischer ausgeführt („Dynamisationsgerät"). Ohne dieses Schüttelverfahren hat die zubereitete Lösung keine therapeutische Effektivität.

---

1) *Avogadro*-Zahl: Neuere Bezeichnung für die *Loschmidt*sche Zahl (etwa D 23).

III. Die homöopathische Arznei

Nach der Theorie wollen wir nun zur Praxis übergehen. Die Herstellung und Verteilung der homöopathischen Arznei sind so organisiert, daß der Kranke genau das durch den Arzt verschriebene Medikament bekommen kann.

1. Die Herstellung

Heute wird die homöopathische Arznei in Speziallaboratorien hergestellt. Wir werden uns nun mit der Zubereitung und der Kontrolle der Arzneimittel befassen.

Die Zubereitung

Sie erfolgt wie zur Zeit *Hahnemanns,* aber industriell und so rationell wie möglich. Man überprüft genau die Tier- und Pflanzenarten und die mineralischen Substanzen, die zur Aufstellung der Arzneimittelbilder gedient haben. Die Laboratorien besitzen eine Kollektion von ungefähr 2500 Basisprodukten. Von 600 Produkten sind aber nur Arzneimittelbilder aufgestellt. 200 Arzneien werden regelmäßig verordnet, 50 bis 60 davon sehr häufig.

Um zu verhüten, daß während der Dekonzentrationsoperationen Luftpartikel mitdynamisiert werden, führt man diese Operationen *in abgeschlossenen Räumen* durch, in denen die Zahl der Luftpartikel auf ein Minimum reduziert ist (weniger als 100 Partikel von 0,5 Mikrometer für 29 Liter Luft).

Die Kontrolle

Wir haben gesehen, daß für die Zubereitung der homöopathischen Arznei zahlreiche strenge Vorschriften zu beachten sind. Für die Herstellung im Laboratorium entsteht nach einem gewissen Dekonzentrationsstadium das Problem, daß die Kontrolle über das Medikament nicht mehr direkt möglich ist.

Die Basissubstanz zu kontrollieren ist einfach: Makroskopische und mikroskopische Kontrolle der Pflanzen, Identifizierung des Tieres, chemische Identifizierung des Minerals oder seiner Bestandteile, wenn es sich um ein komplexes Produkt handelt. Bei den Urtinkturen führt man allgemeine Kontrollen durch: Trockenextrakt, Alkoholgehalt, Dichte, organoleptische Eigenschaften (Farbe, Geruch, Geschmack), Identitätsreaktionen von gewissen natürlichen Wirkstoffen (wie z.B. Alkaloide). Besondere Kontrollen: Identifizierung der Urtinkturen durch Kapillaranalyse, durch Chromatographie auf Papier, Kieselsäuregel oder gasphasengerecht.

Man kontrolliert auch die Reinheit der Grundmassen (Wasser, Alkohol, Laktose). Zubereitungen, die über die CH 3 hinausgehen, können nur in bezug auf Sterilität und Unschädlichkeit kontrolliert werden. Hiermit kommt die Bedeutung einer rationalisierten Herstellung zum Ausdruck, die Irrtumsmöglichkeiten eliminiert. Man muß sich ständig Gewißheit verschaffen, daß die Operationen nach den strengen Vorschriften durchgeführt werden.

Die Laboratorien haben übrigens ihre eigene Druckerei zur Etikettierung, um jeden Irrtum in bezug auf das Endprodukt zu vermeiden.

2. Die galenischen Formen

Alle galenischen Arzneiformen können verschrieben und zubereitet werden: Tabletten, Trinkampullen, Injektionsampullen, Suppositorien usw. Es bestehen indessen vier geläufige Formen in der Homöopathie: Kügelchen, Hahnemannsche Globuli, Tropfen und Pulver.

Die Kügelchen

Die Arzneikügelchen haben einen Durchmesser von ungefähr 4 mm. Es sind kleine Kugeln von einer Mischung aus Saccharose und Laktose, imprägniert mit einer ausgewählten Dekonzentration (ein- oder dreimal je nach Laboratorium). In einem Röhrchen von vier Gramm sind ungefähr 75 Kügelchen. Sie entsprechen den mittleren und tiefen Potenzen (CH 4 bis 9). Der Kranke muß nach der Verschreibung sublingual mehrmals täglich drei bis fünf Kügelchen einnehmen.

Die Hahnemannschen Globuli

Die Globuli sind gleichfalls Kügelchen aus Saccharose und Laktose und nach der gleichen Technik imprägniert. Sie sind jedoch zehnmal kleiner als die Arzneikügelchen. Die ganze Dosis ist auf einmal sublingual einzunehmen. Diese Dosen kommen bei den Hochpotenzen zur Anwendung (CH 15, CH 30). Der Kranke muß sie in größeren Abständen einnehmen. Arzneikügelchen und Globuli stellen typische galenische Formen in der Homöopathie dar.

Die Tropfen

Sie finden besonders für die tiefen Potenzen Verwendung (hauptsächlich CH 3 und CH 6), in Fläschchen von 15 oder 30 ml lieferbar. Der Aktivwirkstoff ist in einer 40%igen Alkohollösung eingebettet. Im allgemeinen gibt man 10 Tropfen zwei- oder dreimal täglich.

Das Pulver (Trituratio)

Für die tiefen Potenzen der unlöslichen Produkte ist das Trockenpulver obligatorisch. Man gibt eine Messerspitze voll zwei- oder dreimal täglich. Die Fläschchen enthalten 15 Gramm.

3. Die Verteilung

Jedes Homöopathikum trägt den Namen der Basissubstanz. Es folgt die Nummer der Centesimalpotenz oder der Dezimalpotenz.

Die homöopathischen Medikamente sind in der Pharmakopoe verzeichnet.

Dritter Teil

DIE HOMÖOPATHISCHE VERORDNUNG

I. Die homöopathische Verschreibung

Wir haben nun alle grundlegenden Bestandteile kennengelernt, um ein Rezept anfertigen zu können: Eine solide Lehre und homöopathische Medikamente, die nach den Potenzierungsregeln hergestellt sind.

1. Die Arzneiwahl

Die Arzneiwahl erfolgt meist nach den Arzneimittelbildern. In gewissen Fällen springt einem das zu verschreibende Medikament direkt ins Auge, in anderen Fällen muß man längere Überlegungen anstellen oder in der Materia medica nachschlagen[1].

Die gute Verordnung erfolgt in der nachstehend gekennzeichneten Weise: *Symptome des Kranken* ⟶ *Arzneimittelbild* und nicht umgekehrt.

> *Um die therapeutische Diagnose zu erstellen, muß man die klinischen Symptome mit den Experimentalsymptomen vergleichen und nicht umgekehrt.*

Wenn man an ein bestimmtes Medikament denkt, neigt man ganz spontan dazu, die entsprechenden Symptome beim Kranken zu suchen. Man muß sich aber die Frage stellen, welches Medikament die Gesamtheit der Symptome des Kranken deckt.

---

[1] Man kann auch in einem Repertorium nachschlagen, in welchem die Rubriken nach Symptomen verzeichnet sind. Es handelt sich also um eine umgekehrte Materia medica. Man kann aber Repertorien nicht als einfache Wörterbücher benutzen. Um das Simile festzulegen, muß man ein recht kompliziertes Vergleichsverfahren erlernt haben. Für den Anfänger ist dies außerordentlich schwierig. Einige wollen das nicht glauben.

2. Richtlinien zur Wahl der Potenz

Neben der strikten Anwendung der Dosierungsregeln handelt es sich diesbezüglich um eine Art *Verschreibungsdynamik.* Sie erfolgt in bezug auf die Ähnlichkeit, die Wesensart der gesammelten Symptome, den Entwicklungsmodus und den Krankheitstypus.

Die mehr oder weniger große Sicherheit in bezug auf das gefundene Simile kann für die Wahl der Potenz bestimmend sein. Wenn das Simile stimmt, sind alle Potenzen wirksam, wenigstens teilweise. Die Wahl der Potenz erfolgt dann nach den anderen Kriterien. Wenn man glaubt, nur das Simile als solches gefunden zu haben, ist es besser, eine tiefe Potenz zu wählen; diese deckt wenigstens einen Teil der beobachteten Symptome.

> *Je sicherer man in bezug auf die Ähnlichkeit ist, um so höher wählt man die Potenz.*

Zwei Beispiele sollen dazu dienen, diese Frage noch besser zu verdeutlichen. Ein Fieberkranker hat großen Durst und ein rotes Gesicht. Trotz einer sorgfältigen Untersuchung und einer Befragung findet man kein weiteres Symptom. Belladonna ist sehr wahrscheinlich das richtige Medikament, vielleicht ist es auch das ähnlichste: Da man nicht ganz sicher ist, das Simile gefunden zu haben, verordnet man Belladonna CH 5 (tiefe Potenz).

Ein anderer Kranker hat die gleichen Symptome, aber zusätzlich noch eine Mydriasis, glänzende Augen, ein Fieberdelirium, und er brummelt vor sich hin. Es besteht kein Zweifel: Belladonna ist die passende Arznei. Man verschreibt Belladonna CH 9 (mittlere Potenz).

Die Art der gesammelten Symptome ist ein weiteres Argument, um die Potenzierungsstufe zu bestimmen. Wenn allein *lokale Symptome der zu behandelnden Erkrankung* festzustellen sind, verschreibt man eine *tiefe Potenz.* Bei einer Angina zum Beispiel mit Halsschmerzen, roten und trockenen Schleimhäuten, erkennt man die Indikation von Belladonna, und nach diesen Lokalsymptomen verschreibt man Belladonna CH 5. Wenn man zusätzlich *allgemeine Symptome* feststellt (wie zum Beispiel Fieber mit Durst, Schweißausbrüche, übermäßige körperliche Hitze), gibt man eine *mittlere Potenz,* Belladonna CH 9. Wenn zu diesem Gesamtbild seelische Symptome hinzukommen (Halluzinationen zum Beispiel), kann man eine Hochpotenz geben: Belladonna CH 15.

Bei lokalen Symptomen verschreibt man tiefe Potenzen. Kommen allgemeine Symptome hinzu, verschreibt man mittlere Potenzen. Bei seelischen Symptomen gibt man Hochpotenzen.

Der Entwicklungsmodus der Krankheit, sei sie akut oder chronisch, ist gleichfalls ein Anhaltspunkt, um die zu verschreibende Potenz zu bestimmen. Bei akuten Krankheiten geht man selten über CH 9 (und höher) hinaus. Das genügt bei weitem für die alltäglichen Fälle. Bei chronischen Krankheiten werden Basismittel von den Potenzen CH 12 bis CH 30 verschrieben. Zu Beginn der homöopathischen Praxis zögert man, Hochpotenzen zu verschreiben: Die *Avogadro*-Zahl zu überschreiten scheint ein Abenteuer zu sein, aber früher oder später kommt man notgedrungen dazu.

Bei akuten Krankheiten sind tiefe und mittlere Potenzen zu geben, bei chronischen Krankheiten Hochpotenzen.

Bei der chronischen Krankheit besteht die gute Technik darin, die Leiter der hohen Potenzen progressiv heraufzugehen: CH 12, dann CH 15, CH 18, CH 20, CH 30 usw., je nach den Konsultationen. Die Begründung: Wenn die Wirkung einer Potenzstufe nachläßt, muß man sie ändern.

Eine weitere Richtlinie für die Wahl der Potenzstufe ergibt sich aus der Art der Krankheit. Bei Läsionskrankheiten (Arthrose, Pankreatitis) wird man tiefe Potenzen geben, CH 5 zum Beispiel. Bei Funktionsstörungen (Extrasystolen, Migränen) verschreibt man mittlere Potenzen wie beispielsweise CH 9. Bei psychischen Krankheiten sind Hochpotenzen indiziert (von CH 12 bis CH 30 und höher).

Die Leiter der Potenzstufen führt von den organischen Läsionen aufwärts zu den Funktionsstörungen und dann zu den psychischen Krankheiten.

Auf diese Weise ist die Wahl der Potenzstufe ein Kompromiß zwischen den verschiedenen Richtlinien, die wir soeben erörtert haben. Jeder Fall ist als Besonderheit zu betrachten. Der Anfänger möge sich deshalb aber keine Sorgen machen: Wenn das Simile gefunden ist, gibt es immer eine Wirkung, ganz gleich, welche Potenz verschrieben wurde. Ein Irrtum in der Wahl der Potenzstufe ist kein Hindernis für den Beginn der Effektivität, und in jedem Fall besteht überhaupt keine Gefahr in bezug auf die homöopathische Arzneizubereitung. Allerhöchstens wird man sehen, daß die Wirkung nicht optimal ist. Bei der nächsten Verschreibung wird man dies richtigstellen.

Es kann sich herausstellen, daß in bezug auf die Dosierung ein gewisses Schwanken möglich ist und Erstaunen hervorruft. Daran haben uns die allopathischen Therapievorschriften nicht gewöhnt. Es kann natürlich nicht darum gehen, daß es gleichgültig ist, wie man diesbezüglich verfährt: Der Arzt wird seine Verordnung immer nach dem Simile ausrichten müssen.

Mit größter Strenge muß man auf das Ähnlichkeitsgesetz achten. Dosierung und Potenzstufen treten demgegenüber an Bedeutung zurück.

Anzumerken ist, daß es nicht erforderlich ist, die ganze Leiter der Potenzstufen zu verwenden: Es besteht ein geringer Effektivitätsunterschied zwischen einer CH 3 und CH 4, einer CH 7 und CH 8, einer CH 15 und CH 16 usw. Die *Stufen* sind zu beachten. Am gebräuchlichsten sind folgende Potenzstufen: DH 3, DH 6, CH 5, CH 7, CH 9, CH 12, CH 15, CH 18, CH 20, CH 30. Sie genügen für die meisten Fälle.

3. Nur ein Mittel oder mehrere?

Nach dem Ähnlichkeitsgesetz ist nur eine einzige Arzneisubstanz auf einmal beim Kranken anzuwenden, denn das Simile muß die Gesamtheit der Symptome des betreffenden Falles decken. Tatsächlich wird aber in jedem Krankheitsfall nicht nur ein Mittel verabreicht. Für die Abfassung der Verordnung bestehen mehrere Verfahrensweisen: Komplexmittel, Pluralismus, Einzelmittel. Wir werden sehen, wie man sie beurteilen soll.

„Das ähnlichste Mittel" ist definitionsgemäß das einzige.

Komplexmittel

Mit der Komplexmittelverordnung brauchen wir uns nicht lange zu befassen. Dies hat nichts mit Homöopathie zu tun. Es handelt sich um die Verschreibung von verschiedenartigen homöopathischen Medikamenten auf dem gleichen Rezept. Die Mittel werden für ein Symptom, ein bestimmtes Organ oder eine Funktionsstörung verschrieben. Es versteht sich von selbst, daß es sich hier um eine Karikatur der Homöopathie handelt. Praktiziert wird diese Methode von den Unkundigen und einigen „Auch-Homöopathen".

Die Komplexmittelverordnung entspricht praktisch dem allopathischen Verfahren, nur daß die Medikamente homöopathische Zubereitungen sind.

Es gibt auch eine Art von Mittelmischungen, die eventuell zu rechtfertigen sind. Dabei handelt es sich um Präparate, in denen mehrere Arzneien gemischt sind. Jedes Laboratorium hat eigene Spezialmixturen. Sie werden im voraus zubereitet und können für eilige Fälle telefonisch angefordert werden (siehe Beispiel S. 81).

Pluralismus

Unter Pluralismus versteht man die Verordnung von zwei oder mehreren Einzelmitteln parallel, die nach dem Ähnlichkeitsgesetz festgelegt sind. Dies ist die in Frankreich häufigste Methode. Für chronische Krankheiten verschreibt man beispielsweise auf dem gleichen Rezept ein „Basismittel", um das Terrain zu behandeln, und ein – manchmal sogar zwei –, „symptomatische" Mittel, um die gegenwärtig bestehenden Symptome zu decken. Gegebenenfalls fügt man noch ein Isotherapeutikum oder ein Biotherapeutikum hinzu.

Dies steht nicht im Widerspruch zu der Verpflichtung, unter allen Umständen das Simile zu suchen. Nur ein einziges der verschriebenen Mittel ist das Simile. Die anderen unterstützen die Wirkung oder decken eine gewisse Unsicherheits-Spannbreite. Die Komplexmittelverordnung entspricht der Verschreibung von viel zu umfangreichen und systematischen Mitteln. Der Pluralismus paßt sich mit wenigen Medikamenten dem Kranken an.

Der Pluralismus muß vernünftigerweise immer durchdacht werden.

Nach dem Vorbild von *Antoine Nebel* verbinden einige Pluralisten mit den Medikamenten eine *Drainage.* Diese Drainage soll bezwecken, daß bei einer gut angepaßten Behandlung ein Krisenzustand zur Eliminierung von „Toxinen" hervorgerufen wird. Dadurch entsteht vorübergehend das Risiko einer unerquicklichen, manchmal sogar gefährlichen Verschlimmerung, die man durch homöopathische Medikamente „kanalisieren", „dränieren" muß. Diese Mittel verstärken die Ausscheidungsorgane. Die Anhänger dieser Methode geben tiefe Potenzen, die im wesentlichen auf die Ausscheidungsorgane gerichtet sind: Haut, Harnorgane, Eingeweide, Leber, Blutadern, Lunge usw. Man denkt in diesen Fällen besonders an Personen, die eine recht betrübliche Anamnese haben. Es ist für einen Patienten beispielsweise recht unangenehm, festzustellen, daß nach einer *geeigneten* homöopathischen Behandlung Hämorrhoiden wieder auftreten, unter denen er seit langer Zeit nicht mehr gelitten hatte.

Diese Technik kann man mehr aus gewissen Befürchtungen als durch das Ähnlichkeitsgesetz rechtfertigen. Es besteht kein Grund, sie systematisch anzuwenden. Wenn man Wert darauf legt, sie zu praktizieren, braucht man nicht in der Liste der Medikamente nachzusehen, die diesen oder jenen Tropismus haben. Es ist besser, wenn man sich wie auch sonst immer auf das Ähnlichkeitsgesetz bezieht, selbst wenn sie in diesem Falle nur teilweise anzuwenden ist. Die Methode ist folgende: Man führt eine genaue Befragung über Krankheiten in der Vergangenheit durch. Für diejenigen Symptome, von denen man befürchtet, daß sie wieder auftreten, verschreibt man prophylaktisch das indizierte Medikament.

> *Wenn die Drainage unbedingt notwendig ist, muß sie in Übereinstimmung mit dem Ähnlichkeitsgesetz praktiziert werden, nicht mit blinder Routine.*

Einzelmittel

Homöopathen, die in jedem Krankheitsfall nur eine einzige Arzneisubstanz auf einmal verschreiben, wenden die zweckmäßigste Methode an. Sie ermöglicht eine gute Kontrolle der Verordnung. Es ist aber auch die schwierigste Methode. Bei guten Erfolgen sind Kranker und Arzt außerordentlich zufrieden. Bei Schwierigkeiten und Mißerfolgen sind sie sehr leicht entmutigt.

Wenn der Arzt nur ein einziges Medikament verschreibt, kann er seine Arbeit am besten kontrollieren. Damit sind aber auch Gefahren verbunden, sich zu irren.

Der Anfänger, der sich zur Einzelmittel-Verordnung hingezogen fühlt, sollte diese Methode als ein Ziel betrachten, das er in naher oder ferner Zukunft erreichen kann[1].

Welche Technik soll man wählen?

Es wird dringend geraten, nicht starr vorzugehen. Warum soll man mehrere Medikamente verschreiben, wenn man erkennt, daß ein einziges Medikament dem Gesamtbild der Symptome entspricht? Und wenn man demgegenüber nicht zu dieser Synthese kommt, warum soll man durch Verabreichung eines einzigen Mittels das Risiko eines Irrtums eingehen? Übrigens gibt es Kranke mit reicher Symptomatologie, die über verschiedene Affektionen klagen, deren zusammenhängende Einheitlichkeit nicht bewiesen ist. Unter solchen Umständen ist das kleinere Übel, „den Fall zu decken". Doktor *Henri Deloupy* sagt: „Die Einzelmitteltechnik wendet man aus Berufung an, den Pluralismus aus gegebener Notwendigkeit."

Die intellektuelle Konzeption des Arztes muß hinter dem Interesse des Kranken zurücktreten.

Bei *akuten Krankheiten* gibt man ein einziges Mittel, wenn es die Gesamtheit der Symptome gut deckt. Wenn man im Zweifel ist, gibt man im Wechsel zwei oder drei. Man muß wissen, daß bei Epidemien oft ein Medikament dominiert. Der Infektionsträger scheint die Kraft zu haben, bei allen betroffenen Personen die gleiche Reaktionsweise hervorzurufen. Es gibt eine „Rhus Toxicodendron-Grippe", eine „Gelsemium sempervirens-Grippe" usw. Dies darf jedoch kein Hindernis sein, jeden einzelnen Fall sehr sorgfältig zu untersuchen, aber die Kenntnis von dem „Genius epidemicus" führt durch Befragung und Untersuchung schneller zum Simile.

[1] Manchmal verwechselt man Einzelmitteltechnik und Kentianismus, die Lehre von *J. T. Kent.* Sie beinhaltet Einzelmittelverschreibung, Repertorisieren des Falles und eine umstrittene Theorie.

Bei *chronischen Krankheiten* im *Hahnemann*schen Sinne des Ausdrucks gibt man immer dem „Basismittel" den Vorrang. Das Basismittel muß die Gesamtheit der Symptome decken, die seit dem Beginn der Beschwerden aufgetreten sind: Beispielsweise eine frühere Infektionskrankheit, eine langwierige Krankheit, Krisen, eine Reihe von Krankheiten, die miteinander verknüpft sind oder, wenn der Kranke zum Beispiel erklärt, daß er sich seit einem bestimmten Ereignis, einem physischen oder psychologischen Schock nicht mehr richtig wohl fühlt. Gegebenenfalls muß man aus Überzeugung oder aus einer gewissen Befürchtung ein „symptomatisches" Mittel hinzufügen. Im allgemeinen entspricht die Zahl der durch den Arzt verschriebenen Medikamente umgekehrt proportional den inhaltlichen Merkmalen des betreffenden Falles.

Man muß erkennen, daß die Ausübung der Homöopathie ziemlich schwierig ist. Neben einfachen Fällen, in denen dem Arzt das Medikament direkt in die Augen springt, gibt es andere, bei denen eine Synthese schwierig ist. In der Praxis läuft es darauf hinaus, daß man das tut, was menschenmöglich ist. Dabei muß man sich jedoch immer bewußt sein, daß man seine Entscheidung in Beziehung zu dem Ähnlichkeitsgesetz trifft. In jedem einzelnen Fall muß man sich immer wieder fragen, ob die Umstände (in bezug auf die Krankheit, den Kranken, das Wissen des Arztes) es erlauben, das Ähnlichkeitsgesetz korrekt anzuwenden.

Das Simile muß auf dem Rezept immer vorkommen, ganz gleich, ob der Homöopath für Einzelmittel oder für Pluralismus ist. Wenn man zusätzlich noch weitere Arzneien verschreibt, sollte dies erläutert und kenntlich gemacht werden. Das Rezept muß man individualisieren und nicht durch die ärztliche Praxis singularisieren.

Wenn man das Ähnlichkeitsgesetz nicht in idealer Form anwenden kann, ist es wichtig, sich dessen bewußt zu sein.

4. Dosierung

Das Ähnlichkeitsgesetz stellt den wichtigsten Grundsatz in der Homöopathie dar, das möchte ich noch einmal mit aller Deutlichkeit wiederholen. Die Festsetzung des Simile ist also die wichtigste Aufgabe des Homöopathen. Danach kommt die Wahl der Potenz. Sie verdient die Aufmerksamkeit, von der wir weiter oben gesprochen haben. Was die galenische Form und den Verabreichungsmodus betreffen, so sind diese Grundsätze in der Bedeutung etwas geringer. Damit soll nicht gesagt sein, daß es gleichgültig ist, in welcher Weise man die homöopathischen Mittel verabreicht, vielmehr soll durch diesen Hinweis verständlich gemacht werden, daß das homöopathische Medikament nicht durch die stoffliche Menge, sondern qualitativ wirkt.

Die homöopathische Arznei wirkt nicht quantitativ, sondern qualitativ.

Die homöopathischen Arzneimittel werden gewöhnlich *per os* eingenommen. Wenn der Kranke erbricht, lösen sich die Kügelchen trotzdem unter der Zunge. Gegebenenfalls muß man die Verabreichung erneuern.

Arzneiformen, Gabengröße und Wiederholung hängen von der Art der zu behandelnden Krankheit ab. Die *Kügelchen* werden bei akuten Krankheiten verordnet und dienen zur systematischen Behandlung der chronischen Krankheiten. Bei akuten Krankheiten werden drei bis fünf Kügelchen – je nach ärztlicher Verordnung –, mehrmals täglich gegeben: stündlich, alle zwei Stunden oder dreimal täglich; dies hängt von der Intensität der Beschwerden ab. Man kann die Potenzstufen CH 5 oder CH 9 empfehlen; die CH 5-Potenzen werden stündlich oder alle zwei Stunden wiederholt, die CH 9-Potenzen dreimal täglich. Für die systematische Behandlung der chronischen Krankheiten paßt für die meisten Fälle eine mittlere Potenzierung von CH 9; im allgemeinen gibt man sie dreimal täglich, mit Ausnahme jener Tage, in denen Globuli verabreicht werden.

Die *Globulidosen*[1)] – von CH 9 bis CH 30 –, werden vor allem für die Behandlung der chronischen Krankheiten verwendet. Das Ideale wäre, eine Dosis zu geben und dann abzuwarten, bis eine Besserung eintritt, worauf man dann eine weitere Gabe verabreichen kann. Aber in der Praxis ist dies recht schwierig. Es ist einfacher, dem Kranken genaue chronologische Anweisungen zu geben. Gewöhnlich verschreibt man eine Dosis wöchentlich bis zur Heilung. Die Globuli sind morgens nüchtern zu nehmen. Eventuell kann man in die Globulitherapie die systematische Behandlung einschieben.

1) Aus praktischen Gründen verwendet man manchmal bei Säuglingen auch Dosen in Pulverform; sie lösen sich leichter in Wasser auf und können im Fläschchen verabreicht werden. Globulidosen und Dosen in Pulverform sind in der Wirkung absolut identisch.

Diese beiden galenischen Formen, Kügelchen und Globuli, reichen im allgemeinen für die homöopathische Behandlung aus. Aber für gewisse tiefe Potenzen (DH 3 oder DH 6) verwendet man gleichfalls Tropfen und Trockenpulver (Triturationen). Im allgemeinen werden zwei- oder dreimal täglich zehn Tropfen in etwas Wasser gegeben. Säuglingen und Kleinkindern sollte man keine Tropfen geben, denn sie enthalten Alkohol. Bei Triturationen, die aus nicht-löslichen Substanzen nutzbar gemacht sind, wird zwei- oder dreimal täglich eine Messerspitze voll verschrieben.

Die Dosierung ist für jedes Alter die gleiche, vom Neugeborenen bis zum Greis.

5. Wie schreibt man ein Rezept aus?

Bei der Anfertigung des Rezepts müssen einige Punkte beachtet werden, die dem Apotheker die Ausführung erleichtern und dem Patienten als Gebrauchsanweisung dienen.

Zunächst sollte auf eine *gute Leserlichkeit* geachtet werden. Die Namen der Arzneien sind möglichst mit GROSSBUCHSTABEN und voll auszuschreiben, da verschiedene homöopathische Medikamente verwandte Namen haben. Beispiele: Nux vomica und Nux moschata, Myrica cerifera und Myristica sebifera.

Die volle Ausschreibung des Arzneinamens gilt besonders für botanische Spezies, die zur gleichen Gattung gehören, aber ein unterschiedliches Arzneibild haben: Eupatorium perfoliatum und Eupatorium purpureum zum Beispiel. Es gibt mehrere Derivate des gleichen Minerals. Wenn man Mercurius verschreibt, ohne zu präzisieren, ob es sich um Mercurius solubilis, Mercurius corrosivus, Mercurius dulcis usw. handelt (in der homöopathischen Pharmakopoe gibt es mehr als zwanzig derivative Medikamente von Mercurius), dann geht man das Risiko ein, daß der Patient nicht genau dasjenige Medikament erhält, das der Gesamtheit seiner Symptome entspricht.

Man muß immer die galenische Form und die gewünschte Potenzstufe indizieren. Die Zahl der Röhrchen für Arzneikügelchen ist zu vermerken (man geht davon aus, daß 75 Kügelchen in einem Röhrchen sind), ebenso die Zahl der Globuli-Dosen-Röhrchen, und wie oft der Kranke die Arznei einnehmen soll. Demgegenüber ist der Name des Laboratoriums nicht anzugeben. Für Einheitsprodukte ist dies illegal. In Anbetracht der Tatsache, daß unsere verschiedenen pharmazeutischen Speziallaboratorien ganz gewissenhafte Arbeit leisten, ist dies auch ohne Interesse.

Deutlich anzugeben ist, wie die Medikamente einzunehmen sind: Sie werden direkt auf die Mundschleimhaut gebracht und dort sublingual resorbiert, ohne sie hinunterzuschlucken oder zu zerbeißen. Die Arzneikügelchen werden mit dem Ausgießer gezählt, der sich an jedem Röhrchen befindet. Tropfen werden mit etwas Wasser eingenommen. Wann und wie oft die Arznei einzunehmen ist, wird ebenfalls angegeben.

Die Biotherapeutika und Isotherapeutika dürfen mit anderen gebräuchlichen homöopathischen Substanzen in Kombinationspräparaten *nicht gemischt werden;* es handelt sich diesbezüglich um eine gesetzliche Regelung in Frankreich. Man sollte auch wissen, daß die Biotherapeutika und Isotherapeutika erst ab der DH 6 und der CH 3 verschrieben werden können (praktisch verwenden sie die Homöopathen gewöhnlich von der CH 9- bis zur 30-Potenz).

Die Einnahme erfolgt ausschließlich peroral.

6. Die Interpretation des Rezepts durch den Apotheker

Der Kranke kommt vom Homöopathen und zeigt dem Apotheker sein Rezept. Drei Gedanken machen ihm Sorgen:

„Ist es richtig, daß ich mich homöopathisch behandeln lasse?" – „Was wird dabei herauskommen?" – „Wozu dienen die einzelnen Medikamente, die ich einnehmen soll?"

Damit ist bereits zum Ausdruck gebracht, welche Bedeutung der Rolle des Apothekers bei seiner Beratung zukommt. Er muß theoretische und praktische Kenntnisse in der Homöopathie haben, um auf die oben gestellten Fragen antworten zu können. Es gibt kaum Probleme in bezug auf den Kenntnisstand der Gefahrlosigkeit und Effektivität der Arzneimittel. Der wachsende Erfolg der homöopathischen Medizin liefert dem Apotheker Grundlagen für seine Beratungen.

Aber hinsichtlich der Interpretation des Rezepts ergeben sich Schwierigkeiten. Der Apotheker muß einige Grundkenntnisse in der Materia medica besitzen, aber das genügt nicht: Ihm muß bewußt sein, daß es für ihn Interpretationsgrenzen gibt und die gleiche Arznei für zahlreiche Indikationen verschrieben werden kann.

Die Interpretationsmöglichkeiten des Apothekers für das Rezept hängen direkt von seinem Kenntnisstand der Anwendung des Ähnlichkeitsgesetzes ab.

Der Kranke ist nicht zwangsläufig über die Prinzipien der Homöopathie informiert. Der Apotheker kann nun seinerseits nicht Fragen ausweichen, die das Warum und Wie der Medikamente betreffen, die er vermitteln muß. Es ist für ihn ziemlich leicht, sich eine Anschauung von einem Medikament für chronische Krankheiten zu verschaffen, es wird im allgemeinen in Hochpotenzen verschrieben, die Einnahme erfolgt in größeren Abständen. Der Kranke wird fast immer zufrieden sein zu erfahren, daß es sich um eine „Basis"- oder „Terrain"-Behandlung handelt. Schwieriger ist es, einen Kommentar zu Medikamenten für akute Krankheiten und zu symptomatischen Mitteln abzugeben. Es wäre schlimm, sich zu irren. Die Antwort: „Man hat Ihnen Belladonna für Ihre Pharyngitis gegeben" würde schlecht aufgenommen werden, wenn der Kranke Migränen hat. In solchen Fällen ist es besser, den Kunden kurz zu befragen, um sich in dem Labyrinth der Ähnlichkeit zurechtzufinden.

7. Antidote gegen homöopathische Medikamente

Nach alter Tradition werden den Patienten, die homöopathische Produkte einnehmen, gewisse Verbote auferlegt. Was ist davon zu halten?

Kampfer ist ein Antidot gegen die Aktivität der homöopathischen Medikamente. Während der ganzen Behandlungsdauer muß man Nasentropfen, Revulsivmittel, Aliboursalben, trinkbare Lösungen usw., die Kampfer enthalten können, grundsätzlich verbieten. Der Kranke soll ebenfalls homöopathische Medikamente nicht in einen Arzneischrank stellen, in welchem solche Produkte aufbewahrt werden.

Minze und *Menthol* werden gewöhnlich auch als Antidote betrachtet, aber das ist in keiner Weise bewiesen. Gewisse Erfahrungen von Laboratorien neigen sogar zu einer gegenteiligen Feststellung.

Im Zweifelsfall verbietet man Minzegetränke, sofern sie unmittelbar vor der Verabreichung der homöopathischen Mittel eingenommen werden. Aber die Absorption von Minze auch im größeren Abstand von der Einnahme homöopathischer Mittel bleibt noch möglich. In einigen Fällen kann man beispielsweise eine Zahnpasta mit Anis statt mit Minze empfehlen.

Kaffee und *Kamille* sind entgegen anderslautenden Darstellungen keine Antidote gegen homöopathische Substanzen.

Die Kranken sind in bezug auf die Verbote meist gut informiert. Es bestehen aber auch vorgefaßte Meinungen. In solchen Fällen muß man die Richtigstellung vorsichtig formulieren, um die Patienten nicht vor den Kopf zu stoßen.

8. Die Atoxizität der homöopathischen Medikamente

Ein Kind, das ein ganzes Röhrchen einer homöopathischen Arznei schluckt, kommt nicht ins Krankenhaus, selbst wenn es sich um Medikamente wie „Arsenicum album“ oder „Mercurius solubilis“ handelt. Zuerst muß man die Potenzstufe der absorbierten Arznei nachprüfen. Von der CH 4-Potenz ab ist kein homöopathisches Mittel toxisch. Unterhalb dieser Potenzstufe hängt die Giftigkeit von dem Basisprodukt ab. Gewisse Urtinkturen und tiefe Potenzstufen, wie beispielsweise die Dezimalpotenzen, können gefährlich sein. Durch die Laboratorien werden homöopathische Arzneimittelverzeichnisse verteilt. Aus ihnen ist ersichtlich, ab welcher Potenzstufe ein Medikament verschreibungspflichtig ist. Daraus ergibt sich die Indikation über die Toxizität.

„Kann ein homöopathisches Medikament ohne Toxizität überhaupt wirksam sein?“, fragen manche Leute. Durch die Arzneimittelprüfungen an Gesunden wissen wir, daß die Basissubstanzen mehr oder weniger giftig sind. Für den homöopathischen Gebrauch hat das Medikament eine Dekonzentration erfahren; dadurch wird es effektiv ungefährlich, aber es wirkt und löst eine Reaktion aus, um die Eigenleistung des Organismus anzuregen.

II. Rezepte mit Kommentar

Nun wollen wir studieren, wie man Rezepte für akute und chronische Krankheiten anfertigt. Ohne den Inhalt der nachfolgenden Kapitel vorwegzunehmen, müssen wir Indikationen über die Materia medica geben, um das Verständnis für den Kommentar zu erleichtern.

Rezept Nr. 1

Belladonna CH 5 (1 Röhrchen)

Dem Kind sind stündlich drei Kügelchen zu geben. Zeitabstände vergrößern je nach Besserung.

Es handelt sich um einen akuten Fall. Das Kind hat eine Rhinopharyngitis mit 40 Grad Fieber, das ganz plötzlich aufgetreten ist. Rotes und geschwollenes Gesicht, rote Lippen. Die Wangen sind rot und heiß; sie strahlen schon aus einer gewissen Entfernung eine wahrnehmbare Hitze aus, ohne daß man sie berühren muß. Das Kind schwitzt, hat Durst, knirscht mit den Zähnen, brummelt vor sich hin oder wird schläfrig; der Rachen ist rot; der Arzt stellt eine bilaterale Mydriasis fest.

Die Indikation von Belladonna ist klar erkennbar. Dieses Einzelmittel reicht aus, aber man muß es oft geben, denn die Erkrankung ist außerordentlich akut. Eine CH 5-Potenz paßt gut für diese häufige Verabreichung. Man vergrößert den Zeitabstand der Verabreichung je nach Besserung, also alle zwei Stunden, dann alle drei Stunden. Wenn die Nacht ruhig verläuft, weckt man das Kind nicht. Wenn es aber über Schmerzen klagt, sollten die Angehörigen das Medikament erneut geben. Mit der Indikation „1 Röhrchen" setzt man selbstverständlich voraus, daß es sich um Arzneikügelchen handelt.

Rezept Nr. 2

Ferrum phosphoricum CH 9 (1 Röhrchen)

Drei Kügelchen dreimal täglich zu geben. Fünf Tage lang.

Es handelt sich um einen weniger akuten Fall. Das Kind hat etwas Fieber. Je nach der Körpertemperatur werden die Wangen rot oder blaß: Um 37,5

Grad sind sie blaß, wenn das Fieber auf etwa 38,5 Grad steigt, werden sie rot. Das Kind hat Nasenbluten. Für alle Homöopathen ist das Medikament klar erkennbar: Ferrum phosphoricum.

Man gibt eine CH 9-Potenz in Anbetracht dessen, daß drei Kügelchen dreimal täglich die nykthemeralen Symptome decken. Man schreibt *Ferrum phosphoricum* ganz aus und mit Großbuchstaben, um Verwechslungen mit Ferrum metallicum zu vermeiden.

Man braucht zusätzlich weder Ohrentropfen noch Aspirin. Das gut selektionierte Medikament *Ferrum phosphoricum* wirkt auf alle Symptome (Fieber, Schmerzen, lokale Kongestion) und auch auf den Infektionsträger.

Rezept Nr. 3

Hepar sulfuris calcareum CH 30 (4 Dosen)

Morgens und abends eine Dosis; zwei Tage lang.

Es handelt sich um einen Furunkelfall mit stechenden Schmerzen, Verschlimmerung durch Berührung und kalte Luft. Für diese Symptome ist Hepar sulfuris calcareum das indizierte Medikament. Der Furunkel befindet sich noch im Anfangsstadium seiner Entwicklung. Man hofft ihn verkümmern zu lassen. Man braucht eine Hochpotenz, hier eine CH 30, die man zweimal täglich zwei Tage lang wiederholt. Man verschreibt also vier Dosen.

Rezept Nr. 4

Hepar sulfuris calcareum DH 3 (Trituration) (15 g)

Eine Messerspitze dreimal täglich bis zur Heilung.

Es handelt sich hier um einen ähnlichen Fall wie dem vorangegangenen. Die Symptome sind die gleichen, aber der Furunkel ist offen: Mit dem Medikament will man den Eiter ausscheiden lassen. Eine tiefe Potenzstufe ist erforderlich, im vorliegenden Fall eine dritte Dezimalpotenz. Das Basisprodukt ist nicht löslich; man verschreibt also Trockenpulver, ein Fläschchen mit 15 Gramm.

Rezept Nr. 5

Arsenicum album CH 5 (1 Röhrchen)
Veratrum album CH 5 (1 Röhrchen)

Stündlich im Wechsel drei Kügelchen von jedem bis zum Verschwinden der Beschwerden.

Es handelt sich um eine Diarrhö, die durch eine Lebensmittelvergiftung verursacht wurde. Bei durch verdorbene Speisen verursachten Vergiftungen ist Arsenicum album ein häufig indiziertes Mittel. Die Stühle des Kranken stinken wie Kadaver; seine körperliche Unruhe bestätigt Arsenicum album. Es fehlen jedoch ein oder zwei Symptome, um in bezug auf die therapeutische Indikation sicher zu sein. Wegen der kalten Schweiße des Patienten fügt man Veratrum album hinzu. Die tiefe Potenz ist gewählt worden, um das Mittel wiederholt nehmen zu können und auch deshalb, weil das Simile approximativ ist.

Rezept Nr. 6

Gelsemium sempervirens CH 9 (1 Röhrchen)

Während der Examenszeit drei Kügelchen dreimal täglich. Beginn: am Abend vor dem Examen.

Es handelt sich hier um einen Rat, den man bei Lampenfieber befolgen sollte. Gelsemium ist nicht als einziges Erfolgsrezept verschrieben worden, sondern erst nach einer sorgfältigen Befragung. Der Patient ist gewöhnlich durch Lampenfieber gehemmt und wie benommen, mit Zittern und Antizipationsdiarrhö. Bei anderen Symptomen hätte man auch Argentum nitricum verschreiben können (übereifrige Personen), Lycopodium clavatum (Furcht, einer Sache nicht gewachsen zu sein) oder Silicea (bessere Leistungen durch Aufmunterungen). Man gibt lieber CH 9 als CH 5, weil es sich um geistige Symptome handelt.

Rezept Nr. 7

1. Nux vomica CH 15 (4 Dosen)

Jeden Sonntagmorgen nüchtern eine Dosis.

2. Saccharum lactis DH 3

Von Montag bis Samstag drei Kügelchen zehn Minuten vor den drei Mahlzeiten *(3 Röhrchen)*. Behandlungsdauer: Drei Monate lang, dann wiederkommen.

Der Kranke konsultiert den Arzt wegen wiederholter Gichtanfälle. Es ist ein „Nux-vomica-Typ": cholerisch, duldet keinen Widerspruch, ungeduldig, ißt und trinkt im Übermaß, legt Wert auf fette Speisen, Alkohol, Tabak; die Zunge ist hinten in der Mitte immer belegt; er leidet an Verstopfung und Hämorrhoiden; nach den Mahlzeiten ist er schläfrig; er friert leicht; wegen Kleinigkeiten niest er. Gicht ist eine der vielfachen Indikationen für Nux vomica.

Es handelt sich um eine alte chronische Krankheit. Die Gesamtheit der Beschwerden wird durch dasselbe Medikament gedeckt, das als Basismittel betrachtet wird. Man gibt es in einer Hochpotenz, hier in der CH 15[1]. Man wiederholt es jede Woche. Nach drei Monaten und nach dem Beginn einer Besserung verordnet man eine höhere Potenzstufe: CH 18. Erforderlichenfalls kann man später noch eine CH 20 und dann eine CH 30 geben.

Man gibt die Dosis am Sonntag, denn an diesem Tage sind die Aussichten größer, daß der Patient an sein Medikament denkt. Für den Rest der Woche versorgt man ihn mit einem Plazebo (Saccharum lactis, Milchzucker).

Diese Verschreibung eines einzigen Medikaments erlaubt dem Arzt, Fortschritte zu erzielen. Wenn der Kranke gesund wird, zieht der Arzt daraus den Schluß, daß er Nux vomica gut erkennen kann. Bei Mißerfolgen wird er versuchen müssen, das Warum zu verstehen.

Man könnte auch nach einem homöopathischen Krisenmittel suchen, aber das ist schwierig. Es wäre also nützlich, ein allopathisches Mittel einzuplanen, das beispielsweise auf einer Kolchizinbasis hergestellt ist. Dies könnte man dann in Krisenfällen geben.

Um die Hyperurikämie zu bekämpfen, müßten Nux vomica und die entsprechende Diät genügen, denn damit erfolgt ein schneller progressiver

[1] Die Leser, die außerhalb von Frankreich wohnen, können die *Korsakoff*potenzierungen verwenden und Nux vomica XM verschreiben, eine Dosis alle fünf oder sechs Wochen.

Rückgang. Wenn die Ziffern besonders hoch sind, kann man das Sinken dadurch in die Wege leiten, daß man für eine gewisse Zeit ein Allopurinolprodukt verschreibt. Für die beiden Therapieverfahren gibt es keinen Summationseffekt, also auch keine Gefahr, daß sie sich verbinden.

Die Angaben in Klammern entsprechen der Berechnung einer Behandlung von einem Monat (diese Anmerkung gilt auch für die nachstehenden Rezepte).

Rezept Nr. 8

1. Nux vomica CH 15 (4 Dosen)

Jeden Sonntagmorgen nüchtern eine Dosis.

2. Rhus Toxicodendron CH 9

Von Montag bis Samstag drei Kügelchen zehn Minuten vor den drei Mahlzeiten *(3 Röhrchen)*. Behandlungsdauer: Drei Monate lang, dann wiederkommen.

Es handelt sich um den gleichen Krankentyp in bezug auf das Basismittel. Hinzu kommt ein typisches „Rhus-Toxicodendron-Ekzem“: Bläschen mit einer transparenten Flüssigkeit und von einem roten Hof umgeben; sie sind sehr pruriginös; Besserung des Juckreizes durch warme Anwendungen. Man ist nicht sicher, ob Nux vomica genügt, denn experimentell ist es für diese Art des Ausschlags nicht nachgewiesen. Rhus Toxicodendron ist in bezug auf die lokalen Symptome eindeutig signifikant. Man verschreibt eine mittlere Potenz CH 9. Diese entspricht gut einer Funktionsstörung oder einer reversiblen Läsion.

Rezept Nr. 9

1. Nux vomica CH 15 (4 Dosen)

Jeden Sonntagmorgen nüchtern eine Dosis.

2. Rhus Toxicodendron CH 9

Von Montag bis Samstag drei Kügelchen zehn Minuten vor den drei Mahlzeiten *(3 Röhrchen)*

3. Isotherapeutikum CH 9 (Lösungsmittel) (2 Röhrchen)

Fünf Kügelchen eine halbe Stunde vor Arbeitsbeginn. Behandlungsdauer: Drei Monate lang, dann wiederkommen.

Es handelt sich um einen analogen Fall. Man hat nur noch ein Isotherapeutikum hinzugefügt. Der Patient arbeitet in der Industrie und hat mit einem Lösungsmittel zu tun, das sein Ekzem verschlimmert. Man läßt eine Potenzierung des Lösungsmittels (isopathisch) zubereiten. Den Bakterienstamm liefert der Patient dem Apotheker. Jedesmal wenn er mit dem verantwortlichen Lösungsmittel in Berührung kommt, nimmt er fünf Kügelchen.

Rezept Nr. 10

1. Nux vomica CH 15 (1, 3) Morbillinum CH 15 (2, 4)

Jeden Sonntagmorgen nüchtern eine Dosis und dabei die Nummernreihe befolgen 1 – 2 – 3 – 4

2. Rhus Toxicodendron CH 9

Von Montag bis Samstag drei Kügelchen zehn Minuten vor den drei Mahlzeiten *(3 Röhrchen).* Behandlungsdauer: Drei Monate lang, dann wiederkommen.

Es handelt sich um den gleichen Krankentyp. Zwischen jede Nux-vomica-Dosis hat man noch Morbillinumdosen eingeschoben, dem Biotherapeutikum von Masern.

Der Patient hatte nach einer mehr oder weniger gut ausgeheilten Masernerkrankung in der Kindheit Ekzeme bekommen.

Rezept Nr. 11

1. Nux vomica CH 15 (4 Dosen)

Jeden Sonntagmorgen nüchtern eine Dosis.

2. Rhus Toxicodendron CH 9 (2 Röhrchen)

Von Montag bis Samstag, beim Aufwachen und Schlafengehen je 3 Kügelchen.

3. Chelidonium compositum (1 Fläschchen zu 30 ml)

Vor den beiden Hauptmahlzeiten 10 Tropfen mit etwas Wasser. Behandlungsdauer: Drei Monate lang, dann wiederkommen.

Man behandelt den gleichen Typ wie im vorangegangenen Fall, aber der Kranke scheint keine große Vitalität zu besitzen. Früher hatte er Schmerzen, die auf eine biliäre Dyskinesie zurückzuführen sind. Nux vomica deckt die biliären Spasmen, aber der Arzt fürchtet, daß die Behandlung einen sehr schmerzhaften Rückfall auslöst. Deshalb möchte er eine Drainage mit biliärer Polarität hinzufügen. Dafür verschreibt er ein „Kompositum", ohne die Potenzstufe anzugeben. Es handelt sich um ein Arzneigemisch, das im voraus zubereitet ist.

Nux vomica ist bei den letzten fünf Rezepten das Hauptmittel. Die Homöopathen bezeichnen Arzneien wie Nux vomica als Polychreste. Es sind Mittel, die häufig verschrieben werden, sie haben einen großen therapeutischen Wirkungskreis.

III. Flankierende Maßnahmen zur homöopathischen Verordnung

1. Ratschläge im Zusammenhang mit der Verordnung

Im großen und ganzen erteilt der Homöopath die gleichen Ratschläge wie sein Kollege von der klinischen Medizin. Aber im Lichte des Ähnlichkeitsbegriffes müssen einige Punkte revidiert werden.

Kampf gegen die okkasionelle Ursache

Es ist ganz einleuchtend, daß keine Behandlung wirksam sein kann – sei sie nun homöopathisch oder nicht –, wenn die auslösende Ursache der Krankheit nicht beseitigt ist: Splitter in einem Abszeß, ein Allergen wie beispielsweise Haustierhaare, eheliche oder berufliche Konflikte usw. Im Rahmen des Möglichen wird man dem Patienten helfen, diese Probleme zu lösen.

Diätische Ratschläge

Die Kenntnisse von der Materia medica helfen uns, unsere diätischen Ratschläge auf bestimmte Ziele hin auszurichten. Beispiel: Wenn einem Kranken Kalium bichromicum verordnet werden muß, muß man ihm das Biertrinken verbieten, denn das Arzneimittelbild enthält die Modalität: „Verschlimmerung durch Bier". Bier kann ihm schaden, ohne daß er es merkt: Er muß das Biertrinken lassen, selbst wenn er beim Trinken nichts Ungewöhnliches empfindet.

Übrigens wird manchmal durch das homöopathische Medikament eine vom Patienten vielfach falsch beurteilte Sensibilität hervorgerufen. Sie gilt aber als Indiz für die richtige Wahl des Mittels.

Welches Klima ist zu empfehlen?

Das Ähnlichkeitsgesetz hilft uns, Ratschläge für die Wahl des Klimas zu geben, zum Beispiel für die Ferien. Dem Natrium-muriaticum-Patienten bekommt das Klima am Strande nicht, und was Frankreich betrifft, so ist besonders das Klima am Mittelmeer für ihn ungünstig. Einem Natrium-muriaticum-Patienten wird man also empfehlen, nicht an die Côte d'Azur zu fahren, ausgenommen, wenn es sich um einen kurzen Aufenthalt handelt.

Ebenso wird man einem Pulsatilla-Patienten empfehlen, die Ferien auf dem Lande zu verbringen. Dabei geht man von der Tatsache aus, daß die frische Luft den Allgemeinzustand von Pulsatilla-Patienten bessert.

2. Homöopathie und Allopathie

Innerlich angewandte allopathische Arzneien

Der homöopathische Arzt fragt sich manchmal, ob eine allopathische Behandlung zu beginnen, beizubehalten oder abzubrechen ist.

Bei den akuten Krankheiten können mit homöopathischer oder klinischer Therapie in etwa die gleichen Erfolge erreicht werden. Die Wahl richtet sich nach den Umständen (Dringlichkeit, Schwere des Falles usw.), der Motivation des Kranken und den Kompetenzen des Arztes. Im Rahmen des Möglichen ist die Homöopathie vorzuziehen, da die Nebenwirkungen wegfallen.

Bei chronischen Krankheiten hat die Homöopathie größere Möglichkeiten und ist deshalb vorzuziehen. Für organische Läsionen ist die Allopathie allerdings nach wie vor unerläßlich. Das darf aber kein Hindernis sein, eine homöopathische Behandlung hinzuzufügen. Ein Herzkranker, der seit der Einnahme von Herzstärkungsmitteln nicht mehr dekompensiert ist, wird selbstverständlich zusehen, daß diese Verordnungen weiterhin erfolgen. Man wird aber erforderlichenfalls eine homöopathische Behandlung damit verbinden, wenn ein Ekzem aufgetreten ist, wenn sich der Patient leicht erkältet oder ganz einfach, um funktionelle Symptome zu bekämpfen, die mit dem Herzleiden in Zusammenhang stehen.

Die *Allopathie* wird von der Homöopathie vollkommen akzeptiert, wenn es sich um eine *Substitutionstherapie* handelt, einer Behandlung, bei der dem Organismus fehlende Stoffe zugeführt werden: Kortison bei der *Addison*krankheit, Insulin für einen Diabetiker, Eisen bei Eisenmangelanämie usw.

Wenn ein Kranker seit langem allopathisch behandelt wurde, fügt man zu der laufenden Behandlung noch die Homöopathie hinzu. Entsprechend der Besserung wird dann die allopathische Behandlung progressiv vermindert.

Es hängt von der zu behandelnden Krankheit ab (unerläßlich ist die Kombination beider Therapieverfahren beispielsweise bei einer langwierigen nervösen Depression), von der Dauer des Falles und von den geistigen und affektiven Möglichkeiten des Patienten.

Die Allopathie dient manchmal als „Ersatzrad". Bei einem besonders schmerzhaften Geschehen kann man bis zur Wirkung des homöopathischen

Basismittels in der Übergangszeit durchaus ein Anxiolytikum gestatten. Es gibt keinen Summationseffekt zwischen den beiden Behandlungen.

Die externen Applikationen

Da die Symptome Reaktionsweisen des Kampfes gegen die Krankheit sind, darf man sie nicht zu unpassender Zeit unterdrücken.

Man meidet also am besten jede Salbe bei Hautläsionen (ausgenommen sind Verunreinigungen und gewisse Infektionen). Besonders gilt dies für Salben auf Kortisonbasis. Die Effektivität eines solchen Präparates endet nur mit einer *Unterdrückung* des Symptoms. Plötzlich erlebt man dann, daß andere Beschwerden auftreten oder in der bisherigen Behandlung ein Rückfall eintritt.

> *Man darf ein Symptom nicht unterdrücken, das zur Reaktionsweise des Kranken gehört.*

Wenn dieses Symptom lästig ist, wird man es los, indem man das Simile verschreibt: Das Symptom verschwindet, wenn es nicht mehr notwendig ist.

Die Allopathie bei parasitären Erkrankungen

Bei parasitären Erkrankungen ist die allopathische Behandlung unerläßlich, sowohl mit internen als auch mit externen Applikationen. Homöopathische Mittel können Parasiten nicht abtöten. Aber man sollte eine homöopathische Behandlung komplementär anschließen, um funktionelle Krankheitszeichen zu bekämpfen oder Rezidive zu vermeiden.

3. Homöopathie und Chirurgie

Wenn die Chirurgie heilbringend ist oder eine Funktion wieder in Gang bringt, ist sie uns willkommen. Demgegenüber sollte man keinen Fall operieren lassen, bei welchem der chirurgische Eingriff eine Unterdrückung des Symptoms bedeutet. So wird man beispielsweise nicht die Krampfadern entfernen lassen. Diese haben sich nicht zufällig entwickelt, sondern durch einen Dekompensationszwang des Organismus. Das chirurgische Eingreifen ändert nichts bei allgemeinen hämodynamischen Beschwerden, andere

Venen sind bald darauf auch betroffen. Nach einigen Jahren erkennt man die Entwicklung eines Kollateralnetzes oder einige Zeit danach eine Kreislaufstörung. Natürlich kann die Homöopathie in diesen Fällen nur eine Linderung der funktionellen Symptome und keine echte Heilung bewirken. Der Elastizitätsverlust der Tunica media der Gefäße ist irreversibel. Das ästhetische Problem bleibt bestehen, aber dies gehört letzten Endes nicht direkt in den Zuständigkeitsbereich des Arztes. Ebenso ist das chirurgische Eingreifen bei Venensklerosen und Hämorrhoiden abzulehnen.

Es ist falsch, ein Fibrom zu entfernen, das keine Verdrängungssymptome im kleinen Becken erzeugt und auch nicht lebensgefährlich ist. In den meisten Fällen reicht die Homöopathie aus, um das Weiterwachsen des Tumors zu verhindern. Man muß dann die Menopause abwarten. Nach einer Exstirpation läuft man sonst Gefahr, daß sich ein anderes chronisches Leiden entwickelt.

IV. Die Folgen der Verschreibung

1. Die Reaktionen auf die Behandlung

Wenn die homöopathische Behandlung einmal eingeleitet ist, können sich verschiedene Reaktionen ergeben.

Die Erstreaktion

Gewöhnlich kann man zu Beginn einer homöopathischen Behandlung eine *Zunahme der Krankheitssymptome* beobachten, wegen der der Kranke behandelt wurde. Dies gilt als Indiz für eine gute Prognose. Es ist ein sichtbarer Ausdruck, daß die Arznei richtig gewählt wurde und nun zu wirken beginnt. Klingt die Erstreaktion ab, setzt meist eine spürbare Besserung ein. Wenn sich der Patient wegen einer Verschlimmerung seiner Beschwerden beklagt, kann man ihm empfehlen, etwas Geduld zu haben. Man muß ihm verständlich machen, daß die Erstreaktion eine Besonderheit der homöopathischen Behandlung ist. Entgegen dem Anschein wird dadurch sichtbar, daß die Heilung beginnt. Für die Prognose ist die Erstreaktion also wünschenswert. Bei chronischen Krankheiten können Erstreaktionen ebenfalls auftreten. Für einige Tage unterbricht man dann die Behandlung. Mit der Wiederaufnahme setzt eine zunehmende Besserung ein.

Es ist eine seltene Ausnahme, wenn eine unerträgliche Verschlimmerung eintritt, die mit der Weiterführung der Behandlung noch zunimmt. Das kann nur vorkommen, wenn die Möglichkeiten der Homöopathie überschritten worden sind.

Soll man den Kranken von der Möglichkeit einer Erstreaktion informieren? Diese Reaktion kommt so häufig vor, daß es ratsam ist, es zu tun. Dadurch kommt der Kranke nicht in die Versuchung, eine Behandlung mit günstiger Prognose abzubrechen. Man könnte den Hinweis auch dahin auslegen, daß er bei dem Kranken einen Nozeboeffekt induziert. Es sind zwei unliebsame Begleiterscheinungen: Abbruch der Behandlung aus Mangel an Information über die Erstverschlimmerung, oder Entwicklung von ungefährlichen Nozeboeffekten. Man muß den geringeren Nachteil wählen, das heißt den Patienten informieren.

Wiederauftreten früherer Symptome

Bis jetzt haben wir von einer Form der Erstreaktion gesprochen, bei der es sich um die Verstärkung des Arzneimittels auf die betreffenden Symptome des Kranken handelt. Dies gilt sowohl für die akute als auch für die chronische Krankheit. Für die chronischen Krankheiten sind noch einige Besonderheiten zu erwähnen, die mit der Richtung des Heilungsverlaufs im Zusammenhang stehen. In der Homöopathie nennt man dies das *Heringsche Gesetz: Hering* beobachtete, daß eine günstige Prognose erwartet werden kann, wenn die Auslöschung von früheren Symptomen *von oben nach unten* erfolgt (ein Ekzem am Fuß folgt auf ein Ekzem am Kopf), *von innen nach außen* (Asthma verschwindet, dafür tritt ein Ekzem auf), *von jetzt zu früher* (eine akute Krankheit heilt, aber eine frühere Migräne tritt wieder auf, die Migräne verschwindet, dafür bekommt man Hämorrhoiden, die man vor der Migräne hatte, usw.).

Wenn die Symptome erträglich sind, setzt man die Basisbehandlung ohne Änderung fort. Sind aber demgegenüber neue-alte Symptome schwer zu ertragen und ziehen sich lange hin, dann ist nach dem Ähnlichkeitsgesetz eine verbesserte Therapie anzustreben.

Unveränderter Zustand

Wenn sich der Zustand des Kranken nach der Behandlung mit homöopathischen Arzneimitteln nicht ändert, müssen mehrere Hypothesen in Betracht gezogen werden. Es kann sich um einen Fall handeln, bei dem die Behandlung nicht ganz einwandfrei selektioniert wurde. Zunächst sollte der Arzt prüfen, ob die Wahl der Arznei, der Potenz und der Dosis angemessen war. Hat der Kranke auf die Fragen falsch geantwortet? Dann muß man die Anamnese im Lichte des Ähnlichkeitsgesetzes wieder aufnehmen.

> *Der Homöopath muß sich zuallererst die Frage stellen: „Habe ich das Ähnlichkeitsgesetz gut angewandt?"*

Es kann sich auch um eine schlechte homöopathische Indikation handeln. Manchmal bittet man uns um Unterstützung in bezug auf Krankheiten, von denen weltweit etwa hundert Fälle vorkommen. Die klassische Lehrmedizin kann sie nicht heilen. Um unseren guten Willen zu zeigen, übernehmen wir sie, aber im Prinzip sind sie nicht für die homöopathische Behandlung geeignet.

Eine weitere Ursache für den unveränderten Zustand ist das Vorhandensein einer „Sperre": Die homöopathische Indikation für die zu behandelnde Krankheit ist gut. Die Verschreibung für die Behandlung ist auch gut. Aber dennoch ist der Zustand unverändert. Ein Biotherapeutikum wird dann die Wirkung der Behandlung ermöglichen.

Das Bestehen einer okkasionellen Ursache kann gleichfalls eine Quelle für die verzögerte Heilung sein, beispielsweise ein familiärer Konflikt. Wenn der Kranke nach seinen Symptomen ein dringendes Bedürfnis verspürt, wird er nicht gesund. Die Homöopathie ist keine Zwangstherapie.

Manchmal findet der Patient, daß sein Zustand unverändert geblieben ist, während sich demgegenüber die chronische Krankheit gebessert hat.

Er ist Pessimist und besteht weiter hartnäckig auf den noch verbleibenden Symptomen, etwa nach dem Motto „alles oder nichts". Man muß ihn beruhigen, seine subjektiven Klagen akzeptieren und ihm gleichzeitig deutlich machen, daß sich sein objektives Verhalten gebessert hat.

Die unmittelbare Besserung

Eine Besserung auf Anhieb ist selten, ausgenommen bei einer akuten Krankheit. Bei einer chronischen Krankheit kann sie eintreten, aber man sollte diesbezüglich eher an einen Plazeboeffekt denken. Das Beste ist, den Kranken nach seinem Allgemeinzustand zu befragen: Wenn er berichtet, daß die Beschwerden verschwunden seien und er sich „in seiner Haut wohler fühlt", dann handelt es sich um eine Besserung, die auf die Behandlung zurückzuführen ist. Anderenfalls muß man mit seinem Urteil einige Wochen warten.

Weniger werdende Rezidive

Bei Krisenkrankheiten sieht man, daß die Abstände der Anfälle größer werden; die Anfälle werden in einer Art Amortisationskurve immer schwächer. Man muß dem Kranken helfen, diesen Tatbestand zu erkennen, wenn dies auch nicht bei jedem Anfall möglich ist. Die Subjektivität trägt dazu bei, sich immer gleichermaßen krank zu fühlen. Die Verhaltensweise des Patienten dient als Anhaltspunkt. Wenn ein Patient mit Migräneanfällen seine Arbeit weiterführen kann, während er vorher im Bett bleiben mußte, wenn er sich einmal im Monat beklagt statt vorher wöchentlich, dann geht es ihm besser, und er muß die Behandlung fortsetzen.

Genesung

Für den Homöopathen bedeutet die Genesung das definitive Verschwinden der Gesamtsymptome und die Rückkehr zum latenten Zustand der Reaktionsweise des Patienten (es wäre sinnlos, der Meinung zu sein, daß es vollkommen gesunde Patienten gibt). Bei einer akuten Krankheit entspricht dies einer *Restitutio ad integrum,* bei einer chronischen Krankheit das Ausbleiben von Beschwerden beim Patienten.

2. Die zweite Verordnung und die folgenden

Es handelt sich um ein Problem, das die chronische Krankheit betrifft: Soll man die gleiche Behandlung fortsetzen, wenn der Kranke in einem gebesserten Gesundheitszustand wiederkommt?

Dies hängt von den Aussagen des Patienten ab. Fühlt er sich besser? Hat er noch Beschwerden? Wenn er gesund ist, muß man mit der Behandlung aufhören, aber nur ganz allmählich, um Rückfälle zu vermeiden. Wenn sein Gesundheitszustand nur gebessert ist, setzt man die Basisbehandlung fort, man gibt aber eine höhere Potenz. Die eventuellen symptomatischen Mittel werden weitergegeben oder geändert, je nach den noch verbleibenden Symptomen.

3. Die Heilerfolge

Um die Heilerfolge in der Homöopathie zu bewerten, muß der Leser das Ähnlichkeitsgesetz beachten, die Materia medica studieren und sehr sorgfältig verordnen.

Im allgemeinen wird die Ansicht vertreten, daß die homöopathischen Mittel nur langsam wirken. In Wirklichkeit aber ergeben sich bei akuten Krankheiten sichere und rasche Erfolge. Bei chronischen Krankheiten ist die Wirkungsdauer länger, das ist jedoch ganz normal: Die Symptome verschwinden erst, wenn sie für den Organismus keine notwendige Reaktionsweise mehr im Kampf gegen das Kausalagens darstellen. Der Heilungsprozeß scheint lange zu dauern. Es ist normal, daß der Kranke darauf drängt, von seinen Beschwerden befreit zu werden. Aber vergegenwärtigen wir uns noch einmal die Definition der chronischen Krankheiten und berücksichtigen nicht nur die zuletzt aufgetretenen nosologischen Symptome, sondern die ganze klinische Verkettung der Krankheiten, dann erscheint die Behandlungsdauer doch recht kurz: Einige Monate, ein Jahr oder zwei Jahre für Beschwerden, die zum Teil mehr als zwanzig Jahre bestanden haben, das ist relativ gesehen nicht lang.

Im Gegensatz zur herkömmlichen Meinung wirken die homöopathischen Mittel schnell.

Die Homöopathie heilt nicht alle chronisch Kranken: Sie gibt den Patienten die Möglichkeit, gesund zu werden. Einige Hypochonder nehmen die medikamentöse Erstverschlimmerung zum Vorwand, die Behandlung abzubrechen; sie erkennen manchmal zwar eine teilweise Besserung an, entwickeln aber gleichzeitig andere Beschwerden. Man muß wissen, wie man auf die Krankheit von gewissen Patienten Rücksicht nimmt: Die Wirksamkeit der Homöopathie spornt uns an, diesen Aphorismus zu wagen. Bei dem unvorhergesehenen Scheitern eines Falles muß man sich immer fragen, ob sich der Kranke und der Arzt richtig und genug gegen die Krankheit eingesetzt haben. Wenn der Arzt denkt, daß er bis an die Grenze seiner intellektuellen Möglichkeiten und seines Könnens gegangen ist, wenn es sich bestätigt, daß kein anderer Homöopath das Simile besser feststellen kann und die Psychotherapie wirkungslos geblieben ist (die Psychotherapie ist eine gute Ergänzung zur Homöopathie, wenn der Patient einverstanden ist), dann sind die Grenzen des Menschenmöglichen erreicht, nicht die der homöopathischen Medizin.

Vierter Teil

DIE WISSENSCHAFTLICHE FORSCHUNG IN DER HOMÖOPATHIE

Die Homöopathie basiert auf dem Studium der besonderen Reaktionen von jedem einzelnen Organismus. Sie paßt sich also schlecht an Forderungen an, die das Gesetz der großen Zahl als Leitlinie haben. Dieser Anspruch setzt voraus, daß bei allen Individuen auf einen bestimmten Reiz eine univoke Reaktion erfolgt. Natürlich muß sich die Homöopathie naturwissenschaftlich überprüfen lassen, und das kann sie auch; sie muß versuchen, sich mit allgemein geltenden Experimentalmustern zu bestätigen. Wenn dieser Weg wegen der Problematik der Homöopathie gegenwärtig nicht gangbar ist, wird sie neue wissenschaftliche Schemata und Antworten in den zukünftigen Disziplinen finden müssen, *ohne ihre wesentlichen Grundsätze und ihre Effektivität aufzugeben.* Wir werden sehen, daß die Homöopathie bereits eine gewisse Zahl von experimentellen Grundlagen besitzt. Man kann sie deutlich sichtbar machen und dennoch die eigentümlichen Charakteristika gleichzeitig beibehalten.

I. Die Grundlagenforschung

1. Das Arzneimittelbild

Das Arzneimittelbild ist das Studium der subtoxikologischen Eigenschaften einer Substanz beim Gesunden. Es stellt also eine erste Experimentierstufe dar und findet ganz selbstverständlich seinen Platz im Studium der homöopathischen Forschung. Es muß mit der größten Strenge durchgeführt werden. Da man für das symptomatische Experimentalbild einer betreffenden Substanz nur echte Prüfungssymptome sammelt, verfügt man über zuverlässige Angaben. Die Ergebnisse werden in einer Sammlung zusammengestellt (Materia medica). Sie dient als Nachschlagewerk für die Verschreibungen.

Hahnemann sagte es schon mit großer Deutlichkeit in der Sprache seiner Zeit (Organon § 144): „Alles Vermutete, bloß Behauptete oder gar Erdichtete sei von einer solchen Arzneimittellehre gänzlich ausgeschlossen; es sei alles reine Sprache der sorgfältig und redlich befragten Natur."

Experimentelles Protokoll für das Arzneimittelbild

Für die Sammlung der symptomatischen Experimentalbilder müssen sehr strenge Vorschriften beachtet werden. Sie betreffen die zu untersuchende Substanz, die Testpersonen und den Prüfungsleiter.

Die Substanz muß mit aller Deutlichkeit kenntlich gemacht werden, damit das Basisprodukt später danach zubereitet werden kann. Wenn es sich beispielsweise um eine Pflanze handelt, muß man ihre Gattung, ihre Spezies und den Standort kennen, an dem man sie in ihrer natürlichen Umgebung finden kann. Sie muß in ihren physikalischen, chemischen und pharmakodyamischen Eigenschaften genau definiert werden. Am gesunden Menschen muß sie in verschiedenen Konzentrationen getestet werden: In wägbarer Dosis (wenn sie nicht toxisch ist) und in den unterschiedlichen Potenzierungsstufen. Man beginnt mit der CH 30 und geht dann auf die niedrigeren Potenzstufen über. Bei jeder Potenzierungsstufe läßt man die Symptome für einige Tage zur Entwicklung kommen, bis man sicher ist, daß man alle möglichen Wirkungen gefunden hat.

Die Personen, die sich den Experimenten unterwerfen, müssen zahlreich sein: Einerseits entwickeln sich bei einer Einzelperson nicht alle Symptome, andererseits sind subjektive Symptome nur zuverlässig, wenn sie bei vielen Testpersonen angetroffen werden. Dies entspricht einem Versuch der Objektivierung der Subjektivierung. Die Prüfungsgruppe soll möglichst breit nach Alter und Geschlecht gestreut sein, um unterschiedliche Empfänglichkeit für den Prüfstoff zu erfassen: Männliche, weibliche, jüngere und ältere Testpersonen mit verschiedenartigen Konstitutionen. Sie müssen gewisse physische Eigenschaften haben: Sie müssen gesund sein, sonst läuft man Gefahr, daß die Symptome durch krankhafte Störungen verfälscht werden und nicht auf die Wirkung der Substanz zurückzuführen sind[1]; sie müssen für das eingenommene Produkt sensibel und nicht überarbeitet sein, dürfen kein ausschweifendes Leben führen, müssen sich im Essen und Trinken maßvoll verhalten.

---

[1] Wenn die Testperson vor der Prüfung irgendwelche Symptome aufweist (kann man überhaupt 100%ig gesund sein?), trägt man diese sorgfältig vor dem Experiment in das Prüfungsprotokoll ein, um diese Symptome bei dem Endbericht getrennt beurteilen zu können.

Ebenso sind gewisse geistige Eigenschaften unerläßlich: Sie müssen objektiv, gewissenhaft und glaubwürdig sein. Sie schreiben ein tägliches Protokoll und tragen stündlich alle subjektiven und objektiven Symptome ein, ohne persönliche Interpretationen hinzuzufügen. Ihre Tätigkeit ist ehrenamtlich, eine entsprechende Motivation zur Sache ist Voraussetzung. Während einer interkurrenten Störung oder Krankheit (Angst, Kummer, Verwundung, Infektionskrankheit usw.) scheidet der Prüfer aus der Prüfung aus, das heißt, seine Angaben bleiben unberücksichtigt.

Der Prüfungsleiter muß die gleichen Eigenschaften haben, denn er darf seine Mitarbeiter nicht beeinflussen. Seine Unparteilichkeit wird heutzutage durch den unerläßlichen Doppelblindversuch erhöht, damit wird die Auswirkung seiner Kenntnisse der Materia medica auf die Prüfungsergebnisse vermieden. Soweit es möglich ist, soll der Prüfungsleiter nicht einmal wissen, welche Arznei geprüft wird.

Für das symptomatische Bild, das unter diesen Bedingungen zusammengestellt wird, bestehen die allergrößten Erfolgsaussichten, die tatsächlichen Wirkungen der geprüften Arznei zu veranschaulichen. Ein Arzneimittelbild ist somit in Wahrheit auf einer experimentellen Methode aufgebaut: Man registriert Fakten unter sehr präzisen Umständen und vermeidet nach Möglichkeit jede Verzerrung. Die Versuche sind jederzeit und leicht nachvollziehbar.

Die Arzneimittelprüfung, auf die wir hier Bezug nehmen, ist am biologischen Wesen, für das die homöopathischen Arzneien bestimmt sind, selbst durchgeführt worden, das heißt am Menschen mit seinen subjektiven Symptomen. Dies ist ein großer Vorteil, und eine Originalität der homöopathischen Methodologie.

Nachprüfungen

Zur Bestätigung der Exaktheit werden die Arzneimittelprüfungen der schon bekannten Substanzen immer wiederholt: Es hat sich gezeigt, daß die ursprünglich festgestellten Symptome stets bestätigt wurden, wenn die strengen Vorschriften für die Prüfungen genau beachtet wurden.

Neue Arzneimittel

Unlängst sind Arzneimittelprüfungen mit neuen Wirkstoffen durchgeführt worden. Die experimentellen Ergebnisse sind sehr interessant, aber nicht wichtig genug, um hier erörtert zu werden. In der Homöopathie verwendet man vor allem seit langem bekannte Substanzen. Sie reichen quantitativ vollkommen aus, um in den Grenzen der homöopathischen Indikationen alle Krankheitssymptome zu decken.

2. Die Forschung im Laboratorium

Die Grundlagenforschung im Laboratorium stellt den Homöopathen vor Probleme. Aufgrund der Prinzipien in der Homöopathie kann er nicht irgendein beliebiges Experimentalmuster verwenden. Er muß eine gewisse Vorsicht walten lassen bei Schlußfolgerungen, die er von Tieren (oder Pflanzen) in bezug auf den Menschen ziehen kann und von experimentell hervorgerufenen zu natürlichen Krankheiten.

Gibt es unter diesen Bedingungen klassische Experimentalprotokolle und reproduzierbare, geeignete Muster, um der homöopathischen Medizin einen wissenschaftlichen Rahmen zu geben? Kann man die allgemeinen Prinzipien (Ähnlichkeit, Arzneipotenzierung) verifizieren, um die biologische Wirkung der homöopathischen Mittel zu beweisen?

Wir werden fundierte Versuche mit besonders signifikanten Ergebnissen auswählen, dabei wissen wir sehr wohl, daß auch andere es verdient hätten, genannt zu werden. Man findet hier nur Musterbeispiele von Tieren. Es gibt natürlich auch Musterbeispiele von Pflanzen, sie sind hinsichtlich der Wirkung des homöopathischen Medikaments vielleicht objektiver, aber sie würden uns in der Beziehung zum Menschen und diesem Themenbereich zu weit wegführen.

Der interessierte Leser findet alles weitere zu diesem Thema in den homöopathischen Fachzeitschriften und den wissenschaftlichen Broschüren der Laboratorien.

Wenn die nachstehenden Berichte über Versuche in Laboratorien den Kriterien einer echt wissenschaftlichen Methodologie entsprechen, so sind doch in bezug auf den Anspruch der Homöopathie gewisse Vorbehalte zu machen. Wir werden sehen, daß die Forschung die Realität der Arzneipotenzierung beweist, aber es ist ihr noch nicht gelungen, Protokolle zu erstellen, die das Studium des Ähnlichkeitsgesetzes in ihrem ganzen Verständnis ermöglichen. Gegenwärtig weiß man nur, wie man von dem identischen Mittel und einer Ähnlichkeit experimentell Gebrauch machen kann. Dies kann man als „partielles" Ergebnis kennzeichnen.

Wissenschaftliche Forschung mit demselben Mittel

Verschiedene Versuche beruhen auf demselben Prinzip: Man vergiftet eine Anzahl von Tieren mit einem chemischen Wirkstoff und versucht herauszufinden, ob dieser Wirkstoff in seiner Verdünnung und Potenzierung eine Schutz- oder Kurativwirkung hat. Das Ziel ist, eine biologische Aktivität dieser Zubereitungen nachzuweisen, und nicht, eine therapeutische Wirkung deutlich herauszustellen. Es handelt sich hier um die Erforschung des identischen Mittels (die Substanz, die die Störung bekämpft und sie auch hervorruft, ist dieselbe); es ist nicht das ähnliche Mittel (die Substanz, die die Krankheit auslöst, und diejenige, die sie bekämpft, sind ähnlich, aber verschieden).

Kinetik der Arseneliminierungen

L. Wurmser, die bei Professor *Lapp* in Straßburg tätig ist, hat den Einfluß der homöopathischen Arsenzubereitungen auf die Ausscheidungskinetik dieser Substanz erforscht. Man spritzt Meerschweinchen eine nicht letale Menge von Natriumarseniat ein (1000 Mikrogramm), und zwar in einer einzigen Dosis. Die ausgeschiedenen Mengen werden in den verschiedenen Harnausscheidungen der Tiere dosiert, bis jede nachweisbare Spur verschwunden ist. Innerhalb von 90 Stunden werden ungefähr 35% der eingespritzten Menge abgesondert, der Rest bleibt im Gewebe fixiert. Nach einer Ruhepause von drei Wochen oder drei Monaten werden die Tiere mit infinitesimalen Arsendosen behandelt. Dazu bedient man sich der Potenzierungsstufen CH 4, CH 5 und CH 7. Nach dieser Behandlung wird erneut Giftstoff im Urin der Tiere ausgeschieden. Die Kontrolltiere, die keine Behandlung mit homöopathischen Zubereitungen erfahren hatten, sondern kein Arsen mehr ab.

Das gleiche experimentelle Protokoll wurde durchgeführt, um die Ausscheidungskinetik von Wismut bei Meerschweinchen zu studieren. Die Resultate waren gleichartig. Ähnliche Protokolle wurden von *G. Mouriquand* und *J. Boiron* mit Tauben durchgeführt, von *A. Cier* und *J. Boiron* mit Ratten. Den Tieren wurde Arsen eingespritzt. Die Ergebnisse waren ähnlich.

J. Boiron und seine Kollegen haben diesen Experimentaltyp gleichfalls mit markiertem Arsen fortgesetzt. Sie haben einen weniger großen Blutarsenspiegel bei derjenigen Rattenpopulation festgestellt, die mit Arsenicum album CH 7 und CH 15 behandelt waren. Diese Feststellung erfolgte in bezug auf die Kontrolltiere, die nur potenziertes Wasser in der CH 7-Potenz erhalten hatten. Ebenso ist die Urinausscheidung von Arsen im Verhältnis von 60% vermehrt. Statistische Berechnungen beweisen, daß die unterschiedlichen Ergebnisse zwischen behandelten und Kontroll-Tieren signifikant sind.

Auf diese Weise kann man feststellen, daß eine infinitesimale Zubereitung einer Substanz die Ausscheidung derselben im Organismus gespeicherten Substanz bewirken kann.

Der Alloxandiabetes

Die oben geschilderten Versuche mit Arsen sind nach einem funktionellen Modell angestellt worden. Wir werden jetzt die Wirkung des identischen Mittels mit Hilfe eines läsionellen Modells objektivieren.

A. Cier, J. Boiron, C. Vingert und *J. Braise* haben sich für die experimentelle Diabetesforschung interessiert. Das Alloxan – oder der Mesoxalylharnstoff – hat diabetogene Eigenschaften und zerstört (intravenös) sehr schnell die B-Zellen der Langerhansinseln. Man kann die prophylaktische und kurative Wirkung des intravenös verabreichten und potenzierten Alloxan studieren und Glykämiekurven aufstellen. Die Injektion von Alloxan CH 7 bei einem normalen Kaninchen hat keine Wirkung auf seine Glykämie bei Nüchternheit. Dagegen verursacht sie bei einem vergifteten Kaninchen eine schnellere Regression der Hyperglykämie im Vergleich zu einem Kontrolltier.

Eine weitere Versuchsreihe: Die Forscher injizieren Mäusen täglich Alloxan CH 9. Dann versuchen sie, durch Injektion mit wägbarer Dosis Alloxan ein Alloxandiabetes zu erzeugen: Nach dieser Behandlung erhalten sie praktisch keine Hyperglykämie und eine weniger große Zahl in bezug auf die Nekrose der B-Zellen (objektiviert durch eine Reihe von Pankreasschnitten). Das homöopathisch zubereitete Alloxan scheint eine Schutzwirkung gegen den experimentellen Diabetes zu haben, der durch das gleiche Produkt in wägbarer Dosis hervorgerufen wurde. Der Diabetes tritt nicht mehr so häufig auf und ist weniger schwer. Anzumerken ist noch, daß nach den Experimenten die prophylaktische Wirkung der homöopathischen Zubereitung auffallender ist als die kurative Wirkung. Man muß sich aber hüten, daraus die Schlußfolgerung zu ziehen, daß homöopathisch zubereitetes Alloxan eine Behandlungstherapie für Diabetes im klinisch-menschlichen Bereich darstellt.

Das Mercurochlorid

J. Cambar, A. Desmoulière, J.-C. Cal, J. Guillemain und *M. Tétau* benutzen den wohlbekannten, nephrotoxischen Wirkstoff Mercurochlorid und studieren die Schutzwirkung in homöopathischer Zubereitung in bezug auf die Sterblichkeit bei Mäusen. Sie injizieren zunächst intraperitoneal drei Tiergruppen destilliertes Wasser, Mercurius corrosivus CH 5 (verdünntes und potenziertes Mercurochlorid) und Mercurius corrosivus CH 9. Dann injizieren sie gleichfalls intraperitoneal eine toxische Dosis Mercurochlorid. Die Sterbeziffer der behandelten Tiere und der Kontrolltiere unterscheidet sich ganz deutlich. Damit ist die Schutzwirkung von Mercurius corrosivus bewiesen.

In einer weiteren Versuchsreihe weisen die Forscher nach, daß die Sterblichkeit von der zeitlichen Verabreichung der toxischen Dosis abhängig ist.

J. Boiron, J. Abecassis, J. Cotte, A.-M. Bernard testen die Wirkung der homöopathischen Zubereitungen von Mercurochlorid nach einem anderen Modell. Im Mittelpunkt des Versuchs steht dieses Mal nicht das ganze Tier, sondern die Zelle. Die Subintoxikation von Fibroblast in Bakterienkultur durch Mercurochlorid in wägbaren Dosen verursacht eine Verminderung ihres Mitoseindex. Die Resultate, die durch zuverlässige statistische Tests analysiert sind, beweisen, daß eine CH 5-Mercurochlorid-Potenzierung die Zellen vor der Wirkung des gleichen Produkts in wägbarer Dosis schützt und den Mitoseindex reduziert. Dagegen bringt eine CH 15-Potenzierung keine signifikativen Resultate.

In allen bisherigen Experimenten haben wir eine Substanz überprüft, die sowohl eine toxische als auch gleichzeitig eine therapeutische Wirkung besitzt. Dies entspricht dem identischen Mittel und paßt nicht in den Rahmen des Ähnlichkeitsgesetzes. Andererseits sind diese Versuche mit dem Abschnitt verwandt, den wir im Zusammenhang mit den Isotherapeutika erörtert haben.

Jetzt wollen wir versuchen, die Ähnlichkeit deutlich zu machen.

Wissenschaftliche Erforschung der partiellen Ähnlichkeit

Nach dem gegenwärtigen Kenntnisstand ist das Ähnlichkeitsgesetz durch experimentale Techniken noch nicht vollständig beweisbar. Man kommt der Sache näher, aber die Protokolle umfassen nur teilweise die Symptome der experimentellen Krankheit, und dies ist demgegenüber für die klinische Homöopathie unerläßlich.

Man vergiftet Tiere mit einer Substanz, dann behandelt man sie mit einer *andersartigen* verdünnten und potenzierten Substanz, die aber die gleiche toxische Polarität besitzt. Dies ist ein Fortschritt in bezug auf die Technik mit dem identischen Mittel.

Die antiulzeröse Wirkung des potenzierten Histamin

J. Guillemain, F. Bakri-Logeais, F. Huguet, M. Tétau und *G. Narcisse* induzieren intraperitoneal bei der Ratte ein gastrisches Ulcus mit Hilfe des Polymyxin B. Das Polymyxin B ist ein Histamin freisetzender Wirkstoff, der für die Hyperämie der gastrischen Schleimhaut mit (oder ohne, je nach den Patienten) Ulzeration in diesem Bereich verantwortlich ist. Zuvor haben sie den Tieren gleichfalls intraperitoneal das verdünnte und potenzierte Histamin in der CH 4-Potenzstufe injiziert. Das Ganze ist im Doppelblindverfahren durchgeführt worden. Zwei Gruppen von Kontrolltieren werden eingesetzt: Die eine Gruppe bekommt destilliertes Wasser, die andere Cimetidin (Antagonist der H_2-Rezeptoren der gastrischen Schleimhaut). Histamin CH 4 ergibt antiulzeröse Resultate, vergleichbar mit denen, die mit Cimetidin erreicht werden. Und was die Schutzwirkung gegen Hyperämie betrifft, so sind die Ergebnisse mit Histamin CH 4 ganz hervorragend. Demgegenüber werden die allgemeinen Phänomene und die Sterblichkeit, wofür das Polymyxin B verantwortlich ist, durch Histamin CH 4 nicht beeinflußt (übrigens auch nicht durch Cimetidin).

Dieser Versuch betrifft nur die prophylaktische Wirkung. Die beiden nachfolgenden Experimente behandeln sowohl die prophylaktische als auch die kurative Wirkung; dabei ist die Substanz, die die experimentelle Krankheit erzeugt hat, andersartig als diejenige, mit der die Tiere behandelt werden.

Entzündungshemmende Wirkung von Apis

P. und *J. Bastide, M. Aubin* und *S. Baronnet* verursachen beim Albino-Meerschweinchen ein Hauterythem mit Hilfe eines ultravioletten Spots. Dieser klassische Test wird angewandt, um die Wirkung der entzündungshemmenden Mittel nachzuweisen. Im Doppelblindversuch studieren die Forscher dann im Vergleich zu Kontrolltieren die inhibitorische Wirkung der infinitesimalen Bienenpotenzierung von Apis CH 7. Das Bienengift ist imstande, ein entzündliches Erythem hervorzurufen (und dementsprechend auch zu heilen, wie zahlreiche klinische Beispiele beweisen). Folgende Prozentsätze erhielten die Forscher über die Intensität des Erythems bei ultravioletten Spot-Tests (sehr frühzeitiges Stadium der Entzündung):

Schutzwirkung von Apis CH 7 (nur vor der Bestrahlung verabreicht), 37% in vier Stunden;

Schutz- und Kurativwirkung von Apis CH 7 (verabreicht vor und nach der Bestrahlung), 40% in vier Stunden, 55% in 24 Stunden;

Kurativwirkung (Verabreichung von Apis CH 7 nur nach der Bestrahlung), 47% in 24 Stunden.

Die klassischen entzündungshemmenden Mittel (Nifluminsäure, Aspirin usw.) ergeben gleichfalls Resultate, die um 50% liegen. Daraus ist die Schlußfolgerung zu ziehen, daß Apis CH 7 eine vergleichbare Wirkung mit den klassischen Antiphlogistika hat.

Andere Forscher wie *G. Narcisse, J. Guillemain, F. Becourt* und *V. Thibaud* studieren die Schutzwirkung von Apis CH 5, CH 7 und CH 12 auf das Podalödem der Maus. Sie haben keine vergleichbaren Ergebnisse erzielt wie mit Carragenin oder Formalin. Andererseits ist die kapilläre Schutzwirkung von Apis, insbesondere von Apis CH 7, kennzeichnend bei einem Podalödem, das durch Histamin verursacht ist.

Potenzierte Phosphorwirkung auf die toxische Hepatitis der Ratte

J. Bildet, J.-M. Guere, J. Saurel, M. Aubin, D. Demarque und *R. Quilichini* verursachen bei der Ratte eine experimentelle Hepatitis mit Hilfe von Kohlenstofftetrachlorid (CCl_4).

Die Schädigung der Leberzellen mit Lipideinbettungen und zentrolobulärer Nekrose ist eindeutig. Die Transaminasen steigen proportional zur intraperitoneal eingespritzten Menge an Tetrachlorkohlenstoff an und in Abhängigkeit von der zur Lebernekrose. Für die homöopathische Behandlung wählt man ein in der Toxikologie gut bekanntes Produkt, das man bei toxischen Hepatitiden gibt: den weißen Phosphor.

Die Forscher verwenden Phosphorus CH 7 und Phosphorus CH 15 intraperitoneal. Zwei Injektionen erfolgen täglich von der einen oder anderen Potenzstufe im zeitlichen Abstand von acht Stunden. Sie erhalten eine sehr signifikative Differenz (20%) in der Dosierung der SGOT und SGPT zwischen den mit Phosphorus CH 7 behandelten und den Kontrolltieren. Demgegenüber ergibt sich aber keine signifikante Differenz zwischen den mit Phosphorus CH 15 behandelten und den Kontrolltieren. Eine bestimmte Zahl von Tieren wird getötet. Die Forscher studieren nun die histologischen Befunde der Leber und stellen inverse Resultate in bezug auf das Studium der Transaminasen fest: Die Nekroseherde sind bei den behandelten Tieren reduzierter als bei den Kontrolltieren, aber signifikanter ist der Unterschied zwischen Phosphorus CH 15 und Phosphorus CH 7. Der Versuch ist auch für die Prophylaxe aufgenommen worden. Die Ergebnisse sind kongruent.

Diese Versuchsreihe der kurativen und prophylaktischen Wirkung von Phosphor auf die durch Tetrachlorkohlenstoff verursachte experimentelle

Hepatitis ist mehrere Male durch die gleichen Forscher mit vergleichbaren Ergebnissen wiederholt worden.

Das bedeutet aber nicht, daß man alle Hepatitiden mit Phosphor behandeln muß. Es besteht ein Unterschied zwischen der toxisch verursachten Hepatitis und der Hepatitis durch Viren. Seit diesen Experimenten fügen indessen zahlreiche homöopathische Ärzte Phosphor zur Behandlung hinzu, indem sie es nach dem Ähnlichkeitsgesetz selektionieren.

Wissenschaftliche Erforschung der Ähnlichkeit

Wir müssen unaufhörlich sagen, daß das Ähnlichkeitsgesetz das Wichtigste in der Homöopathie darstellt. Wenn man die Realität dieses Gesetzes experimentell nachweisen kann, wird man in der Homöopathie einen großen Schritt vorankommen. Leider ist das heute noch nicht möglich. Die gegenwärtigen wissenschaftlichen Arbeiten sind durch die Techniken in der Experimentalmedizin erheblich verbessert worden, aber die Tests beziehen sich mehr auf die Arzneien als auf die homöopathische Methode selbst. Sie kommen an die Ähnlichkeit heran, ohne sie in extenso zu beweisen. Sie haben indessen eine gewisse „Homöopathizität", wenn man mir diesen Neologismus erlauben möchte. Die positiven Schlußfolgerungen, die man aus den Tieren oder Zellen zieht, eliminieren den psychologischen Faktor oder irgendeinen Plazeboeffekt. Ihre Reproduzierbarkeit ist ein Beweis für ihren Wert.

Uns fehlt indessen ein Laboratoriumsversuch, der die Anforderungen der wissenschaftlichen Forschung erfüllt und auch gleichzeitig das Ähnlichkeitsgesetz in seiner Gesamtheit berücksichtigt[1]. Dieser Versuch müßte Charakteristika darlegen, die die bekannten Protokolle gegenwärtig nicht besitzen. Ein experimenteller Versuch, der die Anforderungen der wissenschaftlichen Methodologie und der Homöopathie gleichzeitig erfüllt, kann als Basis nur *ein völlig neues Protokoll* haben. Was die Prüfung und den Beweis für das Ähnlichkeitsgesetz betrifft, so müßten besonders Substanzen beim gesunden Tier ausprobiert werden. Man sollte nicht die menschlichen Arzneimittelbilder verwenden, die uns gegenwärtig zur Verfügung stehen. Man würde dann

[1] Nachstehend mache ich auf ein Werk aus dem 19. Jahrhundert aufmerksam, das die Versuche mit gesunden Tieren behandelt. Man kann es in der Universitätsbibliothek von Lyon, Abteilung Gesundheit, einsehen: *Wibmer, K.:* Die Wirkungen der Arzneimittel und Gifte im gesunden tierischen Körper: nach fremden und eigenen Beobachtungen bearbeitet. München, Literarisch artistische Anstalt, 1831–1840. Vier Bände (der fünfte Band fehlt).

als Basis für die Analyse eine *Spontankrankheit* der selektionierten Tiergattung in Betracht ziehen. Man würde den kranken Tieren homöopathische Zubereitungen derjenigen Substanz verabreichen, die das symptomatische Experimentalbild ergeben hat und dem symptomatischen klinischen Bild entspricht.

Gegen ein derartiges Projekt muß man sicherlich Vorbehalte äußern. Von Bedeutung ist vor allem, daß die Tiere individuelle Reaktionen auslösen können, die ein globaler Versuch nicht berücksichtigt. Aber das geschieht schon bei den gegenwärtig durchgeführten Experimenten. Wenn man sich diesbezüglich an die Tatsachen im klinischen Bereich des Menschen hält, so müßte man also die therapeutische Indikation nach den besonderen Symptomen jedes einzelnen Tieres variieren und eine sehr große Zahl der auf diese Weise erprobten Substanzen besitzen. Dies führt uns an den Rand der Utopie. Wenn man umgekehrt eine einzige Substanz ausprobieren würde, müßte man eine ganze Reihe von klinischen Schemata einplanen, die geeignet wären, als Zielscheibe zu dienen. Dies wäre auch nicht sehr sinnvoll.

Die einzige Art und Weise, die den Homöopathen gegenwärtig zur Verfügung steht, um mit der Objektivierung des Ähnlichkeitsgesetzes Experimente zu machen, ist die Tätigkeit in der Klinik.

II. Die klinische Forschung

Einstweilen ist die klinische Forschung weniger entwickelt als die Grundlagenforschung. Dies ist aber um so notwendiger, als die Ergebnisse der Grundlagenforschungsexperimente nicht auf den klinischen Bereich extrapoliert werden können, selbst wenn es sich um positive Resultate handelt. Man kann nicht die Schlußfolgerung ziehen, daß Histamin systematisch die richtige Behandlungsweise bei Ulcus ventriculi ist, Phosphorus bei Hepatitis durch Viren, oder Apis bei entzündlichem Ödem. In der Homöopathie gibt es kein „spezifisches" Heilmittel.

Die klinische Forschung bietet die einzige Handhabe, um die Bedeutung und Effektivität des Ähnlichkeitsgesetzes wissenschaftlich nachzuweisen.

Man muß im menschlich-klinischen Bereich (und nicht mehr bei Tieren) die Ergebnisse überprüfen, die man erhält, wenn man die Krankheit mit einer Substanz bekämpft, die sich von dem ätiologischen und potenzierten Wirkstoff unterscheidet.

Um die Effektivität einer homöopathischen Behandlung nachzuweisen (sei sie nun prophylaktisch oder kurativ), brauchen wir statistisch signifikante Ergebnisse. Sie müssen in Doppelblindversuchen erzielt werden und den in der Allopathie erreichten Resultaten für dieselbe Erkrankung vergleichbar sein. Im Rahmen der klinischen Erprobung wird Testpersonen ein Plazebo verabreicht. Von den Ergebnissen wird eine statistische Analyse gemacht. In diesem Bereich ist die Forschung wegen der extremen Kompliziertheit der zu erstellenden Protokolle erst im Anfangsstadium. Die Kriterien der Allopathie können für uns nicht in Betracht gezogen werden, denn in der Allopathie untersucht man die Wirkung einer bestimmten Substanz für eine bestimmte Krankheit. In der Homöopathie kann eine gleiche Krankheit mit unterschiedlichen Mitteln behandelt werden, sie werden nach den besonderen Symptomen jedes einzelnen Kranken verschrieben. Wenn man die therapeutische Wirkung einer Substanz kontrollieren will, gibt es noch eine weitere Schwierigkeit: Diese Substanz kann für verschiedene Krankheiten passen, bei denen man die gleiche Reaktionsweise antrifft, die durch das Gesamtbild der Symptome gekennzeichnet ist (Belladonna heilt eine Rhinopharyngitis, eine Angina, Masern, Migränen usw.). Auf diese Weise besteht ein Gegensatz zwischen der Individualisierung jedes einzelnen Krankheitsfalles nach dem Ähnlichkeitsgesetz einerseits und dem Prinzip der für die klinische Forschung notwendigen Generalisierung andererseits. Ein globaler Approach ist in der Homöopathie nur zu erreichen, wenn eine möglichst große Zahl von Individuen nebeneinander studiert wird und nicht eine homogene Gruppe.

Anzumerken ist, daß die Mitwirkung eines kompetenten homöopathischen Arztes unerläßlich ist: Wenn das Simile nicht verschrieben ist, gibt es kein positives therapeutisches Resultat.

Damit spielt auch die persönliche Eignung des homöopathischen Arztes eine maßgebliche Rolle.

Die angewandte Forschung in der Homöopathie ist bereits in einem vielversprechenden Stadium. Aber es ist noch viel zu früh, über diese Forschungsarbeiten zu berichten.

III. Hypothesen über den Aktionsmechanismus der homöopathischen Medikamente

Die angestellten Experimente, die wir zusammengefaßt haben, werfen ebensoviele Fragen auf wie sie Lösungen bringen. Das ist insofern ganz verständlich, da die Homöopathie schon zweihundert Jahre alt ist, während die wissenschaftliche Methodologie erst neu dazugekommen ist: Historisch gesehen gingen die homöopathischen klinischen Prüfungen der Forschung voraus. Nun müssen wir die wissenschaftlichen Fortschritte abwarten, um unsere Arbeit besser zu verstehen.

Man hat auch feststellen können, daß die gewonnenen wissenschaftlichen Beweismaterialien mehr das homöopathische Medikament betreffen als die Art und Weise, es nach dem Verschreibungsgesetz zu verabreichen. Die zitierten Experimente liefern vorübergehend den Beweis für die Wirksamkeit des homöopathischen Medikaments, und auch die 15 CH-Potenzen haben sich als effizient erwiesen, also auch diejenigen, die weit über die Grenze der *Avogadro*zahl hinausgehen.

Die Arzneiverdünnung stellt Probleme dar, wenn man sie isoliert betrachtet. Aber sie wird der objektiven Betrachtung zugänglich, wenn man sie als das ansieht, was sie tatsächlich ist: Eine Ergänzung zum Ähnlichkeitsgesetz. Die infinitesimalen Zubereitungen haben als solche selbst keine Wirkungen auf das gesunde Tier. Aber bei einem Tier, das *vorher* durch die gleiche oder eine ähnlich reaktogene Substanz *vergiftet* wurde, sind sie wirksam.

Die Arzneiverdünnung darf nicht isoliert betrachtet werden. Man muß sie im Hinblick auf die Regeln der homöopathischen Medizin studieren.

Selbstverständlich bleiben noch zahlreiche Fragen offen, vor allem diejenigen, die die Wirkungsweise des homöopathischen Medikaments betreffen. Gegenwärtig ist dies noch unbekannt. Die physikochemischen Arbeiten und die pharmakodynamischen Tests befinden sich erst in einem Anfangsstadium, und so ist man auf Hypothesen angewiesen.

Entgegen allen Erwartungen kann man sich fragen, ob nicht doch bei dem homöopathischen Medikament mit großer Dispersion Moleküle übrigbleiben, und zwar in Anbetracht der Tatsache, daß die Dekonzentration mathematisch unregelmäßig ist. Oder aber besteht ein „Gedächtnisvermögen", das im Verlauf der sukzessiven Dekonzentrationen vom Basisprodukt auf die Arzneilösungen weitergeleitet wird?

Man sieht, daß die Homöopathie unserer Zeit voraus ist, obwohl sie schon vor zweihundert Jahren entdeckt wurde. Durch die tägliche Verschreibung nach ihren Prinzipien und durch das Studium kann man sich über ihre Wirksamkeit Gewißheit verschaffen.

Man wird also wichtige Entdeckungen erwarten können, in jedem Fall auf sie hoffen. Wir möchten gern den Aktionsmechanismus des homöopathischen Medikaments kennenlernen (Informationstransfer im Bereich der Rezeptor-Zellmembran, ein Mechanismus, der die synaptischen Neurotransmitter impliziert, vielleicht auch ein anderer?). Ferner möchten wir gern Erfahrung besitzen von Identifikationstests (in vitro oder in vivo) der verdünnten Substanzen als Hilfe für die Verschreibung. Die Forscher werden die ganze Homöopathie noch einmal überdenken müssen, und zwar im Lichte der immunologischen Errungenschaften, der Chronobiologie, der Molekularbiologie und der Zellularbiologie.

So endet dieses Kapitel über die wissenschaftliche Forschung in der Homöopathie, das mit ermutigenden, positiven Ergebnissen begann, mit einer Reihe von Hypothesen. Die Homöopathie und die medizinische Forschung sind nicht unvereinbar, und sie werden es in der Zukunft noch weniger sein.

Fünfter Teil

ANMERKENSWERTE ÜBERLEGUNGEN ZUR THEORIE UND PRAXIS IN DER HOMÖOPATHIE

I. Epistemologie

Um die Homöopathie besser zu studieren, muß man sie in einer gebührenden Distanz betrachten. Einige theoretische Überlegungen und praktische Hinweise werden dazu beitragen, die Homöopathie und den Homöopathen in ihrer Bedeutung richtig zu erfassen.

1. Kritik an der homöopathischen Lehre

Es gibt bestimmte Kritiken, die man wiederholt an der Homöopathie übt. Über einige Verleumder und ihre Beweisführung, oder vielmehr ihre fehlende Argumentation, können wir schnell hinweggehen. Sie verurteilen die Homöopathie, ohne sich vorher mit ihr vertraut gemacht zu haben und ohne jede objektive Erfahrung. Zu sagen, daß die Homöopathie recht brauchbar sei, *„das wäre ja bekannt"*, heißt, das Denken vor die Fakten stellen. Nur eine gewissenhafte Betrachtungsweise der Theorie und der praktischen Applikation nach den Regeln und Indikationen ermöglicht eine fundierte Beurteilung.

Zu sagen, daß die Homöopathie *„nur Funktionen behandelt"*, heißt, die Heilerfolge bei Infektionskrankheiten, Rheumatologie, Gynäkologie usw. einfach unbeachtet lassen; es bedeutet auch, die sehr große Gruppe der Kranken mit Funktionsstörungen mißachten (es sind zwischen 60 und 80%). Sie versuchen mit allen Mitteln, ihre Beschwerden loszuwerden, und finden in der Homöopathie eine erfolgreiche Behandlung.

Zu sagen, daß die Homöopathie eine symptomatische Medizin sei, ist eine Unwahrheit. Zwar ist die Behandlung durch die Symptome signifiziert (Folgeerscheinungen der Krankheit); aber der Organismus schließt die Krankheitsursache mit ein, selbst wenn diese unbekannt ist, und durch seine Reaktion konstituiert er den Heilungsprozeß. Im Vergleich zur Allopathie stellt dies übrigens einen Vorteil dar.

Das Simile ist durch die Folgeerscheinungen signifiziert, aber es wirkt auf die Ursache der Krankheit.

Zu sagen, daß die Homöopathie eine psychosomatische Medizin sei, ist auch nicht zutreffend. Sie nimmt die Klagen des Kranken wichtig und integriert sie in die therapeutische Diagnose, aber aus diesem Umstand allein ergibt sich keine Entscheidung für die Pflege und Behandlung.

Zu sagen, daß die Homöopathen keine Diagnose stellen, ist ein Irrtum: Wir haben gesehen, daß sie es tun, um die homöopathische Indikation festzusetzen. Wenn die nosologische Diagnose für die Behandlung auch nicht den letzten Ausschlag gibt, so ermöglicht sie doch eine Kontrolle der Behandlung.

Diese Kritiken unterliegen den fehlenden Kenntnissen in der Homöopathie. Manche Kollegen verurteilen sie gern in Bausch und Bogen, ohne sich über ihr eigenes Vorgehen Sorgen zu machen[1]. Die Homöopathie zuzulassen, hieße das nicht, stillschweigend anzuerkennen, daß man sie schon seit langem hätte anwenden müssen?

Glücklicherweise gibt es auch seriösere Kritiken, auf die es sich zu antworten lohnt. Merkwürdigerweise wird das Ähnlichkeitsgesetz selten in Zweifel gezogen. Es ist nicht leicht zu erfassen, und doch schockiert es nicht gleich ohne weiteres; es ist auch schwierig, es zu widerlegen.

In der Regel ist die Arzneiverdünnung die Zielscheibe der Kritik. Sie übersteigt das Begriffsvermögen der Kritiker und führt zu der Behauptung, daß die homöopathischen Medikamente unwirksam seien. Die Kriterien der Heilerfolge und die große Zahl der zufriedenen Patienten sind in den Augen des Naturwissenschaftlers nicht fundiert genug und ziemlich wertlos. Die experimentellen Beweise, die wir weiter oben geführt haben, bilden eine Antwort. Wir haben auch nachgewiesen, daß die Arzneiverdünnung nur wirk-

---

[1] Eines Tages erhielt ich von einer verheirateten Frau mit Kindern einen von großer Angst erfüllten telefonischen Anruf. Sie hatte einem praktischen Arzt für Allgemeinmedizin ein Rezept gezeigt, das für ihren zweijährigen Sohn bestimmt war. Auf dem Rezept stand Hyoscyamus CH 9 (Mittel gegen seinen nervösen Zustand). Der Kollege hatte keinen Augenblick gezögert zu erklären: „Dieses Mittel kann ihn impotent machen." Die Mutter war nun in einem grausamen Dilemma: Sollte sie die erfolgreiche Behandlung abbrechen oder sie doch fortsetzen, viele Jahre warten müssen und das Risiko eingehen? Schwarzes Bilsenkraut (Hyoscyamus) kann in homöopathischer Arzneipotenzierung nicht toxisch sein. Das muß auch ein Arzt wissen, der nicht mit der Homöopathie vertraut ist.

sam ist, wenn das Ähnlichkeitsgesetz korrekt angewandt wird: Der Patient reagiert auf die Arzneipotenz in gleichem Maße wie er vorher durch seine Krankheit sensibilisiert wurde. Denn die homöopathische Methodologie bildet ein untrennbares Ganzes. Man kann sie nicht teilweise oder halb anwenden, das führt zu Mißerfolgen. Kollegen, die den Versuch unternehmen würden, „ein wenig Homöopathie auszuprobieren, um zu sehen", können nur negative Resultate erzielen. *Hahnemann* hatte diese Schwierigkeit schon vorausgesehen: *„Machts nach"*, sagte er, *„aber machts genau nach."*

Man muß zugeben, daß eine solche Verteidigung der Homöopathie nicht rationell ist. Der Homöopath, der überzeugen will, muß sich der Sprache der „offiziellen" Naturwissenschaft bedienen. Nun, die Homöopathie leistet diesbezüglich keinen völligen Widerstand. Aber sie beruht auf unterschiedlichen Prinzipien, die wir jetzt betrachten wollen.

2. Die Vernunft und die Homöopathie

Es ist nicht üblich, in einer medizinischen Abhandlung philosophische Fragen zu erörtern, und zwar aus einem einfachen Grunde: Die ganze „klassische" Medizin beruht auf der Experimentalmethode. Seit unserer Schulzeit im Gymnasium wissen wir das. Es lohnt sich, über die homöopathische Medizin nachzudenken und ein wenig Epistemologie zu betreiben, um mit größerer Genauigkeit und Effektivität handeln zu können. Es geht hier mehr darum, unserer Therapie dienlich zu sein, als die Homöopathie zu rechtfertigen. Die Begriffe, die wir jetzt erörtern werden, sind in der Philosophie ganz klassisch, sie bilden aber keineswegs die Grundlage für die gewöhnliche medizinische Forschung.

Während des Medizinstudiums betreibt man keine Philosophie. Sie wird als bekannt vorausgesetzt und stillschweigend anerkannt.

Die wahrnehmbare Realität

Zu beachten ist, daß die homöopathische Verschreibung nicht von der Konzeption abhängig ist, die der Arzt von der betreffenden Krankheit hat. Nicht die Beschreibung eines physiopathologischen Mechanismus führt zu der Entscheidung über die Behandlung. Im Gegenteil, der Arzt geht von den Symptomen aus, wie sie sich klinisch zeigen; so kommt er *direkt* zum indizierten Medikament.

Der Ausgangspunkt der Methode ist also die Realität, so wie man sie wahrnehmen kann. Man geht von der Natur aus und nimmt sie als Ansatzpunkt (hier ist die menschliche Natur gemeint, wie sie in ihrem Leiden zum Ausdruck kommt). Daraus zieht man dann therapeutische Schlüsse.

Hahnemann steht in der ersten Reihe der Forscher, die das Experiment als gezielte Fragestellung an die Natur verwendet haben. Durch seinen Selbstversuch mit der Chinarinde kam ihm die erste Idee vom Ähnlichkeitsgesetz. Daraufhin prüfte er zahlreiche andere Substanzen und kam zu entsprechenden Beobachtungen wie beim Chinaversuch.

Dieses schrittweise Vorgehen durch Erfahrung nennt man *Empirismus*. In der Allgemeinsprache ist dieser Ausdruck pejorativ, aber keineswegs im philosophischen Sinne *(Locke, Hume)*. Denn in diesem Sinne bedeutet er nicht „eine Methode, die ohne die zugrundeliegenden Gesetze angewandt wird". Es handelt sich um eine *intuitive* Methode der Naturkonzeptualisation (im philosophischen Sinne des Ausdrucks). Sie ist auf Erfahrung und Beobachtung gegründet. Ihr Vorteil ist, kreativ zu sein und nicht die unbeugsame Strenge und Starrheit einer theoretischen Verfahrensweise zu haben.

Der kontrollierte Empirismus

Man könnte nun glauben, daß es dieser Methode an Genauigkeit fehlt und daß sie den ganz gewissenhaften Beobachter irreführt. Das hängt tatsächlich von der Geisteshaltung und dem Verstand des einzelnen ab. Sie läßt dem Einfallsreichtum freien Raum, macht Irrwege, Ausschweifungen, pseudowissenschaftliche Verirrungen und Voreingenommenheiten möglich. Aber das schrittweise Vorgehen des Homöopathen ist ein kontrollierter Empirismus, der sich auf die Beobachtung von Fakten gründet. Daraus werden die Schlußfolgerungen über Wertigkeit und Brauchbarkeit gezogen. Nur was einer strengen Beurteilung standhält, wird anerkannt.

Die Einstellung des Homöopathen ist logischer als es den Anschein hat. Sie macht von einer sehr klassischen Art der Beweisführung Gebrauch, wie sie seit Jahrhunderten von Philosophen durchdacht ist: der *Induktion*. Man geht von einem besonderen Einzelfall aus und zieht daraus Schlußfolgerungen. Aber jede Teilstrecke wird erst dann fortgesetzt, wenn sie der Wirklichkeit entspricht. So gelangt man zu einer allgemeinen Lehre, in unserem Falle dem Ähnlichkeitsgesetz. Wenn wir hier von Gesetz sprechen, so geschieht dies deshalb, weil es sich universell behauptet, ebenso wie beispielsweise das Gravitationsgesetz von *Newton*. Hat man einmal die disparaten Phänomene der Natur degagiert, dann kann man sie leichter ausfindig machen, gebrauchen und auf ihre praktische Anwendung hin überprüfen. Ich beobachte einen weißen Schwan, zehn weiße Schwäne, tausend weiße Schwäne. Daraus ziehe ich die Schlußfolgerung, daß alle Schwäne in der Natur weiß sind. Eines Tages begegne ich einem schwarzen Schwan, und nun weiß ich, daß meine Beurteilung falsch war. In bezug auf das universelle Gravitationsgesetz und das Ähnlichkeitsgesetz hat man bisher noch kein Äquivalent zum schwarzen Schwan gefunden. Man muß die Möglichkeit aber einräumen. Auf dieser Grundlage beruht die empirische Wissenschaft.

Auf diese Weise hat die Strenge und die Schärfe der Beobachtung dem Homöopathen ermöglicht, eine therapeutische Methode zu entdecken und anzuwenden, die auf der Beobachtung der Natur gegründet ist. Falls sich die Natur als lückenhaft erweist, muß man sogar Verfahrensweisen gegen sie anwenden. Die Homöopathie ist eine natürliche Methode. Dagegen sind beispielsweise die Allopathie und Chirurgie künstliche Methoden. Sie veranschaulichen einen Versuch, sich gegen die Naturgesetze zu stellen. Wie viele andere natürliche Methoden (an der Spitze die Akupunktur) bietet uns die Homöopathie eine besonders klar umrissene Grundvorstellung von dem Kranken und der Krankheit. Sicherlich darf man aus der Homöopathie keinen Deutungsversuch über den Menschen machen, aber ein zusammenhängendes Gesamtbild der Anhaltspunkte in der Homöopathie verhilft dem Menschen zu einer besseren therapeutischen Effektivität.

II. Die homöopathische Praxis

Nach diesen theoretischen Erörterungen ist es sinnvoll, unsere Überlegungen auf die homöopathische Praxis zu lenken. Folgende Themenkreise wollen wir betrachten: Die Konsultation bei dem Homöopathen, die Homöopathie und der Facharztbereich und zum Schluß die berufliche Weiterbildung.

1. Eine erfolgreich durchgeführte Konsultation

Die vom Arzt zu beachtenden Regeln weisen in der Allopathie einerseits und in der Homöopathie andererseits ganz deutliche Unterschiede auf. Die differenzierte Verfahrensweise geschieht stillschweigend, sie ist aber zwingend. Dies gilt auch für die Art der ärztlichen Betreuung und Versorgung.

Das Simile ist niemals im voraus bekannt. Jede Konsultation stellt eine vollständige Analyse des Einzelfalles dar, eine neue therapeutische Errungenschaft. Zwei Patienten können die gleiche Krankheit haben und eine unterschiedliche Verordnung in bezug auf die besondere Art der Symptomentwicklung. Sicher hilft uns die homöopathische *Technik,* wie wir sie bisher kennengelernt haben, diese Unterscheidung zu treffen. Aber in jedem Falle kommt auch noch das Talent und die Gabe des Homöopathen hinzu, um einen optimalen Erfolg zu erreichen. Darauf möchte ich nun im folgenden hinweisen.

Der homöopathische Arzt

Die klinische Denkart aufgeben

Der Arzt muß die klinische Denkart aufgeben. Sie besteht darin, die Therapie nach den klinischen Ergebnissen zu bestimmen (Nosologie, klinische Formen). Nach dem symptomatischen Bild, das jeder einzelne Patient bestimmt, muß er bereit sein, dasjenige Medikament zu verschreiben, das die Materia medica vorsieht. Bevorzugte Medikamente stellen oft eine Quelle von Irrtümern in der therapeutischen Diagnostik dar[1].

---

[1] Im sechsten Teil dieses Buches findet man unter Abschnitt II eine Abhandlung mit dem Titel „Grundzüge der homöopathischen Therapie“ mit den entsprechenden Rubriken, die den Krankheitsbezeichnungen entsprechen. Dies dient zur Erleichterung der Verordnungen. Es handelt sich um Anregungen, nicht um systematische Ratschläge.

Nach Objektivität streben

Wenn der homöopathische Arzt aus irgendeinem Grunde das Ähnlichkeitsgesetz nicht korrekt anwenden kann (nicht genaue Kenntnis der Materia medica, schlechte Mitarbeit des Patienten), muß ihm dieser Umstand deutlich zum Bewußtsein kommen. Er muß sich hüten, irgendwelche Fakten nach seinen eigenen intellektuellen Konzeptionen zu interpretieren. Er muß so objektiv wie möglich sein und dabei seine eigene Subjektivität a priori miteinbeziehen. Demgegenüber darf er die Subjektivität des Kranken unter gar keinen Umständen vernachlässigen, denn diese ist sehr nützlich, um das Simile zu bestimmen.

Kein Risiko eingehen

Der homöopathische Arzt tut gut daran, seine Grenzen zu kennen, und zwar sowohl hinsichtlich der technischen Errungenschaften als auch in bezug auf die homöopathischen Indikationen: Bei einer gutartigen Erkrankung sollte man zunächst ein Medikament verschreiben, „um zu prüfen". Danach sieht man den Kranken wieder, um die Effektivität der Behandlung zu erkennen. Dieses Vorgehen ist übrigens eine gute Möglichkeit, um Fortschritte zu machen. Bei schweren Erkrankungen ist eine Therapie vorzuziehen, die einem vertrauter ist.

Bei jedem einzelnen Fall soll der Arzt hohe Anforderungen an sich selbst stellen

In manchen einfachen Krankheitsfällen drängt sich das Simile geradezu auf Anhieb auf. Andere Fälle erfordern eine gründliche Analyse der Gesamtsymptome. Man muß von dem Grundsatz ausgehen, daß bei jedem neuen Patienten eine individuelle gute Behandlung gefunden wird. Bevor dieses Ziel nicht erreicht ist, muß man versuchen, den Patienten nicht aufzugeben. In jedem Fall muß man bis an die Grenzen seiner eigenen Möglichkeiten oder Fähigkeiten gehen. Man muß sich gewissenhaft um Details bemühen, sich niemals zu einer bequemen Lösung verleiten lassen und stets ohne Hast arbeiten.

Das Wesentliche erfassen

Mit der Erfahrung erwirbt der Homöopath eine besondere Sensibilität. Sie ermöglicht ihm, über die Beurteilung der Gesamtsymptome hinaus, seinen

Kranken zu „verstehen" und das Wesentliche zu erfassen. Um alle Einzelheiten im Benehmen des Patienten zu registrieren, ist eine ausgeprägte Beobachtungsgabe erforderlich; damit gewinnt man auch Vertrauen zu dem Patienten und erfährt so intuitiv, ob die Behandlung richtig ist.

Mit der Objektivität, die wir weiter oben gefordert haben, ist dies in keiner Weise unvereinbar: Die Subjektivität des Arztes tritt ja erst ergänzend zur Beurteilung hinzu, nachdem die Symptome schon auf dem Krankenbefundblatt notiert sind. Wir beschreiben hier die ärztliche Tätigkeit, wie sie tagtäglich in der homöopathischen Praxis ausgeübt wird.

Der Patient

Der Kranke, die Krankheit, das Medikament, der Arzt: Natürlich steht der Kranke bei der Konsultation im Vordergrund. Um das Maximum an therapeutischen Leistungen zu erreichen, sollte der Patient einige Eigenschaften besitzen: vor allem muß er den Wunsch haben, mit dem Arzt zusammenzuarbeiten, er sollte sich selbst beobachen können, gut zuhören und versuchen, auf die gestellten Fragen möglichst objektiv zu antworten, selbst wenn sie subjektive Züge zum Inhalt haben. Aufpassen sollte man bei einem Patienten, der Erläuterungen abgibt, statt Fakten zu liefern, der interpretiert, statt zu beschreiben.

Wenn der Patient feststellt, daß zwischen allopathischen und homöopathischen Konsultationen Unterschiede bestehen, darf er sich diesbezüglich innerlich nicht sperren. Es ist Aufgabe des Arztes, gegebenenfalls dem Patienten zu helfen, eine Befragung zu akzeptieren, auf die er nicht vorbereitet ist. Ebenfalls sollte der Patient akzeptieren, gewisse Gewohnheiten der Diäthygiene zu ändern, denn sie könnten sich für die Behandlung negativ auswirken. Vor allem aber muß der Patient den starken Willen haben, gesund zu werden: Die Homöopathie ist nicht wirksam, wenn der Hypochonder fortwährend seine Symptome beobachtet und an ihnen hängt. Denn für die Homöopathie besteht tatsächlich kein Behandlungszwang. Für eine höhere Lebensqualität läßt sie dem Patienten die völlig freie Wahl.

Auf diese Weise ist das Kolloquium zwischen dem Arzt und dem Patienten einzigartig und schöpferisch. Die Begegnung von zwei geistig eigenständigen Menschen und die Notwendigkeit, jedesmal eine Behandlung mit neuen Aspekten festzusetzen, machen aus der homöopathischen Konsultation eine „andersartige" Unterredung.

2. Die Homöopathie und der Facharztbereich

Gehört die Homöopathie zum Facharztbereich? Man könnte sagen, daß sie insofern ein fachärztliches Spezialgebiet ist, als man sie gründlich studieren muß, um sie gut zu praktizieren. Es handelt sich indessen nicht um ein Facharztgebiet in bezug auf die Organe (wie die Kardiologie, die Pneumologie, die Hämatologie usw.), auch nicht um ein fachärztliches Wissensgebiet, das sich nach Krankengruppen gliedert (wie die Pädiatrie, die Gerontologie). Es handelt sich um ein therapeutisches Spezialgebiet.

Welche Fachärzte können den größten Nutzen aus der homöopathischen Praxis ziehen?

Der Pädiater: Die Kinder nehmen gern die homöopathischen Streukügelchen und Globuli, die leicht gesüßt sind. Sie reagieren schnell auf die korrekt gewählte Behandlung.

Der Dermatologe: Bei Hautkrankheiten, besonders bei denjenigen allergischer Art, sind die guten Resultate geradezu „sichtbar".

Der Allergologe kann einige Probleme haben, und zwar insofern, als es schwierig ist, die Desensibilisierung und die Homöopathie miteinander zu verbinden; sie sind nicht unvereinbar, aber sie erfordern einen doppelten Zeitaufwand.

Der Psychiater findet in der Homöopathie eine wertvolle Hilfe. Er kann zwar nicht vollständig auf die Allopathie verzichten, denn um Psychotiker und Manisch-Depressive zu behandeln, ist sie unerläßlich. Andererseits ist die Homöopathie bei Neurosen eine Verbündete der Psychotherapie.

Der Gynäkologe, der Ophthalmologe, der Kardiologe, der Gastroenterologe, der Hals-Nasen-Ohren-Arzt und *der Rheumatologe* können die Homöopathie gleichfalls in ihrer Praxis nutzen, vor allem, wenn es sich nicht um schwere Läsionen handelt.

Jetzt wollen wir auch noch über einige besondere Facharztbereiche sprechen. *Akupunktur* und Homöopathie gehören oft gemeinsam zur Behandlung. Es handelt sich um zwei Komplementärmethoden, und zwar insofern, als beide das Ziel anstreben, die Eigenleistung des Individuums durch Reize anzuregen.

Die Veterinärmedizin wendet ebenfalls homöopathische Methoden an. Manchmal übernimmt sie die ganze Lehre, oft mit guten Resultaten. Dies gilt vor allem für kleine Tiere, deren Besitzer die Beschwerden und das Verhalten der Tiere gut beobachtet haben.

Auch für die *Zahnheilkunde* ist die Homöopathie nützlich. Sowohl für die zahnärztliche Vor- als auch Nachbehandlung werden homöopathische Mittel verwendet. Hier sind auch gewisse Basiskrankheiten zu nennen, wie zum Beispiel die Parodontose.

Ein Facharzt, der neben seiner Therapie auch die Homöopathie zu Hilfe nehmen möchte, sollte sich verpflichten, diese gründlich kennenzulernen (Theorie, Materia medica, therapeutische Möglichkeiten), auch wenn er nicht alle Verwendungsmöglichkeiten nutzen kann. Er darf sich nicht damit begnügen, klinische Fälle zu studieren, die seiner besonderen beruflichen Richtung entsprechen; er kann sich nicht auf eine Befragung beschränken, die nur seinen Fachbereich betrifft. Schließlich darf er die Homöopathie nicht unter dem Gesichtswinkel betrachten, als liefere sie bestimmte Rezepte. Als Grundsatz gilt, daß er sich das Ähnlichkeitsgesetz zur Pflicht machen muß: Bei der therapeutischen Diagnostik darf man nicht nur ein Organ isoliert mit lokalen Symptomen berücksichtigen; „die Gesamtheit der Symptome" lautet immer wieder das Losungswort.

Übrigens treten manchmal im Verlauf der Behandlung Beschwerden auf, die nicht zum Facharztbereich gehören. Dadurch können gewisse Probleme im kollegialen Verhältnis entstehen.

Man muß also klare homöopathische Grundsätze kennen. Eine zu große Spezialisierung der Patientenschaft setzt sich der Gefahr aus, für die homöopathische Praxis karikaturhaft zu wirken.

Andererseits wirft die Spezialisierung in einem medizinischen Wissenschaftsbereich ein neues Licht auf die Homöopathie. Eine ausgezeichnete Kenntnis der physiopathologischen Mechanismen von gewissen selten vorkommenden Krankheiten ermöglicht eine bessere Integration in den Rahmen des Ähnlichkeitsgesetzes und damit auch größere Erfolgschancen.

3. Ratschläge für die Apotheke

Der Apotheker sollte bei seinen Auskünften an die Kundschaft die besonderen Merkmale der Homöopathie kennen und berücksichtigen. Er wird sich auf akute und wenig schwere Krankheiten beschränken. Allerdings muß er auch Grundkenntnisse für die Basisbehandlung von chronischen Krankheiten haben, um seine Kunden entsprechend zu beraten.

4. Die berufliche Weiterbildung

Zu Beginn der homöopathischen Praxis verschreibt man Medikamente für solche Fälle, die im Bereich des gewonnenen Kenntnisstandes liegen. Nach den ersten Erfolgen bekommt man Lust, die Kenntnisse zu vertiefen.

Wie setzt man das homöopathische Studium fort?

Man muß immerzu forschen, um seinen Kenntnisstand in der Materia medica zu vergrößern. Niemals hat man ausgelernt, um sich mit den Medikamenten – vor allem auch den Polychresten – vollends vertraut zu machen. Auch sollte man sich stets darum bemühen, die bestmögliche Technik für die Aufnahme der Symptome zu finden. Vor allem aber muß man unaufhörlich über das Ähnlichkeitsgesetz nachdenken: Das hat keine unmittelbare Auswirkung, aber die Praxis wird dadurch unmerklich besser, die Erfolge werden zahlreicher und beständiger.

Immer wenn sich praktische Schwierigkeiten ergeben, muß man auf das Ähnlichkeitsgesetz zurückgehen, um zu einer Lösung zu kommen.

Teilnahme an Fortbildungskursen und Beratungen

Dieses Buch soll den Leser nicht davon abhalten, an homöopathischen Fortbildungskursen einer Fakultät oder Schule teilzunehmen, ganz im Gegenteil. Der persönliche Kontakt mit Kollegen ist sehr nützlich. Wenn möglich, sollte man an Beratungen im Krankenhaus teilnehmen, dadurch können viele Probleme geklärt werden. Die berufliche Weiterbildung ist in der Homöopathie notwendiger als in irgendeiner anderen Disziplin.

Sechster Teil

LEITFADEN FÜR DIE PRAXIS

I. Materia medica

Die nachfolgende *Materia medica* stellt eine Synthese dar. Es ist ein Resumée, das von den Leitsymptomen des einzelnen Medikaments ausgeht. Diese ermöglichen die beste therapeutische Diagnose. Die *Materia medica* stellt einen Versuch dar, den „Geist des Medikaments" freizulegen und zur Geltung zu bringen, soweit dies möglich ist. Das heißt folgendes: Die Symptome des Kranken, die durch die klinische Untersuchung festgestellt worden sind, müssen mit den Leitsymptomen der Arzneimittelbilder in den wesentlichen Punkten in Übereinstimmung gebracht werden.

Für eine gute praktische Behandlung genügt diese *Materia medica,* denn alles Wesentliche ist in ihr dargestellt. Man muß sie besonders im Spiegelbild des nachfolgenden Kapitels über die Therapeutik studieren. So kann man die homöopathischen Medikamente während der Konsultation untereinander vergleichen. Dies führt dazu, dem Patienten gute Fragen zu stellen. In der Tat, das Studium der Medikamente im Vergleich ist eine wesentliche Grundlage: Es gibt niemals ein bestimmtes Medikament für ein Symptom, und noch weniger für eine bestimmte Krankheit. Die *Materia medica* muß täglich nach der sehr persönlichen Eigenart des einzelnen Kranken genutzt werden.

Bei einigen Symptomen findet man in Klammern die Initialen (AH): Sie entsprechen den Symptomen, die der Autor in der Klinik persönlich zusammengetragen hat. Es handelt sich um Tatsachen, die durch Beobachtungen bei zahlreichen Kranken festgestellt wurden. Diese Symptome sind nicht experimentell nachgewiesen. Als solche müssen sie mit Umsicht übernommen werden. Aber gleichzeitig erlauben sie oft bessere Verordnungen.

Die Indikationen in Kursivschrift beziehen sich auf die charakteristischsten Symptome. Sie sind mit Vorrang zu berücksichtigen.

Man wird feststellen können, daß die Typologie, das heißt die physischen Merkmale der Patienten, bei denen ein bestimmtes Medikament indiziert sein kann, verhältnismäßig wenig erwähnt wird. Hier handelt es sich nicht um experimentelle Gegebenheiten. Diese Merkmale verändern nicht die Verabreichung der passenden Arznei: Sie sind also weniger zuverlässig als die spezifischen Symptome.

Am Ende jedes Medikaments findet man eine nicht ganz vollständige Liste von Krankheiten oder Syndromen, für die es verschrieben werden kann. Diese Liste verweist systematisch auf die Rubriken des therapeutischen Teils.

ACIDUM BENZOICUM (Benzoesäure)

Der scharfe Geruch des Harns

Beim Harnlassen breitet sich ein strenger, abstoßender Geruch aus. Der Urin ist dunkel und braun. Harnwegsinfektion bei den Gichtkranken.

Nachzuschlagen ist die klinische Rubrik:
Harnwegsinfektion.

ACIDUM FLUORICUM (Acidum fluoricum, Fluor)

Die tiefsitzenden Läsionskrankheiten

Schnell einsetzende Zahnkaries mit Fistel. Stellenweiser Ausfall des Kopfhaares; die Haare sind leicht brüchig und trocken. Krampfadern mit Verschlimmerung in der Wärme. Analfistel mit Pruritus an der äußeren Afteröffnung.

Nachzuschlagen sind die klinischen Rubriken:
Alopezie, Analfistel, Varizen, Zähne.

ACIDUM MURIATICUM (Salzsäure)

Die berührungsempfindlichen Hämorrhoiden

Sehr berührungsempfindliche Hämorrhoiden, die während der Miktion heraustreten (sogar das Benutzen von Toilettenpapier ist unerträglich). Hämorrhoiden der kleinen Kinder.

Die Schwäche

Fieber mit Muskelschwäche; der Kranke rutscht ins Bett; sein Unterkiefer hängt herab; seine Zunge ist trocken wie Leder; bei jedem Harnlassen geht der Stuhl unversehens ab.

Nachzuschlagen sind die klinischen Rubriken:
Hämorrhoiden, Typhoid.

ACIDUM NITRICUM (Salpetersäure)

Die brennenden Schmerzen wie von einem Splitter

Alle Läsionen, die nachstehend geschildert sind, werden von *stechenden Schmerzen* begleitet, als ob Splitter in dem befallenen Körperteil steckten, und *bluten leicht.*

Die Fissuren

Tiefe Hautfissuren: Ekzem mit blutenden Fissuren, die Haut rundherum ist gelb. Fissuren der Schleimhäute, vor allem der Analschleimhaut.

Die Ulzerationen

Ulkus am Bein mit Granulationen. Ulkus der Kornea; Aphthen. Ulzeration des Gebärmutterhalses mit ätzenden, grünlichen und übelriechenden Leukorrhöen.

Die Warzen und Kondylome

Warzen mit stechenden Schmerzen bei Druck; die Haut rundherum ist gelb. Bevorzugte Lokalisationen: Oberlippe, Fußsohle. Manchmal sind die Warzen zerstückelt und bluten. Analgenitale Kondylome mit leicht blutender Analfissur, Analkonstriktion, Hämorrhoiden; übelriechende Analsekretion. *Blasenpolypen.* Rektalpolypen.

Nachzuschlagen sind die klinischen Rubriken:

Analfissur, Aphthen, Ekzem, Hämorrhoiden, Kondylome, Leukorrhö, Polypen, Ulcus corneae, Ulcus cutaneum, Verrucae (Warzen).

ACIDUM OXALICUM (Oxalsäure)

Die Oxal-Lithiasis

Harndrang mit Abgang von großen Mengen Harn, der reichlich Oxalate enthält; Verschlimmerung des Harndrangs durch Darandenken.

Nachzuschlagen ist die klinische Rubrik:

Harngrieß.

ACIDUM PHOSPHORICUM (Phosphorsäure)

Die Apathie

Als Folge einer *geistigen Überbeanspruchung,* einer enttäuschten Liebe, eines Kummers oder einer fieberhaften Erkrankung ist der Patient in einem Zustand *allgemeiner,* nervöser und physischer *Erschöpfung* mit Apathie, Gleichgültigkeit und ruhigem Stupor. *Er ist unfähig, Gedankenverbindungen herzustellen,* zu lesen, folgerichtig zu denken und zu verstehen, was man ihm sagt; auf Fragen antwortet er nicht. Er ist auch körperlich völlig erschöpft und *kann keine Muskelanstrengungen machen.* Er klagt über Druck auf der Brust. Seine Haare werden vorzeitig grau und fallen aus. Im Urin finden sich Phosphate. Besserung seines Zustandes durch Ausruhen in der Stille sowie nach einem kurzen, ruhigen Schlaf.

KALIUM PHOSPHORICUM hat ein ganz ähnliches Bild, aber der Patient kann aus seinem Zustand herauskommen, um zu handeln.

Nachzuschlagen sind die klinischen Rubriken:
Alopezie, Asthenie, Depression, Gedächtnisschwund, Harngrieß, Schizophrenie, Typhoid.

ACIDUM SULFURICUM (Schwefelsäure)

Der Alkoholiker

Besonders indiziert bei einem Alkoholiker mit Aphthen im Mund, Exsudation einer sanguinolenten und fötiden Flüssigkeit, Ösophagitis, Purpura oder Blutungen aus allen Körperöffnungen.

Nachzuschlagen sind die klinischen Rubriken:
Aphthen, Ösophagitis, Purpura.

ACONITUM NAPELLUS (Eisenhut, Sturmhut)

Das unruhige Fieber

Nach einer Erkältung durch trockenes kaltes Wetter treten *ganz plötzlich,* ziemlich oft um Mitternacht, invasive Zeichen einer Erkältungskrankheit auf, vor allem der oberen Luftwege.

Die Temperatur ist erhöht, der *Puls ist voll, hart und schnell.* Die Haut des Aconitkranken ist trocken, er *schwitzt nicht* (ausgenommen nach der Verabreichung des Medikaments); seine Schleimhäute sind trocken; kurzer, trockener, kruppöser Husten. Sein Gesicht ist rot, wenn er liegt, es wird blaß, wenn er sich in seinem Bett aufrichtet. Hinzutreten können: grüne Diarrhö mit heißem Bauch, spärlicher und warmer Urin, Dysurie.

Er ist *körperlich und geistig unruhig;* er hat Todesfurcht; er ist überzeugt, daß er sterben wird und *bittet dringend um ärztliche Behandlung.*

Die anderen Ursachen für die große Ängstlichkeit

Diese große Angst und Unruhe tritt nicht nur im Lauf einer Infektionskrankheit auf, sondern gleichfalls während einer Hämorrhagie, Gesichtsneuralgie (mit unerträglichem Ameisenlaufen), einer Amenorrhö, eines nervösen Pseudoanginasyndroms (mit Schmerzen in den Gliedern, die durch Ameisenlaufen charakterisiert sind, Tachykardie, Palpitationen) und *als Folge von Furcht vor allem möglichen.*

Nachzuschlagen sind die klinischen Rubriken:

Abdominalkolik, Amenorrhö, Angina pectoris, Bangigkeit, Benehmen, Blutdruck, Bronchitis, Chirurgischer Eingriff, Diarrhö, Extrasystolen, Fieber, Furcht, Gastritis, Glaukom, Haemoptysis, Hitzschlag, Husten, Kinder, Konjunktivitis, Koryza, Laryngitis, Lipothymie, Meningitis virale, Migräne, Nephritis, akute Neuralgien, Orchitis, Otitis, Paralysen, Perikarditis, Pneumonie, Schlaflosigkeit, Sonne, Ulcus corneae (Ulzeration der Kornea).

ACTAEA RACEMOSA (Traubenförmiges Christophskraut)

Alles dreht sich um den Uterus

Bei Actaea racemosa scheinen alle Symptome durch uterine Reflexstörungen ausgelöst zu werden. Es bestehen menstruelle uterine Krämpfe, und *je stärker die Menstruationsblutung ist, um so mehr leidet die Frau;* die Schmerzen ziehen durch den Leib, von einer Seite zur anderen; Menstruationskopfschmerzen mit dem Gefühl, als ob eine Wolke sie umgäbe und ihren Kopf einhülle, das Gehirn vergrößert sei, der Kopf am Scheitel zerspringen müßte; ziehende Muskelschmerzen, vor allem im Rücken. Auch die seelischen Zustände stehen mit dem Uterus in direktem Zusammenhang: *Furcht vor der Entbindung,* Furcht, verrückt zu werden, Launenhaftigkeit im Wechsel mit hysterischer Erregung (Schwatzhaftigkeit, Gedankensprünge, von einem Thema zum anderen kommen, Seufzer) und Traurigkeit. Wenn die Kranke physisch leidet, ist ihr seelisches Gleichgewicht besser. Allgemeine Verschlimmerung während der Menstruation.

Nachzuschlagen sind die klinischen Rubriken:
Abortus spontaneus, Benehmen, Dorsalgie, Dysmenorrhö, Entbindung, Furcht, Hysterie, Lumbago, Migräne, Ohrgeräusche, Schwangerschaft.

AESCULUS HIPPOCASTANUM (Roßkastanie)

Die Hämorrhoidalknoten mit dem Gefühl der Völle

Dunkelrote Hämorrhoiden mit dem Gefühl von Völle und Trockenheit, oder als seien Nadeln im Rektum. Die Aesculus-Hämorrhoiden bluten selten. Gelegentliches Begleitsymptom: Lumbagie mit klopfenden Schmerzen.

Nachzuschlagen ist die klinische Rubrik:
Hämorrhoiden.

AETHUSA CYNAPIUM (Hundspetersilie, Gartenschierling)

Die Milchunverträglichkeit

Milchunverträglichkeit beim Säugling mit *heftigem Erbrechen, sobald die Milch heruntergeschluckt ist,* oder ein wenig später in geronnenen Klumpen. Wäßrige Diarrhö, *Prostration, schnelle Abmagerung.* Nach dem Erbrechen schläft das Kind vor Schwäche ein. *Tiefe Kinn-Nasen-Falten,* Schweißperlen auf der Oberlippe und Mydriasis.

Der Petit mal

Petit mal; während eines epileptischen Anfalls ist der Daumen in die Innenhand gekrümmt.

Nachzuschlagen sind die klinischen Rubriken:
Diarrhö, Epilepsie, Erbrechen.

AILANTHUS GLANDULOSA (Götterbaum)

Der bösartige Scharlach

Bösartiger Scharlach mit purpurrotem, lividem Exanthem, Prostration, zervikale Adenopathien, livider und geschwollener Rachen.

Nachzuschlagen ist die klinische Rubrik:
Scharlach.

ALLIUM CEPA (Zwiebel)

Die Koryza, die die Oberlippe wundmacht

Im Verlauf einer Koryza reichlich wäßrige Absonderung aus der Nase, die Oberlippe ist gereizt und wundgemacht, dagegen ist die Augensekretion reizlos; heftiges Niesen, respiratorische Beklemmung, Heiserkeit, Laryngitis; Verschlimmerung im Haus, Besserung im Freien.

Besonderes ergänzendes Symptom

Schmerzen am Amputationsstumpf.

Nachzuschlagen sind die klinischen Rubriken:
Chirurgischer Eingriff, Koryza, Laryngitis.

ALLIUM SATIVUM (Knoblauch)

Die Schmerzen des Psoas-Iliakalmuskels

Schmerzen der Oberschenkelmuskeln, besonders des Psoas-Iliakalmuskels; sehr verschlimmert bei der geringsten Bewegung; der Patient hat aber keine Schmerzen, wenn er seine Hüfte ganz behutsam mit der Hand mobilisiert.

Nachzuschlagen ist die klinische Rubrik:
Koxarthrose.

ALOE SOCOTRINA (Aloe auf der Insel Sokotra)

Die Unsicherheit des Analsphinkters

Katarrh des Rektum mit Diarrhö unmittelbar nach dem Essen oder Trinken; Unsicherheitsgefühl im After infolge Sphinkterschwäche und zuweilen unfreiwilliger Abgang von Stuhl; starke Blähungen und *gallertartiger Schleim;* traubenartig vorgetriebene Hämorrhoiden.

Nachzuschlagen sind die klinischen Rubriken:
Diarrhö, Hämorrhoiden.

ALUMINA (Aluminiumoxyd, Tonerde)

Die Trockenheit der rektalen Schleimhaut

Die rektale Schleimhaut ist so trocken, daß der Patient *große Anstrengungen zur Stuhlentleerung* machen muß, *sogar für sehr weiche Stühle.* Sie sind tonartig und haften an der Schleimhaut fest. Jucken und Brennen im After.

Die reichlich fließenden Leukorrhöen

Andererseits gibt es transparente, gelbschleimige und reichlich fließende Leukorrhöen, „so reichlich, daß der Fluor albus bis zu den Fersen hinabläuft". Sie sind sehr kräftezehrend und fließen nur tagsüber.

Nachzuschlagen sind die klinischen Rubriken:
Leukorrhö, Obstipation, Pruritus.

AMBRA GRISEA (Grauer Amber)

Die Metrorrhagie beim geringfügigsten Anlaß

Metrorrhagien beim geringfügigsten Anlaß, insbesondere durch körperliche Betätigung oder nach hartem Stuhlgang.

Nachzuschlagen ist die klinische Rubrik:
Metrorrhagie.

AMMONIUM CARBONICUM
(Ammoniumkarbonat, Hirschhornsalz)

Der schwere Scharlach

Schwerer Scharlach mit Somnolenz, dunkelroter wunder Rachen, *die Nase ist nachts verstopft.*

Nachzuschlagen ist die klinische Rubrik:
Scharlach.

AMMONIUM MURIATICUM (Ammoniumchlorid, Salmiak)

Die im Sitzen verschlimmerte Ischialgie

Ischiasschmerzen, die im Sitzen schlimmer sind, besser beim Liegen mit dem Gefühl, als ob die Sehnen bis zu den Füßen zu kurz sind.

Nachzuschlagen ist die klinische Rubrik:
Ischias.

ANACARDIUM ORIENTALE (Ostindische Elefantenlaus)

Die Besserung durch Essen

Plötzlicher Gedächtnisschwund im Verlauf einer nervösen Erschöpfung, nach einer zu starken geistigen Anstrengung oder nach einem Iktus; Reizbarkeit mit rüpelhaften Reden; nervöse Dyspepsie; *Besserung aller Symptome durch Essen.*

Die Papeln

Auf der Haut: Prurigopapeln mit einem nabelförmigen Zentrum.

Nachzuschlagen sind die klinischen Rubriken:
Gedächtnisschwund, Lichen ruber planus.

ANTHRACINUM (Nosode aus der Milzbrandpustel)

Der bösartige Milzbrand

Bösartiger Anthrax mit blau-schwärzlicher Verfärbung, Entzündung des umgebenden Zellgewebes, Lymphangitis, unerträglich brennende Schmerzen, fötider Eiter, gangränöse Geschwüre von höchst üblem Geruch, Septikämie.

Nachzuschlagen sind die klinischen Rubriken:
Hautinfektion, Lymphangitis.

ANTIMONIUM CRUDUM (Schwarzer Spießglanz)

Die Unmäßigkeit im Essen und Trinken

Durch Zuvielessen, speziell durch saure Speisen oder schlechte Weine, ergibt sich ein Indigestionszustand mit folgenden Symptomen:

Zunge dick weiß belegt, als ob sie von einer Milchhaut bedeckt wäre, Übelkeit, Erbrechen, Aufstoßen von Flüssigkeit mit dem Geschmack des Gegessenen, Diarrhö mit halbfesten, halbwäßrigen Stühlen; jedoch Verlangen nach Saurem, um die Verdauung zu stimulieren. Episodische Verdauungsstörungen im Wechsel mit Rheuma und besonders Gicht.

Die Hyperkeratose

Die Haut von ANTIMONIUM CRUDUM ist hyperkeratosisch: Ekzem mit Verhornungen; Warzen mit hornartigen Verdickungen (an der Handfläche oder an der Fußsohle); Lichen ruber planus; verdickte Nägel, brüchig, die nicht nachwachsen; Mykose unguicularis.

Besonderes ergänzendes Symptom

Amenorrhö nach einem kalten Bad.

Nachzuschlagen sind die klinischen Rubriken:
Amenorrhö, Diarrhö, Dyspepsie, Ekzem, Erbrechen, Gicht, Lichen ruber planus, Nägel, Übelkeit, Verrucae.

ANTIMONIUM TARTARICUM (Emetikum, Brechweinstein)

Die Somnolenz im Verlauf eines respiratorischen Syndroms

Heftige pulmonale Beschwerden mit *massiver Schleimanhäufung in den Bronchien.* Wenig Expektoration, daher ein loser Husten, aber der Auswurf ist spärlich. *Die Atmung ist geräuschvoll: grobes, feuchtes Rasseln, das man schon aus einiger Entfernung hört,* sobald man das Zimmer des Kranken betritt. Diese erstickenden Hustenbeschwerden verursachen eine Anoxie, Dyspnö, *Zyanose* und besonders *Somnolenz* zwischen den Husten- oder Dyspnöanfällen. Auch ständige Übelkeit und Erleichterung durch Erbrechen, die Zunge ist dick weiß oder gelb belegt.

Die Pusteln

Aknepusteln, die bläuliche Flecke hinterlassen.

Nachzuschlagen sind die klinischen Rubriken:
Akne vulgaris, Asthma, Bronchiektasie, Bronchitis, Husten, Pneumonie, Übelkeit.

APIS MELLIFICA (Honigbiene)

Rosafarbenes Ödem der Haut und der Schleimhäute

Rosafarbene Ödeme treten an der Haut und an den Schleimhäuten auf. Die *Berührungsempfindlichkeit* der entzündeten Gegend ist *außerordentlich groß.* Der Zustand entspricht dem der Allergie und kann sich in verschiedenen Formen manifestieren: Allergie nach Insektenstichen, Urtikaria, spasmische Koryza, Quinckesches Ödem, Chemosis, Konjunktivitis, Angina, Kehlkopfödem, Asthma, Inflammationsarthritis.

Die hervorstechendsten lokalen Symptome sind: *brennende und stechende Schmerzen, die durch kalte Anwendungen gebessert werden;* Erstickungsnot, fürchtet, keine Luft mehr zu bekommen, und daß jeder Atemzug der letzte sei; Uvulaödem; Gelenksteifheit.

Der seröse Erguß

Seröser Erguß: Hydrarthrose, Pleuritis, Ovarialzyste mit Amenorrhö.

Das Fieber ohne Durst

Fieber ohne Durst mit Strabismus, Oligurie, Anurie, Hirnhautstörung und als Folge davon: *enzephalitische Schreie,* Ungeschicklichkeit, Stupor.

Nachzuschlagen sind die klinischen Rubriken:

Allergie, Amenorrhö, Angina, Asthma, Benehmen, Dermatitis bullosa, Diphtherie, Ekzem, Enzephalitis, Erysipel, Erythema nodosum, Glossitis, Gonarthrose, Hautinfektion, Hordeolum, Hydrarthrose, Hydrozele, Insektenstiche, Koma, Konjunktivitis, Koryza, spasmische, Laryngitis, Lymphangitis, Meningitis virale, Nephritis, akute, Nephrotisches Syndrom, Ovarialzyste, Pleuritis, Polyarthritis rheumatica, Pruritus, Quinckesches Ödem, Retinitis, Rheumatismus, Scharlach, Sonne, Urtikaria, Verbrennungen.

ARGENTUM METALLICUM (Silber)

Die chronische Laryngitis

Laryngitis mit Heiserkeit oder Aphonie, *Wundheitsgefühl im Larynx, Verschlimmerung beim Sprechen oder Husten;* stechende Schmerzen in der Brust; Husten wird durch Lachen verschlimmert; leichte Expektoration von reichlichem Schleim. Chronische Laryngitis der Sänger.

Nachzuschlagen ist die klinische Rubrik:

Laryngitis.

ARGENTUM NITRICUM (Silbernitrat, Höllenstein)

Die Hast

Den Argentum-nitricum-Patienten erkennt man leicht. Er kommt eine halbe Stunde früher zum verabredeten Termin und ist immer von jemandem begleitet. Wenn der Arzt ihn aus dem Wartezimmer holen will, steht er schon hinter der Tür, denn er hat gehört, wie der Patient vor ihm herausbegleitet wurde. Er kommt langsam in das Arztzimmer und hält sich dabei an der Wand fest. Dann geht er schnell auf den Stuhl zu, der dem Schreibtisch am nächsten steht, setzt sich, räuspert sich und beginnt seine Geschichte zu erzählen, bevor man ihn dazu aufgefordert hat. Er spricht schnell mit Worten, die den Eindruck erwecken, als wolle er alles auf einmal sagen. Die klinische Diagnose ist noch nicht gestellt, und doch weiß man schon, was man ihm verschreiben wird.

Er ist *stets in Hetze und ungeduldig;* er möchte alles, was er unternimmt, fertiggestellt haben, bevor er es angefangen hat. Er hat plötzliche Einfälle, absonderliche Dinge zu tun mit der *Furcht, daß ihm seine Bemühungen mißlingen werden* (Argentum nitricum hat Furcht vor dem Unterbewußtsein, AH).

Er verspürt ein *großes Bedürfnis, immer begleitet zu sein,* geht niemals allein aus und leidet an vielfachen *krankhaften Angstzuständen:* Höhenangst (mit der Furcht und der Empfindung, von der Leere angezogen zu werden), Agoraphobie, Furcht vor Menschenansammlungen, Klaustrophobie, Furcht aus dem Hause zu gehen.

Dieser Patient hat auch große Befürchtungen, Lampenfieber, *Antizipationsängste;* wegen der angstvollen Besorgnisse für die Zukunft kann er nicht schlafen. Sein Zustand ist übrigens oftmals bestimmt durch Befürchtungen, die sich wiederholen oder in die Länge ziehen (z.B. fragt er sich in dem Zeitabschnitt des Hausbaus, ob er in der Lage sein wird, alle Rechnungen zu bezahlen).

Dieses Bild ist begleitet von verschiedenen psychosomatischen Symptomen: *häufiges und lautes Aufstoßen, Räuspern, Antizipationsdiarrhö,* Verlangen, Wasser zu lassen, bevor man aus dem Hause geht, Gefühl von Schwäche in den Beinen. Die *motorische Inkoordination* ist eindeutig mit Zittern, *Gleichgewichtsstörungen beim Gehen,* der Gang ist schnell und schwankend, besonders auf der Straße. Er kann nicht mit geschlossenen Augen gehen, und das Rombergzeichen ist positiv.

Argentum ist oft das starke Komplementärmittel von Natrium muriaticum (AH).

Die Entzündung der Schleimhäute

Argentum nitricum ist auch ein Mittel für die Entzündung der Schleimhäute. *Augenschleimhäute:* chronische Blepharitis, granulöse Konjunktivitis, Ulkus der Kornea, Entzündung der Karunkulae, all das mit eitrigen Absonderungen; die Augenlider sind morgens verklebt; Neigung zum Ektropium. *Verdauungsschleimhäute:* Gefühl eines Splitters in der Kehle; Schmerzen im Epigastrium, die zum linken Hypochondrium ausstrahlen; grüne Stühle wie gehackter Spinat; häufiges Symptom einer Hiatushernie (bei einem Patienten vom Typ Argentum nitricum ist bei der Suche nach einer Hiatushernie im Falle von Verdauungsstörungen das eben Erwähnte zu überprüfen, AH); Verschlimmerung durch Süßigkeiten (Konfitüre, Honig).

Besondere ergänzende Symptome

Epileptische Anfälle als Folge von starker Aufregung und Schrecken. Kopfschmerzen mit dem Gefühl, als sei der Kopf zu groß oder in einem Schraubstock, Besserung durch einen festen Verband.

Nachzuschlagen sind die klinischen Rubriken:
Bangigkeit, Benehmen, Blepharitis, Diarrhö, Dyspepsie, Epilepsie, Furcht, Gastritis, Hernie, Konjunktivitis, Kornea-Ulzeration, Lampenfieber, Laryngitis, Migräne und Zephalaea, Pankreatitis, Phobien, Schlaflosigkeit, sexuelle Probleme, Ulcus gastro-duodeni, Schwindelzustände.

ARNICA MONTANA (Bergwohlverleih)

Die Traumen

Das Medikament ist indiziert bei Traumen der *Muskeln* und der *Kapillaren.* Der Patient klagt über ein Gefühl allgemeiner Zerschlagenheit. Das Bett erscheint ihm zu hart; bei Berührung sind die Muskelschmerzen verschlimmert. Es bestehen Ekchymosen.

Arnika paßt auch bei traumatischer Konjunktivitis, bei traumatischen Epistaxen, bei Folgen von Muskelüberanstrengungen und bei Heiserkeit wegen Überanstrengung der Stimme.

Man kann es auch *prophylaktisch* geben (eine Dosis CH 12) vor einer Muskelanstrengung, vor Zahnbehandlungen oder vor einem chirurgischen Eingriff. Man sollte dieses Medikament bei sich haben und nach einer Verwundung sofort nehmen, um Komplikationen vorzubeugen.

Nachzuschlagen sind die klinischen Rubriken:

Asthenie, chirurgischer Eingriff, Epistaxis, Frakturen, Hämatome, Hydrozele, Konjunktivitis, Laryngitis, Periphlebitis, Schlaflosigkeit, Schwangerschaft, Sport, Traumen, Zähne.

ARSENICUM ALBUM (Arsenige Säure)

Die starke Erschöpfung mit Unruhe und Angst

Der Arsenicum-album-Patient ist mager, erschöpft, ängstlich; *trotz seiner allgemeinen Körperschwäche ist er ständig in Bewegung.* Er ist davon überzeugt, daß er sterben wird, und *glaubt, daß seine Krankheit unheilbar sei.* Er hat Angst vor dem Tod, und im Gegensatz zu dem Aconit-Patienten will er keine Medikamente einnehmen und *lehnt ärztliche Hilfe ab.* Er hat Furcht vor Dieben, ist anlehnungsbedürftig und will nicht gern allein sein. Er ist *übertrieben sorgfältig,* geradezu pedantisch (richtet die Bilder an der Wand wieder gerade oder ärgert sich, wenn das Gedeck auf dem Tisch nicht peinlich genau liegt), *geizig.* Der Kranke, der ambulant behandelt wird, ist sehr gut gekleidet, in Schale geworfen, „geschniegelt und gebügelt". Er zeigt dem Arzt minuziös geführte Krankenblätter mit einer sehr schönen Handschrift (AH). Allgemeine Verschlimmerung in der Nacht, besonders etwa um ein Uhr morgens. Periodizität der Symptome.

Die übelriechenden und brennenden Absonderungen

Die Absonderungen von Arsenicum album sind wäßrig, brennend, *wundmachend* und übelriechend. Wäßrige und wundmachende Koryza, fötide Otorrhö. Fettige Stühle, *sehr stinkende Diarrhö,* Kadavergeruch. Großer Durst, trinkt wiederholt kleine Mengen kalten Wassers; Übelkeit, Erbrechen beim Anblick oder beim Geruch von Speisen; Fieber mit Frösteln.

Diese Irritationen der Schleimhäute sind meist *von brennenden Schmerzen begleitet,* werden *aber durch Wärme gebessert.*

Die Hauterkrankungen

Blasse und wächserne Haut, ödematös, *ledern* und faltig. Weißes Ödem der Augenlider, insbesondere des unteren Augenlids. Eruption von kleinen trockenen Hautschuppen oder *puderartig wie Mehl.* Früheres atopisches Ekzem; Alternieren von Ekzem mit Asthma. Alopezia in runden Plaquen mit trockenen Krusten.

Die Zeichen der ernsten Krankheit

Kachexie, Anämie, Frösteln, Fehlen von vitaler Wärme, Neigung zu Hämorrhagien, Gangrän, erhöhte Urea. Neigung zu verschiedenen Läsionen.

Nachzuschlagen sind die klinischen Rubriken:

Allergie, Alopezie, Anämie, Arteriitis, Asthenie, Asthma, Bangigkeit, Benehmen, Depression, Diarrhö, Diphtherie, Dyspepsie, Ekchymose, Ekzem, Erbrechen, Erysipel, Fieber, Furcht, Gastritis, Gastroenteritis, Gingivitis, Grippe, Hämorrhagie, Hautinfektion, Hepatitisvirus, Herpes zoster, Hypothermie, Ischias, Konjunktivitis, Koryza, Koryza, (allergische) Lebensmittelvergiftung, Lichen ruber planus, Lipothymie, Lymphangitis, Mykose, Nephritis, akute, Nephritis, chronische, Nephrotisches Syndrom, Obsession, Ösophagitis, Otitis, Pankreatitis, Perikarditis, Pityriasis rosea Gibert, Pruritus, Psoriasis, Scharlach, Skabies, Typhoid, Ulcus cutaneum, Ulcus gastroduodeni, Urtikaria, Varizen.

ARSENICUM JODATUM (Arsenjodid)

Die Koryza von Arsenicum album, aber heftiger

Der Fließschnupfen ist ätzender als der von Arsenicum album; schmerzhaftes Brennen der Schleimhäute und auch Schmerzen in den Kieferknochen, aber keine Besserung durch Wärme.

Die Ausschläge wie bei Arsenicum album, aber ausgeprägter

Ekzem mit großen abblätternden Schuppen, lichenähnlich.

Nachzuschlagen sind die klinischen Rubriken:

Ekzem, Koryza, Koryza, (allergische) Lichen ruber planus, Psoriasis.

ARTEMISIA VULGARIS (Beifuß)

Die Epilepsie

Petit mal oder Grand mal nach einem Schrecken, mit Schweiß, der nach Knoblauch riecht. Die epileptischen Anfälle folgen rasch aufeinander; Beginn des neuen Anfalls, bevor der vorangegangene beendet ist.

Nachzuschlagen ist die klinische Rubrik:

Epilepsie.

ARUM TRIPHYLLUM

Die Heiserkeit

Der Patient verliert leicht die Kontrolle über seine Stimme. Sie wird bitonal, während er spricht oder singt; *bei dem Versuch, deutlicher zu sprechen oder lauter zu singen, wird er heiser.* Dieses Medikament sollten Lehrer, Sänger, Redner und Schauspieler, deren Stimme leicht ermüdet, **vor** ihren Vorträgen nehmen.

Der schwere Scharlach

Schwerer Scharlach; wegen des unerträglichen Kribbelns am Mund reibt sich der Kranke die Lippen wund, bis Blut kommt.

Nachzuschlagen sind die klinischen Rubriken:
Laryngitis, Scharlach.

ASA FOETIDA (Stinkasant)

Die Ösophagus-Retroperistaltik

Der Asa-foetida-Kranke klagt über ein *Gefühl, als ob eine Kugel von der Kardia zur Kehle aufsteigt;* Hysterie nach Suppression einer Ausscheidung.

Nachzuschlagen ist die klinische Rubrik:
Hysterie.

AURUM METALLICUM (Gold)

Die Melancholie

Der Aurum-Kranke ist gekennzeichnet durch ein Melancholiesyndrom in der psychiatrischen Bedeutung des Ausdrucks; Folge eines affektiven Schocks oder einer geistigen Überanstrengung. *Er macht sich Vorwürfe,* ist von Schuldgefühlen beladen, klagt sich an und empfindet sich als nichtswürdig; er hat das Gefühl, als hätten ihn seine Angehörigen im Stich gelassen, als habe er ihre Zuneigung verloren. Er ist traurig, verzweifelt, misanthropisch. Das macht ihn reizbar, autoritär, jähzornig; er kann keinen Widerspruch ertragen; nur die Musik tut ihm wohl.

Er sehnt sich nach dem Tode und denkt an ihn mit inniger Wonne. *Ständig kommen ihm Gedanken an Selbstmord.* Wenn man ihm nicht Aurum gibt, *bringt er sich tatsächlich um.* Bei der Potenzwahl von Aurum muß man sehr bedachtsam vorgehen, um eine dramatische Verschlimmerung zu verhüten. Während der ersten Zeit der Behandlung sollte man die Angehörigen gleichfalls bitten, ihn ständig zu überwachen.

Das kardiovaskuläre Syndrom

Es kann sich auch um einen Patienten handeln, der an *organischer Hypertonie* leidet mit vaskulärer Plethora, *kongestiven Hitzewallungen* und rotem Gesicht. Möglicherweise besteht eine horizontale Hemianopsie (sieht nur die untere Hälfte der Gegenstände), eine *Herzhypertrophie* mit heftigen Palpitationen und dem Gefühl des Herzstillstands oder eine Ausdehnung der Korneagefäße.

Das Knochensyndrom

Er kann eine Knochennekrose haben, vor allem der Gehörknöchelchen mit fötider Otorrhö, Ohrensausen, Mastoidschmerzen; chronische Sinusitis mit fötider Absonderung; Verschlimmerung der Knochenschmerzen in der Nacht.

Die testikuläre Lokalisation

Hydrozele, Hodenatrophie, Ektokopie; Induration und Schwellung der Hoden.

Nachzuschlagen sind die klinischen Rubriken:

Angina pectoris, Bangigkeit, Benehmen, Blutdruck, Depression, nervöse, Erschöpfung, Extrasystolen, Gedächtnisschwund, Neigung zum G., Glaukom, Hydrozele, Hypochondrie, Leberzirrhose, Lichen ruber planus, Mastoiditis, Migräne, Otitis, Pelvisspondylitis, rheumatische, Polyarthritis rheumatica, Retina, Sinusitis.

AURUM MURIATICUM NATRONATUM
(Natriumgoldchlorid)

Der fibromatöse Uterus

Großer Uterus mit Induration und Hämorrhagien.

Nachzuschlagen ist die klinische Rubrik:

Fibrome.

BAPTISIA TINCTORIA (Wilder Indigo)

Der typhoide Zustand

Adynamischer, typhoider Fieberzustand, Gleichgültigkeit gegen alles. Der Patient hat das Gefühl allgemeiner Zerschlagenheit, so als ob der Körper in Stücke zerbrochen sei; er steht aus dem Bett auf, um die Stücke zusammenzulesen. Das Bett erscheint ihm zu hart. Alle Absonderungen sind sehr übelriechend, Ulzerationen der Schleimhäute, dunkelrotes Gesicht.

Nachzuschlagen ist die klinische Rubrik:
Typhoid.

BARIUM CARBONICUM (Bariumkarbonat)

Das zurückgebliebene Kind

Das in seiner körperlichen und geistigen Entwicklung zurückgebliebene Kind, *Kümmerwuchs, großer Kopf, kalte übelriechende Fußschweiße.* Sehr ängstlich und schüchtern, während der Konsultation hält das Kind seine Hände vor das Gesicht. Das Benehmen ist kindisch. *In bezug auf sein Alter ist das gesamte Wachstum in psychologischer Hinsicht stark zurückgeblieben.*

Das Kind mit den großen Mandeln

Ohne daß ein obligatorischer Zusammenhang mit den obigen Symptomen besteht, kann man einem Kind mit Mandelhypertrophie, Respirationsbeschwerden und Varikosität, Barium carbonicum geben. Dieses Kind erkältet sich leicht. Es hat Anginen, Mandelentzündungen, Rachenphlegmone (mit Adenopathien), Laryngitis und wiederholt Bronchitis.

Der atherosklerotische Greis

Es kann sich auch um einen atherosklerotischen Greis mit hohem Blutdruck handeln, der an Gedächtnisschwund und Sprachfunktionsstörungen leidet. Das *Verhalten des Kranken ist infantil,* er verirrt sich in den Straßen, die er gut kennt. Folgeerscheinungen von Hemiplegie. Prostatavergrößerung.

Nachzuschlagen sind die klinischen Rubriken:
Angina, Blutdruck, Erkältungskrankheiten, Gedächtnisschwund, Hemiplegie, Kinder, Prostatahypertrophie, Rachenphlegmone.

BELLADONNA (Tollkirsche)

Das Fieberdelirium

Zu Beginn überfällt den Kranken *ganz plötzlich ein heftiges Fieber.* Es entspricht dem der Initialphase einer Infektionskrankheit der oberen Luftwege. Die Temperatur ist hoch, etwa um 40 Grad. Der Puls ist hart, voll und schnell. *Die Hitze des Körpers ist oft strahlend,* mit der Hand schon aus einer gewissen Entfernung wahrnehmbar. Allgemein reichlich warme Schweiße (Aconit hat ein ganz ähnliches Fieberbild, aber mit trockener Haut). Der Kopf ist heiß, die Extremitäten sind kalt. Die Schleimhäute sind trocken.

Der Kranke ist dösig-schläfrig, *seine Mattigkeit wird unterbrochen von Phasen des Vorsichherbrummelns oder des Fieberwahns:* er hat Halluzinationen von Tieren. Er knirscht mit den Zähnen; möglicherweise hat er *Fieberkonvulsionen,* die durch die Pulsschläge verschlimmert werden. Ziemlich oft handelt es sich um ein bis dahin gesundes Kind.

Die Wangen sind rot und heiß, ebenso die Lippen, die geschwollen sind. Starrer Blick, *glänzende,* vorgetriebene und geschwollene *Augen mit Mydriasis;* die Konjunktivae sind injiziert. Es besteht eine starke Photophobie und eine außerordentlich große Geräuschempfindlichkeit.

Himbeerzunge. Der Rachen ist rot und trocken, ebenso der Larynx mit *Konstriktionsgefühl* und Schluckschmerzen. Trockene Hustenanfälle und *heftiger Durst.*

Dieses Fieber kann von Nasenbluten (warmes Blut) und Adenopathien begleitet sein. Die Schmerzen sind klopfend (Zephalaea, Otitis, Abszeßschmerzen); sie treten plötzlich auf und verschwinden ebenso schnell wieder. Tenesmus: uterinus, rectalis, urinalis. Enuresis: der Kranke träumt, daß er uriniert, es ist schwierig, ihn zu wecken. Dazu kann auch ein roter Ausschlag und ein scharlachartiger Rash auftreten.

Besondere ergänzende Symptome

Zephalaea: Verschlimmerung, wenn der Kopf vornübergebeugt ist, Besserung durch Rückwärtslehnen des Kopfes. Abdominalschmerzen: Besserung, wenn der Kranke auf dem Bauch liegt. Amenorrhö mit dem Gefühl eines Drängens nach unten, als ob die Geschlechtsteile zur Scheide hinauswollten. Hämorrhagien mit heißem Blut.

Nachzuschlagen sind die klinischen Rubriken:

Abdominalkolik, Abortus spontaneus, Adenopathien, Amenorrhö, Angina, Basedow, Brust, Diarrhö, Enuresis, Erysipel, Fieber, Fieberkrämpfe,

Furcht, Gallenkolik, Glaukom, Glossitis, Hautinfektion, Hitzschlag, Husten, Ischias, Keuchhusten, Kinder, Koma, Konjunktivitis, Koryza, Laryngitis, Lymphangitis, Masern, Meningitis virale, Metrorrhagien, Migräne und Zephalaea, Mumps, Neuralgien, Nierenkolik, Orchitis, Otitis, Pankreatitis, Pneumonie, Rheumatismus, Scharlach, Sinusitis, Sonne, Zähne.

BELLIS PERENNIS (Gänseblümchen)

Die Beckentraumen

Medikament für Venenbeschwerden durch Beckentraumen: nach einem chirurgischen Eingriff im Abdomen zu geben, um venöse Komplikationen zu verhüten; Gefühl während der Schwangerschaft, als ob der Uterus zusammen- und abwärtsgedrückt sei, Bauchmuskelschmerzen, Varizen.

Nachzuschlagen sind die klinischen Rubriken:
Chirurgischer Eingriff, Schwangerschaft, Traumen.

BERBERIS VULGARIS (Berberitze, Sauerdorn)

Die brodelnden Schmerzen

Brodelnde (manchmal stechende) Schmerzen, die in alle Richtungen ausstrahlen, Verschlimmerung durch Bewegung und Druck. Bevorzugte Lokalisationen: rechtes Hypochondrium, Nierengegend, Urethra, Samenstrang. Roter Satz im Urin; Tenesmus urinalis; Obstipation durch Insuffizienz der Gallensekretion; Ikterus; Analfistel.

Die zirzinären Läsionen

Zirzinäre Läsionen auf der Haut; die Heilung geht von der Mitte der juckenden Rötung aus und hinterläßt eine ringförmige Pigmentverfärbung; durch Kratzen wird das Jucken schlimmer.

Nachzuschlagen sind die klinischen Rubriken:
Analfistel, Gallenkolik, Gallensteine, Harngrieß, Herpes circinatus, Nierenkolik.

BISMUTUM (Bismutum subnitricum)

Die gastrische Stase

Starkes Würgen nach einem chirurgischen Eingriff.

Nachzuschlagen ist die klinische Rubrik:
Chirurgischer Eingriff.

BORAX VENATA (Borax, Natrium boracicum)

Die Aphthen mit heißem Mund

Die Aphthen bluten bei Berührung, Hitzegefühl im Mund; der Säugling verweigert die Brust, hat Diarrhö, hat Furcht bei abwärts gerichteter Bewegung (er will sich nicht in seine Wiege legen lassen).

Die Leukorrhöen

Dicke Leukorrhöen, sehen wie Eiweiß aus, Gefühl, als ob heißes Wasser an den Schenkeln herabliefe.

Nachzuschlagen sind die klinischen Rubriken:
Aphthen, Furcht, Leukorrhöen, Schwindelzustände, Zähne.

BRYONIA ALBA (Weiße Zaunrübe)

Die absolute Ruhigstellung ist notwendig

Der Bryonia-Kranke hat *stechende Schmerzen, die durch die geringste Bewegung* oder durch Wärme *verschlimmert* werden, *Besserung durch* absolute Ruhigstellung und durch *starken Druck.* Während der Schmerzanfälle ist er *sehr gereizt;* er „beschimpft seine Schmerzen".

Kopfschmerzen mit Verschlimmerung bei der geringsten Bewegung, sogar das Bewegen der Augäpfel löst Kopfschmerzen aus; Verschlimmerung durch Husten; Besserung durch starken Druck.

Die Artikulationen sind rot, heiß und geschwollen mit den charakteristischen Schmerzen. Anzeichen von Gelenkbänderschädigung. Der Patient hält sich beim Gehen die Lenden.

Die trockenen Schleimhäute

Die Lippen sind trocken und rissig, die Nase ist trocken; starker Durst, bitterer Geschmack im Mund; fehlender Magensaft und Magendrücken, daher das *Gefühl, als ob ein Stein im Magen liege;* Obstipation mit trockenen Schleimhäuten.

Trockener Reizhusten, Verschlimmerung beim Betreten eines warmen Zimmers, durch Essen und Trinken oder bei der geringsten Bewegung. Der Patient hält sich beim Husten den Kopf oder die Brust (wegen stechender Schmerzen oder Seitenstechen). Das Atmen tut ihm weh. Er liegt auf der schmerzhaften Seite, was der Besserung durch starken Druck oder durch Ruhigstellung entspricht.

Die Ergüsse

Entzündung der serösen Häute: Hydrarthrose, Pleuritis.

Das Fieber

Fieber mit *krankhaften Kaubewegungen,* Verlangen nach Alleinsein, ängstliche Gereiztheit oder Stupor; Gesicht rot geschwollen, Durst. Manchmal befindet sich der Kranke im Delirium, er glaubt, nicht zu Hause zu sein, er will, daß man mit ihm nach Hause geht.

Besondere zusätzliche Symptome

Lymphangitis der harten, heißen und schmerzhaften Brust. Schwindelzustände mit dem Gefühl, als ob der Kopf sich in einem Kreis drehe oder als ob man in seinem Bett versinken müsse.

Nachzuschlagen sind die klinischen Rubriken:

Benehmen, Bronchitis, Brust, Diarrhö, Dorsalgie, Dyspepsie, Fieber, Gallenkolik, Gicht, Glaukom, Gonarthrose, Grippe, Hepatitisvirus, Husten, Hydrarthrose, Ischias, Koryza, Lumbago, Lymphangitis, Meningitis virale, Migräne, Neuralgien, Obstipation, Pelvisspondylitis (rheumatische) Periarthritis, Perikarditis, Pleuritis, Pneumonie, Rheumatismus, Schwindelzustände, Typhoid.

BUFO (Krötengift)

Die Lymphangitis

Lymphangitis, die sich aus einem Panaritium mit Adenopathie auf die oberen Gliedmaßen zu entwickelt.

Nachzuschlagen ist die klinische Rubrik:

Lymphangitis.

CACTUS GRANDIFLORUS (Königin der Nacht)

Das Konstriktionsgefühl

Konstriktionsgefühl *am Herzen,* Gefühl des Zusammengepreßtwerdens wie durch einen eisernen Ring oder einen Schraubstock. Schnelles Herz, *heftiges Herzklopfen,* schwacher Puls, *Hypotonie.* Gefühl der Taubheit im linken Oberarm. Verschlimmerung beim Liegen auf der linken Seite. Neigung zu Hämorrhagien.

Auch an anderen Organen oder an anderen Stellen können Konstriktionsgefühle auftreten, besonders bei einer Arteriitis der unteren Gliedmaßen.

Nachzuschlagen sind die klinischen Rubriken:
Angina pectoris, Arteriitis, Blutdruck, Extrasystolen, Krampus-Syndrom.

CALADIUM SEGUINUM (Kaladium, Schweigrohr)

Die sexuellen Schwierigkeiten

Männer:
Schwache Erektion, trotz sexueller Erregung; Erektion ohne Libido.

Frauen:
Pruritus der Vulva in der Schwangerschaft oder durch Würmer in der Scheide; Schmerzen, wenn ein Wurm in die Scheide des kleinen Mädchens gelangt ist.

Nachzuschlagen sind die klinischen Rubriken:
Pruritus, Sexuelle Probleme, Wurmbefall.

CALCIUM CARBONICUM (Austernschalenkalk)

Der ruhige Säugling

Es handelt sich oft um einen Säugling *mit großem Kopf, dickem Bauch, schlaffen Muskeln* und pausbäckigem Gesicht. Es treten partielle Schweiße auf: *er transpiriert leicht am Kopf* (während des Stillens, beim Einschlafen); seine Füße sind kalt und feucht. *Die Fontanellen schließen sich erst spät;* auch die Zahnung ist verzögert. Neigung zu Ekzemen der behaarten Kopfhaut, ißt gern Eier und schwerverdauliche Speisen.

Indolent, sehr ruhig und passiv, bleibt artig dort, wo man ihn hinlegt, *lernt nur langsam und spät gehen.*

Der eigensinnige Erwachsene

Der Erwachsene ist blaß mit Neigung zur Korpulenz; er hat Atembeschwerden, im Urin finden sich weiße Sedimente. In der Verwirklichung seiner Ziele ist er eher bradypsychisch und eigensinnig. Er hat vielfache Befürchtungen, insbesondere Furcht vor der Zukunft.

Bei der Frau ist die Periode verspätet; die geringste geistige Erregung führt zu Metrorrhagien und milchigen Leukorrhöen. Vor der Regel sind die Brüste geschwollen und schmerzen. Die Regeln erscheinen zu früh, sind zu stark und dauern sehr lange.

Die Neigung, sich leicht zu erkälten

Sowohl das Kind als auch der Erwachsene haben eine große Neigung, sich leicht zu erkälten: häufiger Schnupfen, Halsschmerzen, Laryngitis (mit Heiserkeit ohne Schmerz), Husten oder Diarrhö bei dem geringsten kalten Luftzug; Koryza im Wechsel mit Diarrhö; Adenopathien. Rheumatismus mit Verschlimmerung bei feuchtkaltem Wetter, Besserung bei trockener Witterung.

Die Hypertrophien

Vesikale, uterine, aurikuläre und nasale Polyposis. Fibrome. Kropf. Alte Warzen, die hohl und geschwürig werden.

Nachzuschlagen sind die klinischen Rubriken:

Amenorrhö, Angina, Arthrose, Asthma, Bronchiektasie, Bronchitis, Depression, nervöse Erschöpfung, Dorsalgie, Ekzem, Enuresis, Epilepsie, Erkältung, Fibrome, Furcht, Gallensteine, Gicht, Harngrieß, Hautinfektion, Hordeolum, Kinder, Koryza, spasmische, Koxarthrose, Leiner-Krankheit, Leukorrhöen, Lichen ruber planus, Metrorrhagien, Milchschorf, Myxödem, Nephrotisches Syndrom, Nierenkolik, Otitis, Polypen, Prämenstruelles Syndrom, Psoriasis, Rachitis, Rhinopharyngitis, Schwindelzustände, Skoliose, Urtikaria, Verruzae, Zähne.

CALCIUM FLUORATUM (Kalziumfluorid)

Die Indurationen

Calcium fluoratum ist bei folgenden Fällen indiziert: *Neigung zu Exostosen,* Zahnkaries mit Zahnschmelzschwund, periartikulare Kalkablagerungen. Man kann es vor einem chirurgischen Eingriff geben, um postoperative Verwachsungen zu verhüten.

Die Gewebeerschlaffung

Demgegenüber sind einige Gewebe erschlafft: veranlagungsbedingte Varizen, Hämorrhoiden, *große Erschlaffung des Bindegewebes.*

Die chronische Lumbalgie

Chronische Lumbago mit Verschlimmerung bei Beginn der Bewegung und Besserung bei fortgesetzter Bewegung.

Nachzuschlagen sind die klinischen Rubriken:
Arthrose, Chirurgischer Eingriff, Lumbago, Periarthritis, Varizen, Zähne.

CALCIUM JODATUM (Kalziumjodid)

Die Tonsillenkrypten

Indiziert bei einem Kind vom Typ Calcium carbonicum, aber mit Tonsillenkrypten. Neigung zu Rachenphlegmonen.

Nachzuschlagen sind die klinischen Rubriken:
Angina, Rachenphlegmone.

CALCIUM PHOSPHORICUM (Kalziumphosphat)

Der großgewachsene Säugling

Dieses Kind ist *größer* und weniger rundlich als das vom Typ Calcium carbonicum. Es hat große Mandeln und leidet an Hypertrophie der adenoiden Vegetationen. *Die Fontanellen schließen sich spät,* die Zahnung ist verzögert, das Kind lernt erst spät gehen.

Die Wachstumsstörungen des Jugendlichen

Der Jugendliche kann dieses Medikament in seiner Wachstumsperiode brauchen, ebenso ein Heranwachsender, der gerade hochaufgeschossen ist. Er hat Kopfschmerzen durch geistige Arbeit und eine Neigung, sich leicht zu erkälten: Koryza, Rhinopharyngitis, Mandelentzündung, Laryngitis und wiederholt Bronchitis.

Das Anzeichen für Knochenschäden

Starre und Taubheit der Extremitäten. Bevorzugte Lokalisation von Rheuma an den Suturen, vor allem im *Sakroiliakgelenk* und an den Symphysen; Verschlimmerung durch Feuchtigkeit und Schneewetter. Taubheitsgefühl der unteren Gliedmaßen, wenn der Patient sitzt. Calcium phosphoricum ist gleichfalls indiziert, wenn Frakturenden nur langsam zusammenwachsen.

Besonderes ergänzendes Symptom

Analfistel im Wechsel mit pulmonalen Beschwerden.

Nachzuschlagen sind die klinischen Rubriken:
Analfistel, Arthrose, Erkältung, Frakturen, Koxarthrose, Leukorrhöen, Lumbago, Migräne, Pelvisspondylitis (rheumatische) sexuelle Probleme, Skoliose, Spasmophilie, Zähne.

CAMPHORA (Kampfer)

Die intensive Kälte

Medikament bei *kardiovaskulärem Kollaps* mit dem Gefühl intensiver Kälte: kalter Atem, kalte Zunge, *kalte Haut bei Berührung.* Das Paradoxe ist, daß *der Kranke nicht zugedeckt werden will.* Prostration, plötzlicher Kräfteschwund, Wadenkrämpfe. Profuse Diarrhö.

Der allererste Anfang von Fieberkrankheiten

Wenn man Kampfer ganz zu Beginn einer Erkältung nimmt, kommen die charakteristischen Symptome der Krankheit nicht mehr zum Ausbruch. Es handelt sich um ein Stadium von ganz kurzer Dauer, sogar noch vor dem Zustand von Aconitum napellus. Im allgemeinen hat der Arzt nicht die Gelegenheit, bei diesem ersten Anfang dabei zu sein. Es handelt sich also um einen Rat, der im voraus zu geben ist.

Nachzuschlagen sind die klinischen Rubriken:
Chirurgischer Eingriff, Diarrhö, Fieber, Hypothermie, Krampus-Syndrom, Raynaud-Syndrom.

CANTHARIS (Cantharide, Spanische Fliege)

Die Blasen

Große Bläschen oder *Blasen* mit Brennen- und Juckreiz-Empfinden. Lokalisation auf der Haut (die Blasen haben alle möglichen Ursachen einschließlich Hautverbrennungen) oder an den Schleimhäuten, besonders am Mund und im Rachen.

Die Irritation der Schleimhäute

Cantharis ist das Hauptmittel bei *akuter Zystitis.* Der Kranke hat den ständigen und unerträglichen Drang zu urinieren. *Die Miktion erfolgt tropfenweise mit brennenden Schmerzen, die besonders heftig vor, während und nach der Miktion sind.* Der Urin enthält Blut.

Die Schleimhäute des Verdauungskanals können auch betroffen sein: brennender Durst, jedoch ganz entschiedene Abneigung, irgendwelche Flüssigkeiten zu sich zu nehmen, denn die Schluckschmerzen sind zu groß; Diarrhö mit Tenesmus und Blut.

Ein gewisser Grad sexueller Erregung verstärkt die Indikation von Cantharis, wenn eine akute Zystitis oder eine Diarrhö vorliegt.

Nachzuschlagen sind die klinischen Rubriken:
Allergie, Angina, Ekzem, Gastroenteritis, Glossitis, Harnwegsinfektion, Ösophagitis, Pruritus, sexuelle Probleme, Sonne, Verbrennungen.

CAPSICUM ANNUUM (Spanischer Pfeffer)

Die Mastoiditis

Geschwollener Mastoid mit *Berührungsempfindlichkeit;* brennende Schmerzen in den Ohren.

Die brennenden Schmerzen der Schleimhäute

Gefühl von brennenden Schmerzen an allen Schleimhäuten. Indiziert ganz besonders bei *Sodbrennen in der Schwangerschaft.*

Nachzuschlagen sind die klinischen Rubriken:
Mastoiditis, Otitis, Schwangerschaft.

CARBO ANIMALIS (Tierkohle)

Die Couperose

Bläuliche oder kupferfarbige Haut mit Dilatation der benachbarten Venen.

Nachzuschlagen ist die klinische Rubrik:
Akne rosacea.

CARBO VEGETABILIS (Holzkohle)

Die digestive Fermentation

Aufblähung des Epigastriums und der oberen Bauchhälfte mit Neigung zur *Dyspnö; konstriktive* Schmerzen; Palpitationen. *Alle Symptome werden vorübergehend durch Aufstoßen gebessert.* Spannungsgefühl im rechten Hypochondrium. Unverträglichkeit von Fett.

Das Ulcus cutaneum

Ulcus cutaneum mit *bläulicher,* marmorierter und violetter *Verfärbung der Haut;* fötide Absonderung, brennende Schmerzen, die durch Wärme verschlimmert, aber durch Kälte auch nicht gebessert werden; Gangränneigung.

Die Hypothermie

Wenn ein Patient Fieberanfälle mit *Hypothermie* bekommt, *bevor das Fieber steigt,* muß man ihn von diesem Zeitpunkt an mit Carbo vegetabilis behandeln: er wird gesund werden, bevor die eigentliche Erkrankung zur Entwicklung kommt (AH).

Besondere ergänzende Symptome

Folge einer vorangegangenen schweren Krankheit; Kachexie, Zyanose, *Verlangen nach frischer Luft; der Kopf ist heiß und der Körper kalt;* das Zahnfleisch ist geschrumpft und berührungsempfindlich, es blutet beim Saugen oder Bürsten; Alopezie.

Beginn eines Keuchhustens. Heiserkeit ohne Schmerzen, aber mit dem Gefühl eines Brennens in der Brust und Verschlimmerung am Abend. Analpruritus durch Wurmkrankheit.

Nachzuschlagen sind die klinischen Rubriken:

Alopezie, Dyskinesie biliäre, Dyspepsie, Extrasystolen, Gingivitis, Hypothermie, Keuchhusten, Laryngitis, Lebensmittelvergiftung, Pruritus, Ulcus cutaneum, Wurmkrankheit.

CAULOPHYLLUM (Blauer Cohosch)

Die zu Ende gehende Schwangerschaft und die Entbindung

Caulophyllum *unterstützt die synergetischen Kontraktionen der Fibrae uterinae.* In dieser Eigenschaft kann man es systematisch im letzten Monat der

Schwangerschaft geben, *um die Entbindung zu erleichtern* (es besteht nicht die geringste Gefahr einer Frühgeburt). Wenn es nicht zur Präventivbehandlung genommen wurde, kann es am Ende der Schwangerschaft bei falschen Wehen verwendet werden, bei rigidem Muttermund führt es vorbeugend gegeben zur Verhütung von intermittierenden und kräftezehrenden Schmerzen während der Entbindung.

Die Dysmenorrhö

Intermittierende Menstruationsschmerzen, die an die Entbindung erinnern und auf andere Körperteile ausstrahlen.

Nachzuschlagen sind die klinischen Rubriken:
Abortus spontaneus, Dysmenorrhö, Entbindung, Schwangerschaft.

CAUSTICUM (Ätzstoff Hahnemann)

Die lokalisierten Paralysen

Medikament indiziert *bei motorischen,* progressiven, chronischen, lokalisierten *Paralysen,* oft als Folge eines trockenen kalten Luftzugs. Angegriffen sind *Gesichtsmuskeln,* Stimmbänder, Bronchien, die Blase und der Ischiasnerv. Paralyse des achten Schädelbasispaares mit Taubheit und Ohrensausen; die Laute klingen im Kopf wie ein Echo. *Folgeerscheinungen von Hemiplegie.*

Die Deformationen der Sehnen

Causticum ist gleichfalls indiziert bei Kontrakturen der Muskeln und der Sehnen mit Steifheit der Gelenke und *Sehnenverkürzungen der Beugemuskeln.* Gefühl, als seien die Sehnen zu kurz. Schmerzen in der linken Hüfte beim Husten. Besserung bei feuchter Witterung und Wärme.

Besondere ergänzende Symptome

Warzen an und unter den Nägeln, an der Nase und an den Augenlidern. Folgeerscheinungen von Verbrennungen. Katarakt.

Nachzuschlagen sind die klinischen Rubriken:
Chirurgischer Eingriff, Enuresis, Epilepsie, Hemiplegie, Husten, Ischias, Katarakt, Koxarthrose, Laryngitis, Nägel, Narben, Ohrgeräusche, Paralysen, Pelvisspondylitis (rheumatische) Periarthritis, Polyarthritis rheumatica, Rheumatismus, Schwangerschaft, Tendinitis, Verbrennungen, Verrucae.

CHAMOMILLA VULGARIS (Kamille)

Die Überempfindlichkeit bei Schmerzen

Dem Kranken erscheinen die Schmerzen *unerträglich,* aber sie sind vielleicht weniger stark, als er es zum Ausdruck bringt. *Er ist unruhig und wird wegen seiner Schmerzen zänkisch;* er „möchte lieber sterben als sie ertragen". Häufiges Kennzeichen: Einschlafen der Glieder. Die Schmerzen können als Folge eines Zornausbruches auftreten.

Die Zahnung

Zur Zeit der Eruption eines Zahnes ist das Kind unruhig, die Schmerzen machen es ungeduldig und zänkisch. *Wenn man es auf den Arm nimmt* oder in seinem Wagen fährt, *kommt es zur Ruhe.* Heißer Kopfschweiß. *Auf der Seite der Zahneruption ist die Wange rot.* Es kann auch eine Diarrhö dazutreten.

Die uterine Lokalisation

Druckgefühl nach oben zur Zeit der Entbindung oder der Regeln. Dysmenorrhö mit dunklem klumpigen Blut.

Nachzuschlagen sind die klinischen Rubriken:
Abdominalkolik, Benehmen, Diarrhö, Dysmenorrhö, Entbindung, Gallenkolik, Kinder, Krampus-Syndrom, Otitis, Rheumatismus, Schlaflosigkeit, Zähne.

CHELIDONIUM MAJUS (Großes Schellkraut)

Der Schmerz unterhalb des rechten Schulterblattes

Die Schmerzen strahlen vom rechten Hypochondrium zur rechten Schulterblattspitze aus; dies ist ein charakteristisches Kennzeichen. Es handelt sich um einen Schmerz vesikulären Ursprungs, oft begleitet von einer galligen Prägung. Alles ist gelb: die Haut (Ikterus), die Konjunktivae, die Zunge; *die Stühle sind goldgelb, manchmal lehmig und schwimmen auf dem Wasser;* der Urin ist dunkel.

Es können auch konstriktive Bauchschmerzen auftreten wie von einem Strick oder einem Gürtel verursacht, ferner auch Analpruritus. Der Patient verlangt warme Getränke (besonders Milch); diese tun ihm übrigens gut.

Nachzuschlagen sind die klinischen Rubriken:
Abdominalkolik, Dyskinesie, biliäre, Gallenkolik, Gallensteine, Hepatitisvirus, Periarthritis, Pneumonie, Pruritus.

CHIMAPHILA UMBELLATA (Doldenblütiges Wintergrün)

Der Prostatiker

Große Prostata mit dem *Gefühl, als ob sich ein Ball am Damm befinde.* Harnwegsinfektion des alten Prostatikers, der beim Harnlassen große Beschwerden hat; urinieren kann er nur im Stehen, mit vornübergebeugtem Körper, mit gespreizten Beinen und starkem Pressen. *Im Urin befindet sich viel fadenziehender Schleim.*

Nachzuschlagen sind die klinischen Rubriken:
Harnwegsinfektion, Prostatahypertrophie.

CHINA RUBRA (Chinarinde)

Der Verlust von Körperflüssigkeiten

China rubra kann gegeben werden, um die *konsekutive Erschöpfung bei Verlust von Körperflüssigkeiten* zu bekämpfen: verschiedene Hämorrhagien, Diarrhö, Anämie, sich in die Länge ziehendes Stillen usw.

Dieses Medikament bringt insbesondere eine *Hämorrhagie* zum Stillstand, die von folgenden Symptomen begleitet ist: Lipothymie oder großer Schwächezustand, Sehstörungen, Ohrensausen, temporale Zephalaea, blasses Gesicht mit Ringen um die Augen.

Das Verdauungssyndrom

Schmerzlose Diarrhö, *abdominale Ballonierung, die durch Aufstoßen oder Abgang von Darmgasen nicht gebessert wird;* unverdaute Speisen in den Stühlen; Schwächegefühl nach dem Stuhlgang. Die Speisen scheinen einen bitteren Geschmack zu haben. Ikterus durch Obstruktion. Klopfende Kopfschmerzen mit Empfindlichkeit der behaarten Kopfhaut bei der leichtesten Berührung. Diarrhö nach dem Genuß von Früchten.

Die rheumatischen Beschwerden

Geschwollene und *sehr berührungsempfindliche* Gelenke. Verschlimmerung der Schmerzen durch leichte Berührung, demgegenüber aber eine Besserung durch starken Druck.

Nachzuschlagen sind die klinischen Rubriken:
Abdominalkolik, Anämie, Asthenie, Chirurgischer Eingriff, Diarrhö, Dyskinesie, biliäre, Dyspepsie, Entbindung, Epistaxis, Fibrome, Gallenkolik, Gallensteine, Gicht, Glutenunverträglichkeit, Hämatemesis, Hämoptyse, Lipothymie, Menorrhagien, Metrorrhagien, Migräne, Neuralgien, Ohrgeräusche, Rheumatismus, Traumen.

CHININUM SULFURICUM (Chininsulfat)

Das Ohrensausen

Ohrensausen mit Schwerhörigkeit, Frösteln und Schwindelzuständen. Große Sensibilität der Rückenwirbel bei Druck und Anlehnen.

Nachzuschlagen sind die klinischen Rubriken:
Ménière-Syndrom, Ohrgeräusche.

CICUTA VIROSA (Wasserschierling)

Der heftige epileptische Anfall

Infantiles Gehabe vor dem epileptischen Anfall; heftige epileptiforme Konvulsionen, die am stark seitwärts gedrehten und zurückgebeugten Kopf beginnen, dann Opisthotonus; Mydriasis, stierer Blick, spasmischer Strabismus, Trismus, kalte Extremitäten. Folge von Schädel-Hirn-Trauma.

Nachzuschlagen ist die klinische Rubrik:
Epilepsie.

CINA (Zitwerblüten)

Das Kind mit Wurmbeschwerden

Es handelt sich im allgemeinen um ein Kind, dessen Symptome als Reflexe von Wurmbefall aufzufassen sind. Blasses Gesicht und Ringe um die Augen. Es ist leicht reizbar, *zänkisch* und indifferent gegenüber Liebkosungen; *es will auch nicht, daß man sich um sein Befinden kümmert.* Seelisch hat es Ähnlichkeit mit dem Chamomilla-Kind, doch im Gegensatz zu jenem will das Cina-Kind nicht getragen werden.

Anal- und Nasalpruritus können hinzukommen; ferner heftiger krampfartiger Husten mit Paroxysmen, nach dem Husten glucksendes Geräusch in der Speiseröhre; periumbilikale Schmerzen; *Bärenhunger;* Erbrechen; Fieber; Enuresis; Pavor nocturnus.

Nachzuschlagen sind die klinischen Rubriken:
Enuresis, Husten, Kinder, Pavor nocturnus, Pruritus, Wurmbefall.

CINNABARIS (Zinnober)

Die Crista galli

Anal-genitale Kondylome mit Elektivlokalisation am Präputium; Crista galli; rote, leicht blutende Kondylome.

Nachzuschlagen ist die klinische Rubrik:
Kondylome, anal-genitale.

CLEMATIS ERECTA (Steife Waldrebe)

Die Orchitis

Orchitis mit Irritation der Urethra als Folge einer Gonorrhö. Hoden: Retraktion, hart, schmerzhaft. Verschlimmerung durch Bettwärme.

Nachzuschlagen ist die klinische Rubrik:
Orchitis.

COCA (Cocastrauch)

Die Höhenkrankheiten

Schlaflosigkeit in großer Höhe.

Nachzuschlagen ist die klinische Rubrik:
Schlaflosigkeit.

COCCULUS INDICUS (Kockelskörner)

Die muskuläre Parese

Muskelschwäche und *schmerzhaftes Einschlafen der Gliedmaßen* mit Ameisenlaufen, Akrokontrakturen, Parese. Verlangsamte Bewegungen, *Dysarthrie,* geistige Stumpfheit.

Die Reisekrankheiten

Übelkeit und *Schwindelzustände in einem Beförderungsmittel oder beim Anblick von Bewegungen.* Kopfschmerzen im Hinterkopf mit dem Gefühl, als ob sich etwas im Hinterkopf abwechselnd öffne und schließe. *Verschlimmerung im Freien* und durch Essen.

Die Dysmenorrhö

Dysmenorrhö mit Abdominalmeteorismus, Gefühl, als wäre der Bauch voller spitzer Steine, allgemeine Schwäche.

Nachzuschlagen sind die klinischen Rubriken:
Abdominalkolik, Dysmenorrhö, Ménière-Syndrom, Migräne, Paralysen, Reisekrankheiten, Schwangerschaft, Schwindelzustände, Spasmophilie, Übelkeit.

COCCUS CACTI (Kochenille, Kaktuslaus)

Die Hustenanfälle mit fadenziehendem Schleimauswurf

Spastischer Husten mit Expektoration reichlicher Schleimmengen, wie Eiweiß aussehend, hängen in langen Fäden aus dem Mund herab. Schleimiges Erbrechen.

Nachzuschlagen sind die klinischen Rubriken:
Husten, Keuchhusten.

COFFEA CRUDA (Ungerösteter, grüner Kaffee)

Die ständig gesteigerte Aktivität des Geistes

Im Anschluß an eine gute Nachricht oder eine freudige Gemütsbewegung: Zustand von Betriebsamkeit, Herzklopfen, *Schlaflosigkeit mit überströmendem Gedankenzudrang,* gesteigerte Hirntätigkeit, sensorische Hyperästhesie, Lipothymie. Der gleiche Zustand nach einer Tasse Kaffee am Abend.

Die Odontalgien

Unerträgliche Zahnschmerzen, vorübergehende Besserung, wenn eisgekühltes Wasser in den Mund genommen wird.

Nachzuschlagen sind die klinischen Rubriken:
Lipothymie, Schlaflosigkeit, Zähne.

COLCHICUM AUTUMNALE (Herbstzeitlose)

Der akute Gichtanfall

Akuter Gichtanfall mit Schmerzen, Hautrötung, Hitze, Ödem; bevorzugte Lokalisation am großen Zeh. *Extreme Empfindlichkeit bei jeder Berührung* und bei Bewegungen. Impotenz wegen der Schmerzen. Verschlimmerung durch warme Witterung, aber Besserung durch lokale Wärme. Sehr charakteristisch für den Gichtanfall: *Wandernde Gelenkbeschwerden.* Gichtmetastasen. Urolithiasis. Mögliche Begleitsymptome: Übelkeit beim Geruch von Speisen oder schon, wenn man an sie denkt, Diarrhö, völlige Erschöpfung.

Nachzuschlagen sind die klinischen Rubriken:
Gicht, Perikarditis, Übelkeit.

COLLINSONIA (Kollinsonie, Grieswurzel)

Die blutenden Hämorrhoiden

Hämorrhoiden durch Obstipation oder während der Schwangerschaft; sie bluten, sind sehr schmerzhaft und stechend, wie Nadelstiche.

Nachzuschlagen sind die klinischen Rubriken:
Hämorrhoiden, Obstipation, Schwangerschaft.

COLOCYNTHIS (Frucht der Koloquinte)

Die krampfartigen Schmerzen

Krampfartige Schmerzen *bei heftigen Paroxysmen,* zur Linderung der Schmerzen zwingen sie den Kranken, sich vornüberzubeugen, das betroffene Glied stark zusammenzukrümmen oder die Hände auf die schmerzhafte Stelle zu drücken. *Besserung durch festen Druck und Wärme. Große Reizbarkeit durch den Schmerz;* die krampfartigen Schmerzen können auch durch einen Zornesausbruch ausgelöst werden. Magnesium phosphoricum hat große Ähnlichkeit mit Colocynthis (die Frucht der Koloquinte enthält Magnesiumphosphat), aber ohne die nervöse Konnotation. Mögliche Begleitsymptome: Diarrhö, Dysmenorrhö, erhöhter Augendruck.

Nachzuschlagen sind die klinischen Rubriken:
Abdominalkolik, Benehmen, Diarrhö, Dysmenorrhö, Gallenkolik, Glaukom, Ischias, Koxarthrose, Krampus-Syndrom, Lumbago, Neuralgien, Nierenkolik, Ovarialzyste.

COMOCLADIA DENTATA (Guaco, kubanische Anacardiacee)

Das Glaukom

Glaukom mit dem Gefühl, als sei das Auge stark vergrößert; bevorzugte Lokalisation: rechtes Auge; Verschlimmerung bei Wärme.

Nachzuschlagen ist die klinische Rubrik:
Glaukom.

CONIUM MACULATUM (Schierling)

Die Neigung zu Indurationen

Geschwollene, harte Brüste; sie schmerzen vor der Regel; Verschlimmerung durch die geringste Bewegung; Besserung durch Gegendruck mit der Hand. Indurationen mit den Anzeichen der *Mastopathie.* Nodositas als Folge von Brusttrauma. Induration des Gebärmutterhalses.

Prostatahypertrophie und Verhärtung, Schweregefühl am Perineum; *intermittierender Urinfluß.* Klassisches Medikament für sexuelle Abstinenzler.

Traumatischer Katarakt; Photophobie und intensives Tränen der Augen. Gelbe Nägel.

Die Schwindelzustände

Schwindel, wenn man den Kopf auf die Seite dreht, Besserung durch Schließen der Augen.

Die aszendierende Paralyse

Paralyse mit progressiver und aszendierender Evolution. Zittern.

Nachzuschlagen sind die klinischen Rubriken:
Brust, Fibrome, Katarakt, Kornea (Ulzeration), Mastose, Nägel, Paralysen, Prämenstruelles Syndrom, Prostatahypertrophie, Schwindelzustände, sexuelle Probleme, Traumen.

CORALLIUM RUBRUM (Rote Koralle)

Die Schnellfeuer-Hustenstöße

Hustenanfälle mit *ineinander übergehenden Paroxysmen,* die Hustenstöße folgen so schnell aufeinander wie bei einem Schnellfeuergewehr, mit viel Schleim in den Nasenhöhlen. Den Anfällen geht ein Erstickungsgefühl voraus; während des Anfalls *wird das Gesicht dunkelrot;* nachfolgende Erschöpfung.

Nachzuschlagen sind die klinischen Rubriken:
Husten, Keuchhusten.

CRATAEGUS OXYACANTHA (Weißdorn)

Der unregelmäßige Puls

Während eines Herzschwächeanfalls: schwacher, unregelmäßiger, intermittierender Puls; Dyspnö bei der geringsten Betätigung; Hypertonie.

Nachzuschlagen sind die klinischen Rubriken:
Blutdruck, Extrasystolen.

CROCUS SATIVUS (Safran)

Die hysterische Affektiertheit

Überschwengliche Zärtlichkeit; die Person will auf hysterische Art alle umarmen. Auffallend ist das rasche Hin- und Herschwanken der Stimmung: von der Heiterkeit zur Traurigkeit und zu Zornesausbrüchen.

Nachzuschlagen sind die klinischen Rubriken:
Benehmen, Hysterie.

CROTON TIGLIUM (Purgierkörner)

Die Eruption an den Genitalien

Pruriginöse Bläschen, die an den äußeren Genitalien lokalisiert sind; das Kratzen ist schmerzhaft.

Nachzuschlagen ist die klinische Rubrik:
Ekzem.

CUPRUM METALLICUM (Kupfer)

Die Spasmen

Epileptischer Bravais-Jackson-Anfall; der Daumen ist in die geschlossene Hand eingeschlagen, dann breiten sich die Spasmen möglicherweise aus: Zyanose des Gesichts, Verdrehen der Augäpfel, Trismus, Opisthotonus.

Krämpfe. Choleriforme Diarrhö mit Muskelkrämpfen, zyanotischem Gesicht und heißem Abdomen. Singultus bessert sich durch Trinken von kaltem Wasser. Die Retrozession von Eruptionen kann die auslösende Ursache für die Spasmen sein.

Nachzuschlagen sind die klinischen Rubriken:

Diarrhö, Epilepsie, Krampus-Syndrom, Lateralsklerose, amyothrophe, Singultus.

CYCLAMEN EUROPAEUM (Alpenveilchen)

Die ophthalmische Migräne

Ophthalmische Migräne mit verschiedenfarbigem Flimmern und schwarzen Flecken. „Transparenter" Schwindelzustand: Doppelsehen, die Person sieht Gegenstände fest an einer bestimmten Stelle und gleichzeitig in drehender Bewegung.

Besondere ergänzende Symptome

Der Regelfluß hört auf, wenn man sich bewegt. Schluckauf nach dem Essen, besonders während der Schwangerschaft.

Nachzuschlagen sind die klinischen Rubriken:

Migräne, Schwindelzustände, Singultus.

DIGITALIS PURPUREA (Roter Fingerhut)

Der verlangsamte Puls

Heftige Palpitationen mit langsamem, unregelmäßigem und schwachem Puls. Verschlimmerung bei jeder Bewegung; *Gefühl, als ob das Herz stillsteht, wenn man sich bewegt.* Der Patient leidet an einer Mitralläsion. Ikterus mit langsamem Puls und großer Leber; farblose, diarrhöische Stühle.

Nachzuschlagen sind die klinischen Rubriken:

Extrasystolen, Hepatitisvirus.

DIOSCOREA VILLOSA (Yamswurzel)

Die Schmerzen, die sich durch Aufrichten des Körpers bessern

Krampfartige Schmerzen, die oft die Stelle wechseln; Besserung durch aufrechte, gerade Körperhaltung oder durch Rückwärtsbeugen. Diese Schmerzen können in alle Richtungen ausstrahlen (Rücken, Brust, Finger, Ohren, Geschlechtsorgane).

Nachzuschlagen sind die klinischen Rubriken:
Abdominalkolik, Diarrhö, Dyskinesie (biliäre) Gallenkolik, Ischias, Nierenkolik.

DROSERA ROTUNDIFOLIA (Sonnentau)

Der spastische Husten

Ein spastischer Husten wird durch ein Kitzelgefühl im Kehlkopf oder durch das Gefühl eines Krümels oder einer Feder in der Kehle ausgelöst. Trockener, anfallartig auftretender, *bellender, rauher* Husten. *Die Hustenanfälle folgen so rasch aufeinander, daß der Patient kaum zu Atem kommen kann,* daher häufig die *Wiederaufnahme der tiefen Inspiration,* genannt „Hahnenschrei". Wegen der unerträglichen Stiche hält sich der Patient beim Husten die Brust oder den Bauch. Ausgelöst wird der Husten durch Sprechen, Lachen, Singen, Sichhinlegen, Essen oder Trinken; die Hustenanfälle treten häufiger nach Mitternacht auf. Verschlimmerung durch Wärme. Begleiterscheinungen: Epistaxis, Erbrechen, eventuell Asthma.

Nachzuschlagen sind die klinischen Rubriken:
Asthma, Keuchhusten, Laryngitis.

DULCAMARA (Bittersüß)

Die Empfindlichkeit bei naßkaltem Wetter

Bei naßkalter Witterung treten folgende Krankheiten auf: rheumatische Schmerzen, Lumbago, Neuralgien, Diarrhö, verschiedene Katarrhe; alternierende Beschwerden. Urtikaria, nachdem man sich naßkaltem Wetter ausgesetzt hat, Gefühl des Brennens nach dem Kratzen.

Die Warzen

Große, fleischige, flache, glatte, weiche und braune Warzen; bevorzugte Lokalisation: Gesicht oder am Handrücken.

Nachzuschlagen sind die klinischen Rubriken:
Abdominalkolik, Lumbago, Neuralgien, Rheumatismus, Urtikaria, Verrucae.

EQUISETUM HIEMALE (Winterschachtelhalm)

Die Enuresis

Schmerzen in der Blase, als ob sie übervoll wäre, nicht gebessert durch die Miktion, Verschlimmerung durch Drücken; Schleim im Urin. Dieses Mittel ist bei Enuresis zu versuchen, wenn sonst kein wahlanzeigendes Symptom zu ermitteln ist und auch keine andere Ursache vorliegt.

Nachzuschlagen sind die klinischen Rubriken:
Enuresis, Harnwegsinfektion.

EUPATORIUM PERFOLIATUM (Wasserhanf)

Das Fieber mit Knochenschmerzen

Fieber mit tiefsitzenden Knochenschmerzen. *Gefühl, als ob die Knochen gebrochen seien,* allgemeines Zerschlagenheitsgefühl. Zephalaea mit Schmerzhaftigkeit der Augäpfel. *Galliges Erbrechen während des Fiebers.*

Nachzuschlagen sind die klinischen Rubriken:
Dengue-Fieber, Erbrechen, Grippe.

EUPHRASIA OFFICINALIS (Augentrost)

Die okulare Entzündung

Konjunktivitis im Verlauf einer Koryza mit *starkem Tränenfluß, der die Augenlider und die Wangen wund macht.* Demgegenüber ist die Nasensekretion mild und reizt nicht. Die Kornea ist mit Schleim überzogen, was den Patienten veranlaßt, *ständig mit den Augenlidern zu blinzeln.* Besserung im Freien.

Nachzuschlagen sind die klinischen Rubriken:
Blepharitis, Konjunktivitis.

FERRUM METALLICUM (Eisen)

Die hypochrome Anämie

Hypochrome Anämie mit Blässe der Haut und der Schleimhäute, Kurzatmigkeit, Schwindelzuständen. *Die Gesichtsblässe alterniert mit plötzlichem Erröten und Blutwallungen* (durch Emotion, Schmerz, Anstrengungen), daher manchmal der Anschein einer Plethora. Kopfschmerzen mit Blutwallungen bei einem anämischen Patienten. Klopfende Zephalaea mit Überempfindlichkeit der behaarten Kopfhaut.

Nachzuschlagen sind die klinischen Rubriken:
Anämie, Benehmen, Migräne.

FERRUM PHOSPHORICUM (Ferriphosphat)

Das wellenartige Fieber

Unregelmäßiges Fieber: *Wenn die Temperatur niedrig ist, sind die Wangen des Kranken bleich; bei plötzlich einsetzendem Fieber werden die Wangen rot.* Niemals sehr hohe Temperatur (im Gegensatz zu Aconitum napellus oder Belladonna), sie bleibt um 38,5 Grad. Der Puls ist weich; rheumatische Schmerzen können auftreten (besonders in der Schulter). Dieses Fieber ist auch von *Kongestionsbeschwerden* begleitet: Pneumopathiekongestion mit trockenem kurzem Husten. Dadurch werden verursacht: Harnemission, Otitis mit Rötung des Trommelfells, Hämorrhagien: *Epistaxis,* manchmal Hämoptyse.

Nachzuschlagen sind die klinischen Rubriken:
Bronchitis, Epistaxis, Fieber, Hämoptyse, Husten, Kinder, Laryngitis, Otitis, Pneumonie.

FRAXINUS AMERICANA (Weiße Esche)

Der Fibromatose-Uterus

Fibromatose und Kongestion des Uterus in seiner Gesamtheit mit dem Gefühl der Schwere im Unterleib.

Nachzuschlagen ist die klinische Rubrik:
Fibrome.

GELSEMIUM SEMPERVIRENS (Gelber Jasmin)

Der Stumpfsinn

Stumpfsinniges Aussehen des Kranken mit *Somnolenz* und dunkelrotem Gesicht; *er möchte in Ruhe gelassen werden; seine Augenlider sind schwer* und fallen herab; seine Sphinkter sind erschlafft; er leidet an Hinterhauptkopfschmerzen; er zittert.

Dieser Zustand kann in verschiedenen Situationen auftreten: nach einer *Emotion*, einer schlechten Nachricht oder einer Furcht; *wenn die Entbindung verzögert ist;* bei einer *Migräne* (mit vorausgegangenen Sehstörungen, und zum Schluß erfolgt eine reichliche Emission von hellem Urin). Aber die beiden Hauptkennzeichen, die man bei dem Stumpfsinn von Gelsemium antrifft, sind die Antizipationsangst und das Fieber.

Die Antizipationsangst

Bei einem Examen, einer Sportprüfung oder vor Zahnbehandlungen bekommt der Betroffene eine *Antizipationsdiarrhö* und Zittern; er ist *langsam* und benommen (im Gegensatz zu dem Argentum-nitricum-Typ, der hastig ist).

Das Fieber

Das Fieber von Gelsemium *kommt langsam* und nimmt mit fortschreitendem *Stumpfsinn* zu; Begleiterscheinungen: langsamer Puls, wäßrige Koryza, unfreiwillige Stühle; *Fieber ohne Durst;* Verlangen nach Alleinsein.

Es können auch ernstere Symptome auftreten, wie zum Beispiel: *Paralyse der motorischen Zentren* mit Verlust der Koordination der Bewegungen und intensives Zittern, *Diplopie,* Strabismus, Ptosis, Aphonie, Schwindelanfälle, das Gefühl, daß das Herz aufhört zu schlagen, wenn sich der Patient nicht bewegt.

Dieser Zustand entspricht oft Viruserkrankungen, die neurologisch lokalisiert sind, oft gutartig: Koryza, Grippe usw.; aber es kann sich auch um ernsthaftere Störungen handeln, wie beispielsweise um eine Enzephalitis, um den Beginn einer Poliomyelitis oder um ein Guillain-Barré-Syndrom. Schließlich ist Gelsemium indiziert, wenn das Exanthem bei einem *Eruptivfieber* schwer herauskommt und wenn man die oben genannten Symptome vorfindet.

Die okularen Beschwerden

Gelsemium kann auch bei verschiedenen Augenläsionen verwendet werden: Retinaexsudat, Choroiditis, Netzhautablösung, Glaukom.

Nachzuschlagen sind die klinischen Rubriken:
Angst, Chirurgischer Eingriff, Diarrhö, Diphtherie, Entbindung, Enzephalitis, Extrasystolen, Fieber, Fieber mit Ausschlag, Furcht, Glaukom, Grippe, Guillain-Barré-Syndrom, Hepatitisvirus, Koryza, Koryza (allergische) Lampenfieber, Lipothymie, Migräne, Paralyse, Poliomyelitis, Retina, Schlaflosigkeit, Zähne.

GLONOINUM (Nitroglyzerin)

Die Kopfkongestion mit Desorientiertheit

Zephalische Kongestion mit plötzlichem wellenartigem Blutandrang zum Kopf; daraus folgen: das *Klopfen im Kopf,* und das sichtbare *Klopfen der Karotiden* gehen synchron mit dem Puls. *Das Gesicht ist dunkelrot* und heiß, die Ohren sind rot, die Augen injiziert. Es handelt sich eindeutig um eine *geistige Verwirrung mit Desorientiertheit.* Der Kranke weiß nicht mehr, wo er sich befindet. Klopfende Zephalaea; heftige Palpitationen mit Blutandrang zum Herzen und Präkordialangst. Verschlimmerung durch Wärme. Diese Symptome können bei einem drohenden Schlaganfall, nach intensiver Sonnenbestrahlung oder bei einem Hitzschlag auftreten.

Nachzuschlagen sind die klinischen Rubriken:
Blutdruck, Extrasystolen, Koma, Ménière-Syndrom, Migräne, Ohrgeräusche, Sonne.

GNAPHALIUM POLYCEPHALUM (Ruhrkraut, Immortelle)

Die Ischialgie mit Besserung im Sitzen

Ischiasschmerzen mit alternierendem Taubheitsgefühl, Besserung im Sitzen.

Nachzuschlagen ist die klinische Rubrik:
Ischias.

GRAPHITES (Reißblei)

Das nässende Ekzem

Nässendes, *honigähnliches,* gelbes und klebriges Ekzem. Lokalisation: Kommissuren, *Beugefalten,* Augenlider, behaarte Kopfhaut, *hinter den Ohren.* Manchmal ist die Haut trocken und runzlig, honigartig gelb schimmernd, *Fissuren:* diese haben einen honiggelben Hintergrund.

Chronische Blepharitis mit Fissuren an den äußeren Augenwinkeln; die Augenlider sind morgens verklebt. Alopezie infolge des Ekzems; trockene, brüchige Haare. *Keloidähnliche Narben.*

Die Mißbildung der Nägel

Die Nägel sind verdickt, mißgebildet, rissig, eingewachsen; unguinale Mykose.

Die apathische und ängstliche Person

Der Graphites-Typ ist fettleibig, langsam, apathisch, ängstlich, traurig, unentschlossen und friert leicht. Das Gesicht ist hochrot. Obstipation mit knotigem reichlichem Stuhl, der mit Schleim bedeckt ist, Hämorrhoiden, Ödem der Analschleimhaut, Analfissur.

Die ersten Regeln treten spät ein. Die Regeln sind schwach und verspätet. Leukorrhöen wie Gelee; Pruritus der Vulva vor den Regeln. Abneigung gegen den Koitus.

Besondere ergänzende Symptome

Ohrensausen mit Schwerhörigkeit und Besserung bei Lärm. Gastralgie und Besserung durch Essen. Abneigung gegen Fleisch, Fisch, Süßigkeiten. Pruritus der Varizen.

Nachzuschlagen sind die klinischen Rubriken:

Akne vulgaris, Alopezie, Amenorrhö, Analfissur, Blepharitis, Dyspepsie, Ekzem, Erysipel, Hämorrhoiden, Hautinfektion, Hordeolum, Hydrozele, Impetigo, Leukorrhö, Myxödem, Nägel, Narben, Obstipation, Ohrgeräusche, Pruritus, Psoriasis, sexuelle Probleme, Ulcus gastro-duodeni, Varizen.

HAMAMELIS VIRGINIANA (Virginischer Zauberstrauch)

Die schmerzhaften Venen

Druckgefühl und Berührungsempfindlichkeit im Bereich der Venen. Hämatome und Ekchymosen bei dem geringsten Stoß. Stark blutende Hämorrhoiden mit Druckgefühl. Vulväre Varizen. Varikozele mit heißem, berührungsempfindlichem und geschwollenem Hoden; Transpiration des Skrotum.

Nachzuschlagen sind die klinischen Rubriken:
Hämatome, Hämorrhoiden, Orchitis, Periphlebitis, Schwangerschaft, Varizen.

HELLEBORUS NIGER (Christrose)

Die Abstumpfung der geistigen Fähigkeiten

Der Kranke ist benommen und *indifferent;* starrer Blick mit Mydriasis. Er *runzelt die Stirn, der Unterkiefer fällt herab.* Er steckt den Kopf in das Kissen, macht Oszillationsbewegungen mit der Zunge und *automatische Bewegungen* mit einem Glied.

Er stößt unbewußte Seufzer und manchmal enzephalitische Schreie aus. Auf Fragen antwortet er nur langsam und ohne Reaktion. Die Muskulatur bleibt wie gelähmt. Oligurie, Anurie.

Nachzuschlagen sind die klinischen Rubriken:
Enzephalitis, Koma, Meningitis virale.

HELONIAS DIOICA (Helonie, Nordamerikanische Liliacee)

Die Erschlaffung der Gebärmutter

Prolaps mit dem *Bewußtsein, einen Uterus zu haben,* Lumbalgien, Rötung der genitalen Schleimhäute, weißliche Leukorrhöen wie geronnene Milch, Pruritus der Vulva. Zu diesen Symptomen tritt eine *große körperliche Erschöpfung* hinzu. *Gebessert wird der Zustand durch Beschäftigung* oder Ablenkung.

Nachzuschlagen sind die klinischen Rubriken:
Kandidiase, Leukorrhöen, Schwangerschaft, Uterusprolaps.

HEPAR SULFURIS CALCAREUM (Kalkschwefelleber)

Der Eiter, der die Haut reizt

Schon gebildete oder in der Entstehung befindliche Suppurationen. Der Eiterfluß verursacht an der Peripherie der entzündeten Stelle *kleine Bläschen;* auf diese Weise *dehnt sich die Hautinfektion progressiv aus.* Der Eiter ist übelriechend, typisch ist der Geruch nach „altem Käse". Bei Zugluft und Berührung ist die Haut sehr empfindlich. Die Schleimhäute können gleichfalls entzündet sein mit Neigung zu Ulzerationen (Auge, Mund, Kehle, Bronchien).

Der Husten

Croupartiger Husten bei trockenem und kaltem Wetter, Besserung bei feuchter Witterung. Der Kranke deckt sich beim Husten auf. Feuchte Rasselgeräusche, Pfeifen der Bronchien. Stechende Schmerzen, die durch Berührung verschlimmert werden; *Splittergefühl im Hals.*

Nachzuschlagen sind die klinischen Rubriken:

Akne vulgaris, Akne rosacea, Blepharitis, Bronchiektasie, Bronchitis, Brust, Ekzem, Gingivitis, Hautinfektion, Herpes circinatus, Hordeolum, Husten, Impetigo, Konjunktivitis, Korneaulzeration, Koryza, Laryngitis, Leiner Krankheit, Leukorrhöen, Lymphangitis, Milchschorf, Otitis, Rachenphlegmone, Sinusitis, Zähne.

HYOSCYAMUS NIGER (Schwarzes Bilsenkraut)

Das Delirium mit großer Schwatzhaftigkeit

Delirium mit Geschwätzigkeit, Streitsucht, Eifersucht, sexueller Erregung; Furcht, vergiftet zu werden. Karphologie-Bewegungen; Stühle gehen unfreiwillig ab.

Besonderes ergänzendes Symptom

Singultus nach dem Essen.

Nachzuschlagen sind die klinischen Rubriken:

Furcht, Manie, Obsession, Singultus, Typhoid.

HYPERICUM PERFORATUM (Johanniskraut)

Die Verletzungen von Nervenfasern

Verletzungen von Körperteilen, die reich an Empfindungsnerven sind. Wenn ein Nerv oder Nervenfasern verletzt sind, strahlen die Schmerzen von der Wunde aus in den betroffenen Körperteil. Bei einem Sturz auf das Steißbein schießen die Schmerzen die Wirbelsäule entlang. Neuromschmerzen.

Nachzuschlagen sind die klinischen Rubriken:
Neurom, Tierbisse, Traumen, Zähne.

IGNATIA AMARA (Ignatiusbohne)

Die widerspruchsvollen Symptome

Im Zusammenhang mit einer Emotion oder nach einem lange mit sich herumgetragenen Kummer treten Symptome auf, die für diesen Zustand sehr charakteristisch sind: sie sind *widerspruchsvoll und paradox.* Der Patient erbricht zum Beispiel eine leicht verdauliche Speise, während er eine schwerverdauliche Mahlzeit gut verträgt, je nach den Umständen: Die Diätkost wird nicht verdaut, wenn der Patient verärgert ist, das reichhaltige Essen wird dagegen gut verdaut, wenn er in einer angenehmen Stimmung ist. Weitere paradoxe Symptome: Übelkeit oder Erbrechen werden durch Essen gebessert; Halsschmerzen besser durch Schlucken von Festem; Hämorrhoiden besser durch Gehen; je mehr der Patient hustet, um so mehr hat er das Verlangen zu husten (also muß er dadurch doch eine Erleichterung empfinden).

Der Ignatia-Typ hat den Wunsch, allein zu bleiben, *um in der Stille über seinen Kummer nachzugrübeln;* aber nach einer gewissen Zeit fühlt er das Bedürfnis zu explodieren, und dann *sucht er Streit mit den Menschen, die in seiner Nähe sind.* Er neigt zum Widerspruch und erträgt keinen Trost. Seine *Stimmung ist wechselhaft,* je nach den Umständen des Tagesablaufes. *Starke Gerüche kann er nicht vertragen:* Tabak, Parfüm, Malerfarben, Kaffee (doch er trinkt Kaffee sehr gern, das ist immer wieder das widerspruchsvolle Kennzeichen von Ignatia). Es handelt sich hier öfter um eine Frau als um einen Mann. Der Ignatia-Patient ist oft geschieden (AH).

Die Widersprüchlichkeiten verursachen gleichfalls somatische Symptome: *respiratorische Beklemmung* mit dem Bedürfnis, *tiefe Seufzer* auszustoßen; *Gefühl eines Klumpens im Hals;* Weinen, krampfhaftes Gähnen; Leeregefühl im Magen, das durch tiefes Einatmen gebessert wird; Singultus; nicht lokalisierbare Schmerzen; Zephalaea mit dem Gefühl, als sei ein Nagel in den Kopf geschlagen, reichliches Wasserlassen von hellem Urin beenden die Kopfschmerzen; Obstipation auf Reisen; Affektkrämpfe beim Kind.

Nachzuschlagen sind die klinischen Rubriken:

Abdominalkolik, Affektkrampf, Amenorrhö, Angst und Bangigkeit, Asthma, Benehmen, Blutdruck, Depression und nervöse Erschöpfung, Dyskinesie, biliäre, Dyspepsie, Erbrechen, Extrasystolen, Husten, Hysterie, Migräne, Obsession, Obstipation, Schlaflosigkeit, Schwangerschaft, Spasmophilie, Übelkeit.

IPECACUANHA (Brechwurzel)

Die ständige Übelkeit

Der Patient, der Ipecacuanha braucht, leidet unter *ständiger Übelkeit mit profusem Speichelfluß, keine Besserung durch Erbrechen;* trotz dieser Verdauungsbeschwerden ist die *Zunge nicht belegt.*

Dieser Zustand kann im Verlauf verschiedener Hämorrhagien auftreten, bei Verdauungsstörungen (Leeregefühl im Magen, nabelbezügliche Schmerzen, wäßrige Diarrhö mit zähem Schleim und Blut) und häufig im Verlauf eines Respirationssyndroms.

Der Husten mit Erbrechen

Er hat einen *Krampfhusten,* der durch ein Kitzeln im Kehlkopf hervorgerufen wird. Während des Anfalls wird der Körper infolge von Verkrampfung starr. Charakteristische Begleitsymptome von Ipecacuanha: Hypersialorrhö mit ständiger Übelkeit, die aber durch Erbrechen nicht gebessert wird, die Zunge ist sauber. Pfeifende, erstickende Atmung. Es besteht gleichfalls ein Konstriktionsgefühl in der Brust.

Nachzuschlagen sind die klinischen Rubriken:

Allergie, Asthma, Bronchitis, Diarrhö, Epistaxis, Erbrechen, Hämatemesis, Hämoptyse, Husten, Keuchhusten, Koryza (allergische), Menorrhagie, Metrorrhagie, Schwangerschaft, Übelkeit.

IRIS VERSICOLOR (Blaue Schwertlilie)

Das Brennen im Verdauungskanal

Gefühl des Brennens im ganzen Verdauungskanal, vom Mund bis zum After, mit Hyperazidität, sauren, brennenden und galligen Erbrechen, fetten und brennenden Stühlen. Diese Symptome können im Verlauf einer Ösophagitis auftreten, einer akuten Pankreatitis (mit schmierig-fettiger Diarrhö, Brennen am After) oder einer ophthalmischen Migräne.

Die ophthalmische Migräne

Migräne mit Sehstörungen: Phosphen, Schleier vor den Augen, Amaurose. Übelkeit, galliges Erbrechen, Gefühl, als ob der ganze Verdauungskanal wie Feuer brennt (besonders der Mund, die Speiseröhre, der Magen). Migräne vor allem am wöchentlichen Ruhetage.

Nachzuschlagen sind die klinischen Rubriken:
Erbrechen, Gastritis, Migräne, Ösophagitis, Pankreatitis.

JODUM (Jod)

Die Hyperthyroidie

Der Patient befindet sich permanent in einem *Zustand von Unruhe und Angstvorstellungen.* Er ist angsterfüllt, wenn er sich hinlegt oder wenn er nicht ißt. Heißhungrig, und *obwohl er gut ißt, ist er mager.* Intoleranz gegen Wärme.

Hypertrophie der Schilddrüse, sie ist hart und schmerzt, mit Konstriktionsgefühl im Halsbereich. Auch kardiologische Kennzeichen treten in Erscheinung: Kompressionsgefühl um das Herz herum; Palpitationen; Tachykardie.

Die Irritation der Schleimhäute

Irritation der Schleimhäute mit brennenden und wundmachenden Absonderungen; Schmerzen der Stirnhöhlen. Konstriktionsgefühl am Larynx mit Heiserkeit, croupartiger Husten; die Larynxschmerzen werden durch Husten verschlimmert. Ätzende Leukorrhöen, die die Wäsche löchrig machen.

Besondere ergänzende Symptome

Weißliche und fettige Diarrhö. Schmerzen, als wäre ein Keil in das Ovarium hineingetrieben. Hydrozele.

Nachzuschlagen sind die klinischen Rubriken:
Angst und Bangigkeit, Basedow, Extrasystolen, Hydrozele, Koryza, spasmische, Laryngitis, Leukorrhöen, Ovarialzyste, Pankreatitis, Polyarthritis rheumatica.

KALIUM ARSENICOSUM (Fowlersche Lösung)

Die Papeln

Trockene, schuppige Haut mit konfluierenden Papeln; starker und unerträglicher Juckreiz, der durch Wärme verschlimmert wird.

Nachzuschlagen ist die klinische Rubrik:
Lichen ruber planus.

KALIUM BICHROMICUM (Kaliumbichromat)

Der zähdickflüssige Schleim

Jede Schleimhaut kann befallen werden: Sinus, Nase, Ohr, Bronchien, Geschlechtsorgane. Es bildet sich eine Absonderung von *grünlichem, fadenziehendem, zähflüssigem und sehr dickem Schleim. Schleimfetzen und Krusten in der Nase,* mit rotem Rachen, Zäpfchenödem, leichtes Näseln beim Sprechen, Polyposis, Schmerzen an der Nasenwurzel. Grünliche und fadenziehende Leukorrhöen.

Die Ulzerationen mit glatten Rändern

Man kann Ulzerationen mit glattem Rand erkennen, insbesondere im Bereich der Kornea, der Nase, des Magens. Als Begleiterscheinung tritt der charakteristische, grünliche, dicke und fadenziehende Schleim auf. Brennende Schmerzen im Magen, Verschlimmerung nach dem Genuß von Bier, Besserung durch Essen. Epigastrische Schwere nach den Mahlzeiten.

Besondere ergänzende Symptome

Schmerzen, die sich an bestimmten Stellen wie Punkte festsetzen (Stirn, Brust). Stirnkopfschmerz mit vorausgegangenen Augenbeschwerden. Husten, der beim Essen oder beim Umkleiden verschlimmert wird.

Nachzuschlagen sind die klinischen Rubriken:
Bronchiektasie, Bronchitis, Diphtherie, Gastritis, Husten, Kornea-Ulzeration, Koryza, Leukorrhö, Migräne, Mononucleosis infectiosa, Otitis, Polypen, Rhinopharyngitis, Sinusitis, Ulcus gastro-duodeni.

KALIUM BROMATUM (Kaliumbromid)

Die Ruhelosigkeit

Ausfall der geistigen Fähigkeiten, Somnolenz, Gedächtnisschwund, insbesondere für Wörter. Trotzdem ist der Patient in einem *Zustand krankhafter Ruhelosigkeit,* die Hände sind ständig in Bewegung; Somnambulismus, Pavor nocturnus; Zähneknirschen; Akne papulosa.

Nachzuschlagen sind die klinischen Rubriken:

Akne juvenilis, Benehmen, Gedächtnisschwund, Pavor nocturnus, Somnambulismus.

KALIUM CARBONICUM (Kaliumcarbonat)

Die Asthenie als Folge einer schweren, sich lang hinziehenden Krankheit

Als Folge einer schweren und sich lang hinziehenden Krankheit, eines Spontanaborts oder einer Entbindung, tritt ein Zustand allgemeiner Kraftlosigkeit mit folgenden Kennzeichen auf: allgemeine Schwäche mit dem Gefühl, als ob die unteren Gliedmaßen versagen würden, reichliche Schweiße bei der geringsten Betätigung, Neigung, sich leicht zu erkälten, trockene Haare, Alopezie, *Schwächegefühl in den Lenden* mit Schmerzen, die zu den Gesäßbacken ausstrahlen. Neigung zu Anämie und zu Ödemen; Gefühl, als ob das Herz an einem Faden hinge; schneller, schwacher, intermittierender Puls; Hämorrhoiden; Empfindung, als ob der Magen voll Wasser wäre, Angstgefühl in der Magengegend.

Die pulmonale Lokalisation

Kalium carbonicum entspricht gleichfalls Bronchialsymptomen mit Pfeifen, Expektoration kleiner runder Klumpen von grauem Schleim wie Tapioka. *Stechende Schmerzen in der Brust, unabhängig von der Bewegung.* Die Lokalisation in der unteren rechten Lungenhälfte ist typisch. Der Kranke sitzt vornübergebeugt, den Kopf hält er in den Händen, die Ellbogen sind auf die Knie gelehnt.

Nachzuschlagen sind die klinischen Rubriken:

Abortus spontaneus, Alopezie, Amenorrhö, Anämie, Asthenie, Asthma, Bronchiektasie, Dyspepsie, Entbindung, Erkältung, Neigung sich leicht zu erkälten, Extrasystolen, Fibrome, Gonarthrose, Hämorrhoiden, Hiatushernie, Koxarthrose, Lumbago, Schwangerschaft.

KALIUM JODATUM (Kaliumjodid, Jodkali)

Die Koryza mit Sinusitis

Akute Koryza mit Kopfschmerzen in den Stirnhöhlen, katarrhalische Zephalaea und sehr wundmachende Absonderungen; Verschlimmerung im Freien.

Die rheumatischen Schmerzen in der Nacht

Geschwollenes Knie, Verschlimmerung der Schmerzen in der Nacht; Hydrarthrose. Ischias mit Verschlimmerung der Schmerzen in der Nacht und wenn der Patient liegt, vor allem auf der schmerzhaften Seite.

Nachzuschlagen sind die klinischen Rubriken:
Hydrarthrose, Ischias, Koryza, Ohrgeräusche, Sinusitis.

KALIUM MURIATICUM (Kaliumchlorid)

Der Katarrh der Eustachischen Röhre

Chronischer Katarrh der Eustachischen Röhre mit Ohrgeräuschen, Schwerhörigkeit und Krachen in den Ohren beim Atmen durch die Nase. Die Zunge ist dick-weißgrau belegt.

Nachzuschlagen ist die klinische Rubrik:
Otitis.

KALIUM PHOSPHORICUM (Kaliumphosphat)

Die Erschöpfung

Als Folge einer Überarbeitung oder nach sich lang hinziehenden Sorgen entsteht ein Zustand geistiger und körperlicher Erschöpfung mit der Unfähigkeit, klare Überlegungen anzustellen. *Aber der Patient kann aus seinem Zustand herauskommen und dann eine gewisse Empfindlichkeit zum Ausdruck bringen.* Nach einer geistigen Anstrengung kann er auch Kopfschmerzen bekommen oder in Pavor nocturnus geraten. Geistige Arbeit und der Koitus verschlimmern das Syndrom; die sexuelle Erregung ist verzögert.

Acidum phosphoricum stellt ein ganz ähnliches Bild dar, aber der Patient ist unfähig, spontan aus seinem Erschöpfungszustand herauszukommen.

Nachzuschlagen sind die klinischen Rubriken:
Asthenie, Depression und nervöse Erschöpfung, sexuelle Probleme.

KALMIA LATIFOLIA (Berglorbeer)

Die Herzschmerzen

Herzschmerzen, die in den linken oberen Arm ausstrahlen, der Puls ist langsam und schwach. Heftiges schmerzhaftes Herzklopfen, das durch Vornüberbeugen verschlimmert wird und einem den Atem verschlägt.

Die Neuralgie mit Tendenz der Schmerzen, von oben nach unten zu ziehen

Blitzartig wandernde Schmerzen, die *von oben nach unten* ziehen, mit lokalem *Taubheitsgefühl.* Verschlimmerung durch Bewegung und Vornüberbeugen, alternierend mit den Herzbeschwerden. Post-Zoster-Schmerzen mit der Tendenz, von oben nach unten zu wandern, und mit Taubheitsgefühl.

Nachzuschlagen sind die klinischen Rubriken:
Angina pectoris, Extrasystolen, Herpes zoster, Rheumatismus.

KREOSOTUM (Destillationsprodukt des Buchenholzteers)

Die Korrosion der Schleimhäute

Kreosotum paßt bei heftiger Irritation der Schleimhäute mit sehr wundmachenden Sekreten und Blutungen bei Berührung. Das Zahnfleisch ist schwammig, bläulich-dunkelrot und blutet leicht; Zahnkaries und übler Geruch aus dem Mund (siehe weiter unten). Die kleinen Schamlippen sind geschwollen. Brennende Schmerzen der Vagina beim Wasserlassen; scharfe, juckende, mit Blut vermischte, ätzende und übelriechende Leukorrhöen; sie machen die Wäsche gelblich und steif.

Die Zahnkaries

Die Milchzähne werden faul und schwarz, sobald sie herauskommen, sie nehmen eine eckige Form an. Zahnkaries mit Speichelfluß auch während der Schwangerschaft.

Nachzuschlagen sind die klinischen Rubriken:
Gingivitis, Leukorrhöen, Pruritus, Schwangerschaft, Zähne.

LAC CANINUM (Hundsmilch)

Das Völlegefühl in den Brüsten

Schwellung und Völlegefühl in den Brüsten vor der Regel; Verschlimmerung durch die geringste Erschütterung.

Die Pseudomembranen

Porzellanartige Pseudomembranen mit ständigem Seitenwechsel der Schmerzen.

Nachzuschlagen sind die klinischen Rubriken:
Diphtherie, Prämenstruelles Syndrom.

LACHESIS MUTA (Gift der Lachesis muta)

Die Gedankensprünge

Im Verlauf einer *schweren Infektionskrankheit* oder während der *Menopause* tritt folgender Zustand ein: geistige Erregung am Abend mit Depression am nächsten Morgen beim Erwachen. Der Patient ist sehr *geschwätzig,* aber er macht vor allem *Gedankensprünge,* eine Idee zieht die andere nach sich, und man kann seinen Redefluß nicht anhalten. Hyperästhesie der Haut.

Alles ist violett

Bei Lachesis ist alles bläulichrot oder violett: die Backenknochen, die Hautläsionen (Abszeß, Aknepapeln), die Schleimhäute.

Die Neigung zur Infektion

Angina mit dunkelroten Mandeln und großer Berührungsempfindlichkeit am Hals, Verschlimmerung durch warme Getränke; die Entzündung beginnt links und geht zur rechten Seite über. Laryngitis oder Bronchitis mit trockenem Husten, sobald man den Larynx berührt. *Fieber mit großer Schwatzhaftigkeit,* Delirium, Empfindung vergiftet zu werden, Eifersucht, Todesträume; die Zunge zittert; der Patient kann den Druck der Bettdecke kaum aushalten, Erstickungsanfälle beim Einschlafen, hämorrhagische Komplikationen.

Die hämorrhagische Diathese

Blutendes Zahnfleisch, Purpura, bläulichrote Ekchymosen, *spontane Hämatome,* mit Blut gemischter Eiter bei einem Abszeß. Das Blut ist schwärzlich, klumpig und nicht gerinnungsfähig. Diese Hämorrhagien können aus sehr unterschiedlichen Anlässen auftreten: Menopause, schwere Infektionskrankheit, Alkoholismus.

Die Suppression von Absonderungen

Die Beschwerden treten oft als Folge der Suppression von Absonderungen auf, sie bessern sich, wenn der Ausfluß wieder einsetzt: Ohrgeräusche mit Katarrh der Eustachischen Röhre, wenn die Koryza zu laufen aufhört; berstende Kopfschmerzen, die beim Einsetzen einer Sekretion verschwinden; Asthma wird durch die Expektoration gebessert; Hitzewallungen in der Menopause, wenn die Regeln verspätet eintreten und Besserung, wenn sie wiederkommen.

Die Kreislaufstörungen

Hitzewallungen mit Transpiration. Reflexhusten des Kardialzustandes; Palpitationen; *Verlangen nach Luft.* Empfindung, als sei das Herz zu groß für die Brust. Indolente *Krampfadergeschwüre* mit violetten Rändern und übelriechender Absonderung, Überempfindlichkeit gegen Berührung, Schmerzen, wenn das Geschwür nicht ausläuft.

Besondere ergänzende Symptome

Die Symptome verlaufen von links nach rechts. Gefühl, als ob die Augen nach hinten gezogen würden. Sexuelle Erregung in der Menopause.

Nachzuschlagen sind die klinischen Rubriken:

Akne juvenilis, Allergie, Amenorrhö, Angina, Asthma, Benehmen, Blutdruck, Bronchitis, Depression und nervöse Erschöpfung, Diphtherie, Ekchymosen, Erysipel, Erythema nodosum, Extrasystolen, Fibrome, Fieber, Gingivitis, Glossitis, Hämatome, Hämorrhagien, Hautinfektion, Hemiplegie, Hepatitisvirus, Husten, Hysterie, Koryza, spasmische, Laryngitis, Leberzirrhose, Lipothymie, Lymphangitis, Menopause, Metrorrhagie, Migräne, Mumps, Narben, Ohrgeräusche, Ovarialzyste, Periphlebitis, Purpura, Raynaud-Syndrom, Retina, Scharlach, Sexuelle Probleme, Sinusitis, Sonne, Tierbisse, Typhoid, Ulcus cutaneum.

LAPIS ALBUS (Fluorkalziumsilicat)

Die elastischen Fibrome

Fibrome von elastischer Konsistenz mit brennenden Schmerzen und Hämorrhagien.

Nachzuschlagen ist die klinische Rubrik:
Fibrome.

LEDUM PALUSTRE (Sumpfporst)

Die Schwellung der Gelenke mit Besserung durch Kälte

Artikulare Schwellung, *kalt bei Berührung;* die Integumente sind blaß, geschwollen.

Verschlimmerung durch lokale Wärme, *Besserung durch kalte Anwendungen,* kalte Bäder. Bevorzugte Lokalisation am Knie; möglicherweise am Fußknöchel oder am großen Zeh. Ausbreitung der *Schmerzen von den unteren zu den oberen Gliedmaßen.* Gichtknoten.

Die Traumen

Lazerationswunden (Tierbiß). *Stichwunden:* Splitter, Wunden durch Stichinstrumente, Insektenstiche (zur Heilung aber auch prophylaktisch, den Bienenzüchtern zu empfehlen). *Bei Berührung erscheint der verletzte Körperteil kalt.* Verletzungen der weichen Teile am Auge.

Die Alkoholiker

Akne und Rheumatismus der Alkoholiker.

Nachzuschlagen sind die klinischen Rubriken:
Akne rosacea, Gicht, Gonarthrose, Insektenstiche, Rheumatismus, Tierbisse, Traumen.

LILIUM TIGRINUM (Tigerlilie)

Die leicht aufgebrachte depressive Frau

Depressive, leicht reizbare Frau; klagt über ein Gefühl, als ob die Organe des kleinen Beckens nach unten gedrückt würden; Lilium tigrinum ist eine hastige Sepia-Frau und sexuell leicht erregt. Sie muß ständig aktiv sein, um an etwas anderes zu denken. Die Regel fließt nur bei Bewegung. Sie hat wundmachende Leukorrhöen, Herzklopfen mit schnellem Puls und das Gefühl, als ob das Herz in einem Schraubstock zusammengedrückt sei.

Nachzuschlagen sind die klinischen Rubriken:
Depression und nervöse Erschöpfung, Dysmenorrhö, Extrasystolen, Leukorrhöen, sexuelle Probleme.

LYCOPODIUM CLAVATUM (Bärlappsporen)

Die Dyspepsie mit Flatulenz

Mit Lycopodium haben wir das typische Syndrom für Verdauungsschwäche. Der Patient setzt sich mit einem Heißhunger zu Tisch (er bekommt übrigens Kopfschmerzen, wenn er die genaue Tischzeit verpaßt), *aber nach wenigen Bissen ist er satt.* Nach dem Essen wird sein Gesicht rot. Er verspürt eine postprandiale Somnolenz, *aber er hält kein Schläfchen, denn dann wacht er mit einer schlechten Laune auf;* oder aber er muß das Schläfchen um drei Uhr halten. Während des größten Teils des Nachmittags verspürt er ein Völlegefühl im Magen. Abdominale Ballonnierung, besonders im unteren Teil des Bauches, Besserung durch Abgang von Darmgasen. *Um 17 Uhr sind die Speisen noch in seinem Magen.* Von 16 bis 20 Uhr sind im allgemeinen alle Symptome verschlechtert. Er leidet an einer spasmischen Obstipation mit Hämorrhoiden. Er verträgt keine Austern, dagegen hat er ein *großes Verlangen nach Zucker.*

Der typische Lycopodiumpatient

Physisch gesehen ist es ein Mensch mit sitzender Lebensweise und schwach ausgebildeter Muskulatur. *Er fühlt sich besser, wenn er sich im Freien Bewegung verschafft.* Er sieht älter aus, als er in Wirklichkeit ist. Das Kind sieht nicht wie ein kleiner alter Mensch aus, sondern *erscheint* nur *älter als nach seinem wirklichen Alter.* Dies steht im Gegensatz zu dem, was man hierüber im allgemeinen schreibt. Der Erwachsene hat frühzeitig graue Haare. Seine Gesichtsfarbe ist gelb.

Psychisch gesehen handelt es sich um einen intelligenten Menschen mit lebhaften Augen, sehr begabt für Mathematik. Er ist stolz, *sehr eigensinnig, autoritär* und kann einen Mißerfolg nur schwer ertragen. Er neigt zum Widerspruch. Das Kind ist *frühreif;* es interessiert sich für ältere Kinder und für Unterhaltungen mit Erwachsenen. Am liebsten tut es alles selbst. Es will immer Klassenprimus sein, zeigt einen Wettkampfgeist und fühlt sich gekränkt, wenn es schlechte Noten bekommt.

Der Lycopodium-Mensch liebt nicht das Neue, er hat Erwartungsängste. Morgens *nach dem Aufstehen ist er schlecht gelaunt.* Er ist ein Misanthrop, der Gesellschaft braucht, aber eine schweigsame Gesellschaft. Er neigt zu unterdrücktem Zorn. Er weint, wenn man ihn beglückwünscht oder ihm für einen erwiesenen Dienst dankt. Er ist ein stolzer sentimentaler Mensch.

Manchmal versagt er, wenn er Verantwortlichkeiten zu übernehmen hat (AH); dann verliert er seine geistige Lebendigkeit, und sein sonst gutes Gedächtnis wird schwächer; seine Erektionen werden unvollständig oder unmöglich; die Ejakulation erfolgt vorzeitig.

Doch die sehr alten Menschen, die ihre geistigen Kräfte vollständig bewahren, sind für Lycopodium typisch (AH).

Die diathesischen Krankheiten

Lycopodium ist das meist verwendete Basismittel in folgenden Fällen: *atopisches Ekzem* (AH), Periodische Ketose, Parodontose, Hypertonie, Arteriitis, Hyperazotämie, Gallensteine, Harngrieß, Gicht.

Die Neigung zu Infektionen

Wiederholte Infektion der oberen und unteren Luftwege, begleitet von Verdauungsstörungen. Neigung zu pulmonaler Hepatisation. Verstopfte Nase. Nasenflügelpochen. Angina, die von rechts nach links verläuft; Besserung durch warme Getränke.

Wiederholte Harnwegsinfektion. Große Prostata. Rote Sedimente im Urin (Urate). Frösteln während der Miktion.

Besondere ergänzende Symptome

Der Patient sieht nur die linke Hälfte der Gegenstände. Fissuren an der Ferse.

Nachzuschlagen sind die klinischen Rubriken:

Abdominalkolik, Allergie, Alopezie, Amenorrhö, Angina, Angst und Bangigkeit, Arteriitis, Asthma, Benehmen, Blutdruck, Bronchitis, Depression und nervöse Erschöpfung, Diphtherie, Dyskinesie, biliäre, Dyspepsie, Ekzem, Enuresis, Erkältung, Extrasystolen, Furcht, Gallensteine, Gastritis, Gedächtnis, Gicht, Glutenunverträglichkeit, Hämorrhoiden, Harngrieß, Harnwegsinfektion, Hautinfektion, Hepatitisvirus, Hordeolum, Ketose (periodische) Kinder, Koryza, spasmische, Krampus-Syndrom, Lampenfieber, Leberzirrhose, Lichen ruber planus, Lumbago, Migräne, Milchschorf, Nierenkolik, Obstipation, Ösophagitis, Otitis, Pneumonie, Prostatahypertrophie, Psoriasis, Rhinopharyngitis, sexuelle Probleme, Singultus, Tics, Ulcus cutaneum, Ulcus gastro-duodeni, Varizen, Verruzae, Zähne.

LYCOPUS VIRGINICUS (Virginischer Wolfsfuß)

Die kardiologischen Zeichen

Tachykardie durch Erregbarkeit des Myokard-Sympathikus; Extrasystolen, Palpitationen; Präkordialkonstriktionsgefühl; schneller und unregelmäßiger Puls; Herz: gleichzeitig schwach und turbulent. Dieses Symptom kann nervösen Ursprung haben oder die Folge einer exophthalmischen Struma sein.

Nachzuschlagen sind die klinischen Rubriken:
Basedow, Extrasystolen.

MAGNESIUM CARBONICUM (Magnesiumkarbonat)

Die gelbgrüne Diarrhö

Diarrhö des Säuglings mit gelbgrünem Stuhl wie Froschteichwasser, sauer riechend. Der ganze Säugling riecht sauer.

Nachzuschlagen ist die klinische Rubrik:
Diarrhö.

MAGNESIUM PHOSPHORICUM (Magnesiumphosphat)

Die krampfartigen Schmerzen

Krampfartige Schmerzen in heftigen Paroxysmen, die den Patienten zwingen, sich zusammenzukrümmen, *Besserung durch starken Druck und Wärme.* Die gleichen Symptome wie bei Colocynthis, aber ohne nervöse Konnotation.

Nachzuschlagen sind die klinischen Rubriken:
Abdominalkolik, Diarrhö, Dyskinesie, biliäre, Dysmenorrhö, Gallenkolik, Ischias, Krampus-Syndrom, Neuralgien, Nierenkolik.

MELILOTUS ALBA (Honigklee, Steinklee)

Die berstenden Kopfschmerzen

Klopfende Kopfschmerzen mit heftigem Blutandrang und Druckgefühl im Kopf. *Rotes Gesicht,* die Augen sind injiziert, *die Füße sind kalt; Erleichterung durch Epistaxis* oder andere Blutungen.

Nachzuschlagen ist die klinische Rubrik:
Migräne.

MERCURIUS CORROSIVUS (Quecksilberchlorid, $Hg\ Cl_2$)

Die starke Entzündung der Schleimhäute

Heftige Entzündung der Schleimhäute. *Tenesmus vesicae,* Harn fließt tropfenweise, spärlich, ist dunkel, blutig, albuminös, manchmal grün; heftige brennende Schmerzen in der Harnröhre; Tubulonephritis-Syndrom. *Tenesmus rektal* und keine Besserung durch Stuhlentleerung. Ösophagitis. Tiefsitzende, schmerzende, *chronische Entzündung der Hornhaut mit Geschwüren* und scharfer Sekretion, Photophobie.

Die Symptome von Mercurius corrosivus *entsprechen im großen und ganzen* denen von Mercurius solubilis. *Bei Mercurius corrosivus sind aber alle Symptome viel heftiger.* Der Mund ist übrigens wie bei Mercurius solubilis.

Nachzuschlagen sind die klinischen Rubriken:
Diarrhö, Harnwegsinfektion, Nephritis akute, Ösophagitis, Ulcus corneae.

MERCURIUS CYANATUS (Quecksilbercyanid)

Die Angina mit Pseudomembranen

Angina mit festhaftenden, gräulichen und sich ausbreitenden Pseudomembranen, die sich zur Ulzeration weiterentwickeln. Schnelle Prostration. Der gleiche Mund wie bei Mercurius solubilis.

Nachzuschlagen sind die klinischen Rubriken:
Angina, Diphtherie.

MERCURIUS DULCIS (Calomel)

Die Otitis mit Schleimsekretion

Schleimig-eitrige Otitis, Mittelohrkatarrh mit Verdickung und Retraktion des Tympanon; Schwerhörigkeit. Der gleiche Mund wie bei Mercurius solubilis.

Die akute Prostatitis

Akute Entzündung der vergrößerten Prostata mit Dysurie. Der gleiche Mund wie bei Mercurius solubilis.

Nachzuschlagen sind die klinischen Rubriken:
Otitis, Prostatitis.

MERCURIUS SOLUBILIS
(Quecksilber, Mercurius solubilis Hahnemanni)

Der Mund

Wenn man an Mercurius solubilis denkt, untersucht man den Mund des Kranken. Das Zahnfleisch ist geschwollen, schwammig, geschrumpft, weiß. *Die Zunge ist geschwollen mit tiefen Zahnabdrücken. Stinkender Geruch aus dem Mund. Hypersialorrhö und Satellitenadenopathien.*

Das Fieber

Das Fieber von Mercurius solubilis ist sehr charakteristisch: ölige, *übelriechende, klebrige Schweiße, die vorwiegend nachts auftreten* und keine Erleichterung bringen, dazu *Frösteln und ansteigende Frostschauer.* Mercurius solubilis ist ziemlich oft indiziert bei langanhaltendem Fieber und bei sich hinziehenden Fällen (AH).

Die Suppuration der Schleimhäute

Entzündung des Zahnfleisches, der Zähne, der Ohrspeicheldrüse; Besserung der Zahnschmerzen, wenn man die Wange massiert; Lichen buccalis. *Angina mit Rötung und pseudomembranösen Belägen,* mögliche Entwicklung zur Ulzeration oder zur Bildung von Phlegmonen. Halsschmerzen beim Schlucken. Suppuration des Mittelohrs, der Nasennebenhöhlen, der Augenlider, der Bronchien (bevorzugte Lokalisation: rechte Lungenbasis) und des Uterus. *Die Sekretionen sind gelb oder grün, scharf und ätzend.* Die Erkältungen „fallen auf die Brust". Es handelt sich oft um sich hinschleppende Fälle.

Entzündung der Gallenblase; Schmerzen im rechten Hypochondrium mit der Unmöglichkeit, sich auf die rechte Seite zu legen. Tenesmus rektal, der durch Stuhlentleerung nicht gebessert wird; Schleim, Blut oder Eiter im Stuhl; Diarrhö; Analabszeß.

Auch *Ulzerationen* im Bereich der Schleimhäute können auftreten: insbesondere Ulcus corneae, *Aphthen* im Mund.

Die eitrige Hautaffektion

Bläschen auf der Haut, die zu eitern beginnen; Juckreiz durch Wärme verschlimmert. Hautgeschwüre.

Die Bösartigkeit

Es gibt Fälle, für die man Mercurius als Basismittel gibt. Es paßt für ein Kind, im allgemeinen für einen Jungen, der den Typ des „Bandenchefs" verkörpert. Er ist *autoritär, heftig,* streitsüchtig, bösartig. Er mißhandelt Tiere. Er ißt gern Butter. Er hat häufig Anginen.

Nachzuschlagen sind die klinischen Rubriken:

Adenopathien, Amöbiasis, Analfistel, Angina, Aphthen, Benehmen, Blepharitis, Bronchitis, Cholezystitis, Diarrhö, Fieber, Gallenkolik, Gallensteine, Gastroenteritis, Gingivitis, Glossitis, Hautinfektion, Heptatitisvirus, Herpes, Herpes zoster, Hordeolum, Husten, Kandidiase, Kinder, Konjunktivitis, Kornea-Ulzeration, Koryza, Koryza (allergische) Leukorrhö, Lichen ruber planus, Lymphangitis, Metritis, Mononucleosis infectiosa, Mumps, Mykose, Otitis, Pankreatitis, Pneumopathie, atypische virale, Rachenphlegmone, Rhinopharyngitis, Röteln, Salpingitis, Sinusitis, Ulcus cutaneum, Varizellen, Zähne.

MEZEREUM (Seidelbast)

Der Ausschlag mit weißlichen Krusten

Kleine, stark juckende Bläschen, die schnell zu dicken und weißlichen Krusten schrumpfen. Unter den Krusten: Eiteransammlung, manchmal eine Ulzeration. Tinea mit Alopezie, mit Eiter verklebte Haare.

Besondere ergänzende Symptome

Impffolgen. Pruritus senilis. Gesichtsneuralgie mit Verschlimmerung beim Essen. Brennende, schießende Schmerzen in der Nacht. Gesichtsneuralgie nach der Unterdrückung einer Eruption.

Nachzuschlagen sind die klinischen Rubriken:
Alopezie, Ekzem, Herpes zoster, Impetigo, Impfkomplikationen, Leiner-Krankheit, Milchschorf, Neuralgien, Pruritus.

MOSCHUS (Moschus)

Die theatralische Nervenkrise

Hysterische Nervenkrise mit theatralischen Äußerungen bei dem geringsten Anlaß. *Übertreibungssucht der Symptome:* Singultus, Erstickungszustände, übertriebenes *unkontrollierbares Lachen,* Palpitationen, Frösteln, Konvulsionen, Lipothymie, *Ohnmachtsanfälle.*

Nachzuschlagen sind die klinischen Rubriken:
Hysterie, Lipothymie.

NAJA TRIPUDIANS (Gift der Kobra)

Die valvuläre Läsion

Naja ist indiziert bei Patienten, die an *kardialem Husten mit Erstickungsgefühl* leiden. Nach folgenden Symptomen muß man forschen: Herzklopfen mit Luftnot beim Sprechen; langsamer, unregelmäßiger Puls; Hypotonie; *Reflexhusten des kardialen Zustands;* depressive Neigung. Selbst wenn nicht alle genannten Symptome in Erscheinung treten, kann man einem Patienten mit kardio-respiratorischen Störungen eine Dosis Naja CH 12 einmal wöchentlich geben. Er wird sich darauf in einem guten Allgemeinzustand fühlen.

Nachzuschlagen sind die klinischen Rubriken:
Angina pectoris, Blutdruck, Depression und nervöse Erschöpfung, Extrasystolen, Herz.

NAPHTALINUM (Naphtalin)

Die Katarakt

Katarakt mit Chorioretinitis-Läsionen.

Nachzuschlagen ist die klinische Rubrik:
Katarakt.

NATRIUM CARBONICUM (Natriumcarbonat, Soda)

Intoleranz gegen warmes Wetter

Der Natrium-carbonicum-Patient verträgt kein warmes Wetter, auch nicht die Sonnenwärme. Chronische Zephalaea bei warmer Witterung. Neigung zu wiederholten Distorsionen.

Nachzuschlagen sind die klinischen Rubriken:
Distorsion, Sonne.

NATRIUM MURIATICUM (Meersalz, Kochsalz)

Die seelische Distanz

Der Natrium-muriaticum-Patient ist ein verschlossener, in sich gekehrter Mensch, *wenig mitteilsam* und spricht nicht gerne von sich selbst. Wegen dieses Verhaltens kann er als unintelligent erscheinen (AH). Wenn er depressiv ist, *erträgt er keinen ungeschickten Zuspruch.* Um seinen Gemütszustand zu heben, braucht er jemand, zu dem er großes Vertrauen hat. Sonst weint er lieber, *zieht sich zurück und trägt seinen Kummer im Stillen.* Innerlich ist er ein gefühlsbetonter Mensch, aber er zeigt es nicht; er hat wenig Freunde. Er lächelt geniert, wenn man über seine Probleme spricht (AH). Er empört sich über Ungerechtigkeiten; er hat *Furcht vor Dieben.* Er kann eine *obsessionelle* oder phobo-obsessionelle *Neigung* haben: mehrere Male *überprüft* er das Gas, ob es auch abgestellt ist, oder die Eingangstür, ob sie auch richtig verschlossen ist.

Er ist hastig, *zerstreut,* ungeschickt. Er läßt Gegenstände fallen, macht abrupte und undeutliche Bewegungen, besonders, wenn er nervös ist. Natrium muriaticum und Argentum nitricum können für dieselbe Person indiziert sein: Natrium muriaticum ist das Basismittel, Argentum nitricum das gelegentliche Komplementärmittel (AH).

Das Kind lernt erst spät sprechen und gehen. Strabismus divergens tritt auf. Das größere Kind erzählt nur wenig von dem, was sich in der Klasse ereignet (AH). Natrium muriaticum ist oft für den heranwachsenden jungen Menschen indiziert.

Am Meer kann Natrium muriaticum zur Verschlimmerung oder zur Verbesserung beitragen: Wenn es sich um einen kurzen Aufenthalt (acht Tage) handelt, fühlt sich der Patient wohl, aber bei einem längeren Aufenthalt tritt Verschlimmerung ein.

Kausalitäten: Folge eines langen Kummers, einer enttäuschten Liebe; der Patient fühlt sich seit einer Strumaresektion nicht mehr wohl (AH).

Die physische Seite

Obwohl der *Patient* gut ißt, *ist* er *mager, besonders im oberen Körperteil;* dem Organismus fehlen Mineralien, er braucht Salz (Brot, Fisch). Bei der Untersuchung: enger Thorax; *schamhaftes Erythem* (AH).

Haare und Stirn sind fettig; frühzeitige Alopezie, Ausschlag an der Haargrenze der Stirne. Er neigt zu Aphthen, zu *Herpes,* zu *Allergie in der Sonne,* zu Warzen an den Händen, besonders an den Handflächen.

Die Trockenheit der Schleimhäute

Einige Schleimhäute sind trocken. Der Mund ist trocken, daher der Durst und das Verlangen nach viel eisgekühltem Wasser. *Landkartenzunge* oder Zungenränder mit kleinblasigem Speichel bedeckt; bei der Untersuchung streckt der Patient kaum die Zunge aus (AH). Dyspepsie der stärkehaltigen Nahrungsmittel; Stühle wie runde Kügelchen.

Die Hypersekretion der Schleimhäute

Andere Schleimhäute sondern reichlich ab: Koryza mit Geschmacks- und Geruchsverlust, wäßriger Nasenfluß, überreichlich; Tränenfließen bei Husten.

Besondere ergänzende Symptome

Kopfschmerzen durch geistige Arbeit und Überanstrengung der Augen. Ophthalmische hämmernde Migräne mit Durst und Tränenfließen. Palpitationen, die im ganzen Körper gespürt werden. Kältegefühl in der Herzgegend. Anämie. *Lumbalgie, die durch eine harte Unterlage gebessert wird.* Sehnenverkürzung mit Kontrakturen.

Nachzuschlagen sind die klinischen Rubriken:

Akne juvenilis, Allergie, Alopezie, Amenorrhö, Analfissur, Anämie, Angina, Aphthen, Asthma, Basedow, Benehmen, Bronchitis, Depression und nervöse Erschöpfung, Dyspepsie, Ekzem, Epistaxis, Erkältung, Extrasystolen, Furcht, Gedächtnis, Herpes, Hordeolum, Hypochondrie, Katarakt, Kinder, Konjunktivitis, Koryza, Koryza, spasmische, Lichen ruber planus, Lumbago, Migräne, Mononucleosis infectiosa, Nephrotisches Syndrom, Obsession, Pelvisspondylitis, rheumatische, Periarthritis, Phobien, Polyarthritis rheumatica, Psoriasis, Rhinopharyngitis, Schwindelzustände, Somnambulismus, Sonne, Spasmophilie, Tics, Urtikaria, Verrucae, Vitiligo.

NATRIUM SALICYLICUM (Salizylsäure, Natriumsalizylat)

Das Ménière-Syndrom

Ohrensausen, Schwerhörigkeit, Schwindelanfälle, wenn man aus dem Bett aufsteht.

Nachzuschlagen ist die klinische Rubrik:

Ménière-Syndrom.

NATRIUM SULFURICUM (Natriumsulfat, Glaubersalz)

Die Gallensymptomatik

Kopfschmerzen mit Hypersalivation, bitterer Geschmack im Mund, galliges Erbrechen, gallige Diarrhö; posttraumatische Zephalaea oder Migräne. Schmerzhafte Empfindlichkeit im rechten Hypochondrium beim tiefen Einatmen. Diarrhö nach dem Frühstück.

Besondere ergänzende Symptome

Bronchitis oder Asthma mit lockerem Husten; bevorzugte Lokalisation: linke untere Brustseite. Schmerzen in der Hüfte strahlen zum Knie aus. Große gelbe und lichtdurchlässige Schuppen auf der Haut; Pruritus beim Auskleiden. Verschlimmerung durch Feuchtigkeit, am Strand oder im Frühling.

Nachzuschlagen sind die klinischen Rubriken:

Asthma, Bronchitis, Ekzem, Gallensteine, Koxarthrose, Migräne, Pruritus, Traumen.

NUX MOSCHATA (Muskatnuß)

Die Somnolenz

Unwiderstehliche Somnolenz; trockener Mund ohne Durst.

Nachzuschlagen ist die klinische Rubrik:
Hysterie.

NUX VOMICA (Brechnuß)

Die Reizbarkeit

Der typische Nux-vomica-Patient ist sehr reizbar, *peinlich genau, anspruchsvoll, autoritär,* aggressiv, eifersüchtig, rachsüchtig. Er ist *ungeduldig* und will, daß man ihm gehorcht, bevor er seine Wünsche geäußert hat, er reißt einen widerspenstigen Knopf ab; er ist streitsüchtig und jähzornig; seine *Wutanfälle* sind häufig, plötzlich und erfolgen aus nichtigen Anlässen. Er ist empfindlich gegen Licht, Gerüche, Geräusche. *Duldet keinen Widerspruch.*

Es ist ein Mensch sitzender Lebensweise, der seinen Verdauungskanal überbeansprucht und Stimulanzien braucht. Diesbezüglich *übertreibt er auf der ganzen Linie:* Kaffee, Alkohol, Fett, gutes Essen allgemeinen, Tabak. Seine Wangen erscheinen kongestiv und gleichzeitig fröstelt er. *Jeden Morgen niest er,* ohne eine Koryza zu haben.

Die Verdauungsbeschwerden

Die Zunge ist hinten in der Mitte belegt. Nach dem Essen ist ihm übel, Druckempfindlichkeit im Epigastrium mit Völlegefühl, daher das Bedürfnis, die Kleider zu öffnen. Meist *postprandiale Somnolenz, das Mittagsschläfchen tut ihm übrigens gut (und seien es auch nur zehn Minuten).* Manchmal bekommt er eine halbe Stunde nach dem Essen heftige krampfartige Schmerzen; Bauchschmerzen durch Portalstase; *spasmische Obstipation* mit dem Gefühl, als sei der Darm niemals geleert worden, innere *Hämorrhoiden.* Ikterus durch Obstruktion. Es besteht eine Hernie inguinalis.

Die Koryza

Nux vomica ist ein Medikament für akute Koryza, sogar für Patienten, die ein anderes Basismittel haben. Kongestion der Wangen während des Fiebers, und dennoch fröstelt der Kranke, er deckt sich gut zu, denn er *friert, wenn er sich abdeckt* (Belladonna lehnt das Zudecken ab). Am Tage läuft die Nase, nachts ist sie trocken und verstopft.

Die Spasmen

Heftige Muskelkrämpfe oder Spasmen der inneren Organe (gastrische Spasmen, Obstipation mit wirkungslosem Drang, Tenesmus urinalis). Lumbago ist stark und schmerzhaft, daß der Kranke gezwungen ist, sich zu setzen, wenn er sich in seinem Bett umdrehen will. Nierenkolik.

Nachzuschlagen sind die klinischen Rubriken:
Abdominalkolik, Allergie, Angst und Bangigkeit, Arteriitis, Asthma, Benehmen, Blutdruck, Chirurgischer Eingriff, Dyskinesie, biliäre, Dyspepsie, Erbrechen, Erkältung, Fieber, Gallenkolik, Gallensteine, Gastritis, Gicht, Hämorrhoiden, Harngrieß, Hernie inguinalis, Hypochondrie, Ischias, Koryza, Koryza, spasmische, Krampus-Syndrom, Lipothymie, Lumbago, Migräne, Nierenkolik, Obstipation, Paranoia, Schlaflosigkeit, Schwangerschaft, Schwindelzustände, Singultus, Übelkeit, Ulcus gastro-duodeni.

OCIMUM CANUM (Brasilianische Labiate)

Die Nierenkolik

Nierenkolik mit heftigem Erbrechen. Trüber Urin mit rötlichem, sandigen Satz nach der Krise.

Nachzuschlagen ist die klinische Rubrik:
Nierenkolik.

OENANTHE CROCATA (Rebendolde)

Der heftige epileptische Anfall

Epileptischer Anfall mit plötzlichem Bewußtseinsschwund, Trismus, unfreiwilligem Stuhl. Heftige Konvulsionen, denen ein pseudokomatöser Zustand folgt. Krampfartiges Zucken der Gesichtsmuskeln. Verschlimmerung während der Regel.

Nachzuschlagen ist die klinische Rubrik:
Epilepsie.

OPIUM (Opium)

Der Stupor

Der Kranke ist indifferent, bewußtlos, in einem *stuporösen Schlaf. Dunkelrotes* mit heißen Schweißen bedecktes *Gesicht.* Halbgeöffnete Augen mit *Miosis.* Stertoröse Atmung. Dieses Erscheinungsbild kann auftreten als Folge einer Furcht, einer Insolation oder im Verlauf eines *Iktus.*

Die atonische Obstipation

Obstipation ohne jeden Drang, Stuhlgang zu haben, wegen der Untätigkeit des Darmes. Kleine, trockene, schwarze Stuhlknollen. Koterbrechen. Eingeklemmte Hernie.

Nachzuschlagen sind die klinischen Rubriken:
Chirurgischer Eingriff, Erbrechen, Furcht, Hemiplegie, Hernia inguinalis, Iktus, Koma, Obstipation, Sonne.

PAEONIA (Pfingstrose)

Die Analfissur

Analfissur mit ständigem Nässen des Afters; Schmerzen während der Stuhlentleerung, die noch mehrere Stunden nach der Defäkation anhalten; Ödem der Analschleimhaut; Hämorrhoiden.

Nachzuschlagen ist die klinische Rubrik:
Analfissur.

PAREIRA BRAVA (Wurzel der Pareira)

Die Zystitis mit Lithiasis

Fortwährender Drang zum Harnen, bei der Miktion gehen aber nur wenige Tropfen ab. Der Patient muß sich auf allen Vieren niederlassen, in dieser Stellung muß er stark pressen, um ein wenig Urin zu entleeren. *Heftige Schmerzen in der Blase, sie strahlen während der Miktion entlang der Urethra bis in die Spitze des Präputiums,* in die Leistengegend und in die Schenkel aus. Der Urin ist dunkel und enthält Blut und Schleim. Harnwegsinfektion, die eine Nierensteinkrankheit kompliziert.

Nachzuschlagen sind die klinischen Rubriken:
Harnwegsinfektion, Nierenkolik.

PETROLEUM (Steinöl)

Die Reisekrankheit

Übelkeit oder Elendigkeit und Leeregefühl im Magen während einer Reise; Besserung durch Essen; Hinterhauptkopfschmerzen mit Schwindelzuständen.

Die schmutzig aussehende Haut

Juckendes Ekzem mit schmutzigem, trockenem und rissigem Aussehen der Haut; Verschlimmerung im Winter. Die geringste Wunde eitert.

Die Meniskusverletzung

Steifigkeit und Gelenkkrachen im Knie durch eine Meniskusverletzung.

Nachzuschlagen sind die klinischen Rubriken:
Ekzem, Gonarthrose, Hautinfektion, Psoriasis, Reisekrankheit, Übelkeit.

PHOSPHORUS (Weißer Phosphor)

Die sympathische Erstbegegnung

Der Phosphorus-Typ ist *freigebig, begeisterungsfähig,* künstlerisch veranlagt und *sensibel für das Mißgeschick anderer.* Auch *Gefälligkeiten erweist er anderen Menschen gern.* Er hat viele Freunde. Schon bei der ersten Begegnung findet man ihn sympathisch. Groß, schlank, ist aber rasch erschöpft und dann *bei längerer Beanspruchung nicht konzentrationsfähig.*

Die große Angst

Er hat große Angstkrisen ohne präzise Gründe, regelrecht *panisch* (AH), mit dem Empfinden, daß der Tod unmittelbar bevorstehe. *Verlangen nach Gesellschaft* (wenn er allein lebt, sucht er sofort den Kontakt mit einem Nachbarn). Er hat Furcht vor Krankheiten, *das geringste Symptom beunruhigt ihn.* Er hat gleichfalls Furcht vor der Zukunft, vor der Dunkelheit, vor der Dämmerung, vor Dieben. Er hat Furcht vor dem Gewitter, *das Herannahen des Unwetters spürt er schon vorher.* Er kann aber auch das Bedürfnis haben, im Dunkeln zu sein. Manchmal fällt er in einen extatischen Zustand mit der Neigung, sich nackt auszuziehen, oder in eine Gemütsverfassung der Dysmorphophobie.

Die akuten Krankheiten

Für die (oft schweren) akuten Fiebererkrankungen braucht man die oben genannten Symptome nicht einzubeziehen, um Phosphorus zu verschreiben. *Heftiger Durst auf viel eisgekühltes Wasser,* das aber kurze Zeit später erbrochen wird, nachdem es sich im Magen erwärmt hat; Hunger, manchmal sexuelle Erregung während des Fiebers. *Gefühl von brennender Hitze* in der Brust, zwischen den Schulterblättern, an den Handflächen, im Larynx, im Magen; zephalische Kongestion mit Hitzewallungen. Atemnot, wenn der Kranke auf der linken Seite liegt; pulmonale Hepatisation; Palpitationen, man spürt sein Herz. *Diarrhö mit fötidem Geruch;* unfreiwillige Stühle; der Anus ist offen. Neigung zu Hämorrhagien.

Die hämorrhagische Diathese

Je nach dem Fall können die Krankheiten folgende Begleiterscheinungen haben: Epistaxis, Zahnfleischblutung, Hämoptyse, Hämatemesis, Ecchymosen, *Purpura.* Allgemeine hämorrhagische Diathese, Neigung zu Hämophilie.

Die Läsionsfälle

Polypen der Nase, der Ohren, des Larynx, des Rektum und des Uterus. Sie bluten leicht. *Pankreatitis* mit fetten Stühlen. *Fettige Degeneration der Leber,* der Nervenzellen. Osteonekrose. Atrophie der Retina, Retinitis; Mouches volantes; Sehvermögen wie durch einen Schleier mit Besserung, wenn man die Augen mit der Hand beschattet, und bei Dämmerung.

Besondere ergänzende Symptome

Schwankender Gang. Die Laute hallen im Kopf als Echo wider. Verlangen nach Salz. Geruchshypersensibilität. Schmerzhafte Heiserkeit am Abend. *Alopezie in runden Plaquen,* Pelade nervösen Ursprungs; die Haare fallen büschelweise aus. Regurgitationen, Aufsteigen von Speisen in den Mund; Hunger nach den Mahlzeiten.

Nachzuschlagen sind die klinischen Rubriken:

Angst und Bangigkeit, Arthrose, Asthenie, Benehmen, Bronchiektasie, Bronchitis, Chirurgischer Eingriff, Depression und nervöse Erschöpfung, Diarrhö, Dorsalgie, Dyspepsie, Echymosen, Epistaxis, Erbrechen, Erkältung, Extrasystolen, Fibrome, Fieber, Furcht, Gastritis, Gastroenteritis, Gingivitis, Glaukom, Hämatemesis, Hämatome, Hämophilie, Hämoptyse, Hämorrhagien, Harngrieß, Hautinfektion, Hepatitisvirus, Husten, Hypochondrie, Katarakt, Ketose, periodische, Kinder, Koryza (allergische) Koxarthrose, Laryngitis, Leberzirrhose, Lumbago, Manie, Ménière-Syndrom, Migräne, Mumps, Nephritis, chronische, Nephrotisches Syndrom, Ohrgeräusche, Ösophagitis, Pankreatitis, Paralysen, Periphlebitis, Phobien, Pneumonie, atypische virale Pneumonien, Polypen, Purpura, Retina, Schizophrenie, Schwindelzustände, sexuelle Probleme, Singultus, Somnambulismus, Übelkeit, Ulcus gastro-duodeni.

PHYSOSTIGMA (Calabarbohne)

Die Akkommodationslähmung

Glaukom mit Miosis, Akkommodationslähmung, Spasmen der Augenmuskeln.

Nachzuschlagen ist die klinische Rubrik:
Glaukom.

PHYTOLACCA AMERICANA (Kermesbeere)

Die dunkelrote Angina

Die Mandeln und der ganze Rachenbereich sind *dunkelrot* entzündet. Große *Schmerzen an der Zungenwurzel* beim Schlucken. *Schmerzausstrahlung zu den Ohren.* Während oder nach der Angina treten *rheumatoide Schmerzen* auf. Sie schießen wie elektrische Schläge in die Extremitäten, ruckartig und mit Muskelstarre. Verschlimmerung nachts, durch Bewegung und bei naßkaltem Wetter.

Besondere ergänzende Symptome

Zwang zum Zusammenbeißen der Zähne während der Zahnung. Knotenbildungen in den Brüsten.

Nachzuschlagen sind die klinischen Rubriken:
Angina, Brust, Diphtherie, Mononucleosis infectiosa, Rheumatismus, Zähne.

PLATINA (Platin)

Der distanzierte Stolz

Hochmütiger Charakter mit einem Gefühl der Überlegenheit und einem *maßlosen Stolz.* Er fühlt sich besser als die gewöhnlichen Sterblichen, betrachtet sie von oben herab, findet sie interessenlos und verachtet sie. Nichts ist ihm gut und schön genug: Er geht in die besten Restaurants, sucht sich die schönsten Kleidungsstücke aus (er ist elegant, manchmal auffällig gekleidet).

Das sexuelle Problem

Hypersensibilität der Geschlechtsorgane; Vaginismus. *Nymphomanie oder Frigidität,* je nach dem Fall; *bei einer frigiden Person soll Platina nicht eliminiert werden.* Der Schlüssel für die Diagnose liegt nicht in Nymphomanie, sondern in dem hochmütigen Charakter.

Besondere ergänzende Symptome

Obstipation auf Reisen; der Stuhl klebt am Rektum; Analfissur. Menorrhagien oder Metrorrhagien mit großen schwarzen Blutklumpen.

Nachzuschlagen sind die klinischen Rubriken:
Analfissur, Benehmen, Depression, Dysmenorrhö, Hysterie, Obstipation, Ovarialzyste, Paranoia, Pruritus, sexuelle Probleme.

PLUMBUM METALLICUM (Blei)

Die Amyotrophie

Paralyse mit Amyotrophie, Kontrakturen, Muskelkrämpfe; vor allem im Bereich der *Streckmuskeln.* Elektivwirkung auf das Cornu anterius der Medulla. Heftige Bauchschmerzen mit kahnförmiger Einziehung des Bauches.

Das Nierensyndrom

Chronische Nephritis mit Hypertonie, Albuminurie, Zylindrurie, Hämaturie; die Urindichte ist niedriger als normal. Atherosklerose; Arteriitis; Anämie.

Nachzuschlagen sind die klinischen Rubriken:
Abdominalkolik, Arteriitis, Blutdruck, Ischias, Krampus-Syndrom, Lateralsklerose, amyotrophische, Nephritis (chronische) Paralysen.

PODOPHYLLUM PELTATUM (Berberidacee, Maiapfel)

Die profuse Diarrhö

Profuse Diarrhö am frühen Morgen, Erschöpfung nach der Entleerung, die in Güssen erfolgt. Vor dem Stuhlgang: *Rumoren und Knurren im Bauch;* nach dem Stuhlgang: *Leeregefühl im Abdomen, Besserung, wenn der Kranke auf dem Bauch liegt.* Gelbliche Stühle; *Rektalprolaps.* Diarrhö während der Dentition mit dem *zwangsläufigen Trieb, Kiefer und Zahnfleisch aufeinander zu pressen;* Knirschen mit den Zähnen.

Die Kongestion der Leber

Große kongestive Leber mit Völlegefühl im rechten Hypochondrium; die Schmerzen im rechten Hypochondrium werden durch sanftes Reiben gebessert. *Der Kranke massiert sich ständig die Leber.* Ikterus.

Nachzuschlagen sind die klinischen Rubriken:
Analprolaps bei Kindern, Diarrhö, Gallenkolik, Gallensteine, Hepatitisvirus, Kinder, Zähne.

PRUNUS SPINOSA (Schlehe, Schwarzdorn)

Die okulären Schmerzen

Schmerzen in den Augäpfeln, als ob die Augen platzen wollten.

Nachzuschlagen sind die klinischen Rubriken:
Glaukom, Herpes zoster.

PSORINUM (Nosode aus Schuppen von Krätze)

Der Heißhunger

Am Tage vor einer Krankheit, insbesondere vor einer Migräne oder einer heftigen Hautreizung, *verspürt der Kranke einen Heißhunger und fühlt sich außerordentlich wohl bis hin zur Euphorie.* Auch während der Migräne kann er Hunger haben. Er ist abnorm kälteempfindlich und glaubt, daß seine Krankheit unheilbar sei.

Die morbiden Alternanzen

Man vermerke den ständigen Wechsel der Störungen: Ekzem und Diarrhö, Ekzem und Migräne, Ekzem und Asthma. *Die Haut ist schmutzig und fettig,* mit Eruptionen im Bereich der Falten. Fötide Otorrhö mit Kopfschmerzen. Dyspnö mit Besserung beim Liegen mit gekreuzten Armen. Man denke besonders an Psorinum, wenn die offenbar gut indizierten Mittel keine Wirkung zeigen.

Nachzuschlagen sind die klinischen Rubriken:
Allergie, Angina, Asthma, Ekzem, Hordeolum, Koryza, spasmische, Migräne, Otitis, Pruritus, Schwangerschaft, Skabies.

PULSATILLA (Küchenschelle)

Die Fragilität

Schüchterner, *sanfter, gefühlsbetonter* Patient und abhängig von der Sympathie der Umgebung. Er *errötet leicht,* wenn man ihn anspricht, und *weint, wenn er von seinen Beschwerden berichtet,* er weint um Nichtigkeiten. Er kommt leicht vom Lachen zum Weinen oder umgekehrt. Seine Stimmung ist wechselhaft; er *sucht Trost und nimmt ihn dankbar an;* ein freundliches Wort beruhigt ihn. Er braucht Gesellschaft und viel Zuneigung. Unter diesen Umständen macht er gerne Geschenke; mit keinem Menschen möchte er in Streit leben. *Die Furcht, nicht geliebt zu werden,* ist die psychologische Triebfeder von Pulsatilla. Obwohl er gewöhnlich sanft ist, kann er zornig werden, wenn er denkt, daß man sich nicht für ihn interessiert. Manchmal hat er krankhafte Scheu vor dem anderen Geschlecht.

Das Kind ist gelehrig, leicht zu erziehen, weinerlich und eine Schmusekatze. Das Medikament ist oft für die Pubertätszeit indiziert; gleichfalls für passive Erwachsene mit sanfter und kindlicher Stimme (AH). Bei der Konsultation sollte man dem Pulsatilla-Patienten tief in die Augen schauen; das macht ihm immer großes Vergnügen (AH).

Die Typologie „blond mit blauen Augen“ ist zwar klassisch, aber nicht absolut erforderlich, um dieses Medikament zu verschreiben; dagegen hat der fragile, sanfte und weinerliche Aspekt viel größeren Wert.

Alles ist variabel

Bei Pulsatilla ist alles variabel: von der Stimmung haben wir schon gesprochen, ebenso ist es mit den Stühlen, der Menstruation und den Schmerzen. Die rheumatischen Schmerzen sind nicht lokalisierbar, sie zeigen sehr schnellen Wechsel in Art, Intensität und Sitz.

Die venöse Stase

Venöse Stase, marmorierte Haut, allgemeine Verschlimmerung in einem zu warmen Raum, das sind charakteristische Kennzeichen. *Großes Verlangen nach Luft:* Sauerstoffzufuhr, frische Luft und Öffnen der Fenster verbessern den Zustand des Patienten. Fieber ohne Durst mit Frösteln, schlaff gewordene Venen; während des Fiebers ist der Kranke geduldig.

Der leichte Schleimhautkatarrh

Neigung, sich leicht zu erkälten. *Die Sekrete sind nicht scharf,* mal sind sie hell bis gelb, mal auch schleimig-eitrig. Ophthalmien, Hordeolum, *Koryza, Otitis,* wiederholte Bronchiten. Abends ist die Nase verstopft, morgens läuft sie; trockener Husten am Abend, Husten mit Auswurf am Morgen; gelber Auswurf von süßlichem Geschmack; bevorzugte Lokalisation an den Lungenspitzen; Emission von Urin beim Husten. *Geruchs- und Geschmacksverlust während der Koryza.* Kongestive Zephalaea mit nicht scharfem Tränenfluß. Indigestion mit dem Gefühl, als liege ein Stein im Magen. Diarrhö nach zu fettem Essen (oder nach Eis). Hodenentzündung, Epididymitis, Prostatitis, Hydrozele. Nicht scharfe Leukorrhöen. Zystitis. Hitzegefühl am Perineum.

Die Hypomenorrhö

Die Regeln sind verspätet, schwach; kapriziöser, intermittierender Monatsfluß, der einen Tag lang aufhört und dann wiederkommt. Die Primär-Regeln treten spät ein.

Besondere ergänzende Symptome

Abneigung gegen Fett, das kleinste Stückchen Fett wird unter der Zunge ausfindig gemacht. *Verlangen nach Käse.* Rosafarbene, morbilliforme Ausschläge. Unilaterale Symptome.

Nachzuschlagen sind die klinischen Rubriken:

Abortus spontaneus, Akne vulgaris, Alopezie, Amenorrhö, Angst und Bangigkeit, Asthma, Benehmen, Blepharitis, Bronchiektasie, Bronchitis, Depression und nervöse Erschöpfung, Diarrhö, Dysmenorrhö, Dyspepsie, Erbrechen, Erkältung, Erysipel, Fieber, Fünfte Krankheit, Harnwegsinfektion, Hordeolum, Husten, Hydrozele, Hypochondrie, Hysterie, Koryza, Koryza (allergische) Leukorrhö, Lipothymie, Kinder, Masern, Migräne, Mumps, Orchitis, Otitis, Pankreatitis, Periphlebitis, Prämenstruelles Syndrom, Prostatitis, Raynaud-Syndrom, Retina, Rheumatismus, Rhinopharyngitis, Röteln,

Schwangerschaft, Sechste Krankheit, sexuelle Probleme, Sinusitis, Tics, Übelkeit, Ulcus cutaneum, Varizen.

PYROGENIUM
(Autolysate aus Rindfleisch, Schweinefleisch und menschlicher Plazenta)

Die schwere Infektion

Dissoziation von Puls und Temperatur mit Gliederschmerzen; das Bett erscheint zu hart. Außerordentlicher Gestank aller Sekretionen, insbesondere: stinkende Diarrhö. Milzbrand, Lymphangitis, Septikämie.

Nachzuschlagen sind die klinischen Rubriken:
Hautinfektion, Lebensmittelvergiftung, Lymphangitis.

RANUNCULUS BULBOSUS (Knollenhahnenfuß)

Die Bläschen

Bläuliche Bläschen, die zu einem hornartigen Schorf schrumpfen. Heftiger Juckreiz, Verschlimmerung durch Berührung und Kleider. Ausschläge auf dem Thorax oder in Augennähe.

Die Interkostalneuralgien

Stechende Interkostalschmerzen, Verschlimmerung durch Berührung, Kleiderdruck, Bewegung, Atmung, Wetterwechsel, Gewitter. Rheumatismus und stechende Schmerzen vorwiegend im Bereich der Interkostalmuskeln. Schmerzen nach Herpes zoster.

Der Singultus

Singultus nach alkoholischen Getränken.

Nachzuschlagen sind die klinischen Rubriken:
Herpes zoster, Neuralgien, Rheumatismus, Singultus.

RAPHANUS SATIVUS (Schwarzer Rettich)

Die intestinale Parese

Indiziert bei einer postoperativen Intestinalparese mit Bauchmeteorismus.

Nachzuschlagen ist die klinische Rubrik:
Chirurgischer Eingriff.

RATANHIA (Wurzel der Krameria triandra)

Die Analfissur

Analfissur mit *Schmerzen, die mehrere Stunden nach dem Stuhlgang anhalten,* als ob der After voll von Glassplittern sei, Besserung durch ein kaltes Sitzbad; Analkonstriktion; Berührungsempfindlichkeit des Afters; Gefühl einer trockenen Hitze am After; starkes Heraustreten der Hämorrhoiden während des Stuhlgangs.

Nachzuschlagen ist die klinische Rubrik:
Analfissur.

RHODODENDRON (Sibirische Alpenrose)

Die testikuläre Lokalisation

Chronische Orchitis mit Atrophieneigung. *Empfindung, als seien die Hoden wie gequetscht;* Epididymitis; Hydrozele.

Nachzuschlagen sind die klinischen Rubriken:
Hydrozele, Orchitis.

RHUS TOXICODENDRON (Giftsumach)

Die durch Bewegung gebesserte Gelenksteifigkeit

Rhus Toxicodendron ist indiziert bei *schmerzhafter Steifigkeit der Sehnen,* die durch Feuchtigkeit, intensive Muskelanstrengung oder durch ein Grippesyndrom entstanden ist. *Besserung bei längerer Bewegung, während im Anfangsstadium die Bewegungen stärker schmerzen:* der Patient muß sich ständig bewegen, um Erleichterung von seinen Schmerzen zu finden; mögliches Wiederauftreten der Schmerzen bei Ermüdung. Schmerzen des temporo-maxillär-Gelenks. Schmerzen zwischen den Schultern beim Schlucken. *Lumbalgien, die sich auf einer harten Unterlage bessern. Distorsion.* Heiserkeit nach längerer Überanstrengung der Stimme, mit Besserung im weiteren Verlauf des ruhigeren Sprechens. Besserung durch warme Anwendungen.

Die Bläschen

Bläschenausschlag mit rotem Infiltrat in der Umgebung; die Flüssigkeit ist klar, aber sie kann sich zu einer Suppuration entwickeln. *Heftiger Juckreiz, der durch warme Anwendungen gebessert wird,* verschlimmert durch Kratzen; brennende Schmerzen nach dem Kratzen.

Die Infektionskrankheiten

Infektionskrankheiten mit Erschöpfung und adynamischem Fieber; Muskelstarre mit Schmerzen, die durch Bewegung gebessert werden; daher kommt die große Ruhelosigkeit und ständige Bewegung, um sie zu lindern. *Rotes Dreieck an der Zungenspitze. Herpes.*

Nachzuschlagen sind die klinischen Rubriken:
Akne vulgaris, Allergie, Asthenie, Benehmen, Distorsion, Dorsalgie, Ekzem, Epikondylitis, Erysipel, Erythema nodosum, Fieber, Grippe, Herpes, Herpes zoster, Ischias, Laryngitis, Konjunktivitis, Lumbago, Milchschorf, Mumps, Ösophagitis, Otitis, Periarthritis, Prurigo, Rheumatismus, Scharlach, Sport, Tendinitis, Traumen, Typhoid, Urtikaria, Varizellen.

RHUS VERNIX (Rhus venenata, Anacardiacee)

Die Dyshidrosis

Bildung von sehr kleinen Bläschen, kleiner als die von Rhus Toxicodendron; heftiges, juckendes Brennen, Besserung durch warme Umschläge. Typisches Bild von Dyshidrosis.

Nachzuschlagen ist die klinische Rubrik:
Ekzem.

RICINUS COMMUNIS (Rizinusöl)

Die Probleme des Stillens

In der DH 3-Potenz (drei Streukügelchen dreimal täglich) regt dieses Mittel die Milchsekretion an. In der CH 30-Potenz (drei Tage lang eine Dosis täglich) hilft es beim Abstillen.

Nachzuschlagen ist die klinische Rubrik:
Entbindung.

ROBINIA (Robinie)

Das saure Erbrechen

Saures Erbrechen, das die Zähne und die Speiseröhre reizt. Magenbrennen durch Hyperchlorhydrie. Stirnkopfschmerz.

Nachzuschlagen sind die klinischen Rubriken:
Gastritis, Ösophagitis.

RUMEX CRISPUS (Krauser Ampher)

Die Verschlimmerung durch kalte Luft

Trockener Reiz- und Kitzelhusten, Kitzelgefühl im Larynx, Verschlimmerung durch das geringste Einatmen von kalter Luft.

Nachzuschlagen ist die klinische Rubrik:
Husten.

RUTA GRAVEOLENS (Gartenraute, Weinraute)

Die Beschwerden nach Knochentrauma

Trauma des Periost, tendinöse Kontrakturen, Insertionstendinitis. Der Patient klagt über Schmerzempfindungen wie nach einem Knochenbruch. Schädigung der Beugesehnen, besonders am Handgelenk. Die Sehnen sind hart und schmerzhaft; Besserung durch Bewegung. Distorsion oder Folgen einer Distorsion.

Nachzuschlagen sind die klinischen Rubriken:
Distorsion, Epikondylitis, Frakturen, Lumbago, Periarthritis, Rheumatismus, Tendinitis, Traumen.

SABADILLA (Sabadillsamen)

Das spasmische Niesen

Wäßrige Koryza mit Absonderungen, die die Nase und die Augen reizen. Schmerzen in den Sinussen. Rotgeschwollene Augen. *Heftiges anfallweises, spasmisches Niesen.* Reiz und Kratzen im Hals. Verschlimmerung durch Blumendüfte und im Freien.

Die Wurmkrankheit

Wurmbefall mit periumbilikalen Schmerzen, Juckreiz im externen Ductus auditivus, sexuelle Erregung.

Nachzuschlagen sind die klinischen Rubriken:
Koryza (allergische) sexuelle Probleme, Wurmbefall.

SABAL SERRULATA (Amerikanische Palme)

Das Prostataleiden

Prostatahypertrophie mit *Dysurie;* Genitalschmerzen während des Koitus.

Nachzuschlagen ist die klinische Rubrik:
Prostatahypertrophie.

SABINA (Sadebaum)

Die paroxystischen genitalen Hämorrhagien

Genitale Hämorrhagien mit dünnflüssigem, *hellrotem Blut,* gemischt mit Blutklumpen; sie treten anfallweise in plötzlichen Güssen auf; heftige Schmerzen vom Kreuzbein bis zur Schamgegend; Verschlimmerung bei der geringsten Bewegung. Menorrhagien mit rotem Blut und Blutklumpen gemischt. Die Schmerzen sind den Entbindungsschmerzen ähnlich. *Drohender Abort,* besonders im dritten Schwangerschaftsmonat.

Nachzuschlagen sind die klinischen Rubriken:
Abortus spontaneus, Dysmenorrhö, Menorrhagien, Metrorrhagien.

SAMBUCUS NIGRA (Schwarzer Holunder)

Die nachts verstopfte Nase

Das Kind fährt plötzlich aus dem Schlaf hoch mit Erstickungsnot, *profusen Schweißen* und Zyanose. Die Nase ist trocken und verstopft, die Atmung erfolgt durch den Mund. Erstickender Husten, klebriger Schleim im Larynx und expiratorische Dyspnö.

Nachzuschlagen sind die klinischen Rubriken:
Koryza, Laryngitis.

SANGUINARIA CANADENSIS (Kanadische Blutwurzel)

Die lokalisierten Kongestionen

Blutandrang in die Handflächen, Fußsohlen und besonders *in die Wangen. Sie zeigen eine umschriebene Rötung und sind brennend heiß.*

Kongestive, klopfende Zephalaea; sie beginnt im Hinterkopf, strahlt nach vorn aus und setzt sich schließlich *über dem rechten Auge* fest; dazu Pseudohunger und Abneigung gegen Speisen, galliges Erbrechen, Besserung durch Aufstoßen, umschriebene Röte der Wangen. Die temporalen Venen sind schlaff. Ohrensausen, fliegende Hitze, umschriebene Rötung der Wangen zur Zeit der Menopause.

Die Schleimhautreizung

Die Nasen- und Augenschleimhäute sind trocken, geschwollen und brennen. *Nasenpolypen.* Uteruspolypen. Diarrhö am Ende der Koryza. Husten mit umschriebener Rötung der Wangen, *Besserung des Hustens durch Aufstoßen;* trockenes Aushusten mit schwer löslichem Auswurf; pulmonale Hepatisation. Brennendes Gefühl in der Brust, an den Handflächen und an den Fußsohlen.

Nachzuschlagen sind die klinischen Rubriken:

Akne rosacea, Husten, Koryza (allergische) Menopause, Migräne, Ohrgeräusche, Pneumonie, Polypen.

SARSAPARILLA (Sarsaparillwurzel, Stechwinde)

Die Dysurie am Ende der Miktion

Heftige Schmerzen am Ende der Miktion. Der Harn ist flockig: er enthält sandige Sedimente, Grieß, Eiter, Blut oder Luft. Das Harnlassen ist leichter im Stehen als im Sitzen. Harngrieß der Kinder.

Nachzuschlagen sind die klinischen Rubriken:

Harngrieß, Harnwegsinfektion, Nierenkolik.

SECALE CORNUTUM (Mutterkorn)

Der Arteriospasmus

Akuter Arteriospasmus mit *kalten Gliedmaßen* und Krämpfen. Trotz der brennenden Schmerzen ist die Haut der unteren Gliedmaßen bei Berührung

kalt. Der Patient *erträgt es nicht, zugedeckt zu werden.* Linderung der Schmerzen durch kalte Anwendungen. Neigung zur Gangrän.
Abortus spontaneus, besonders zum dritten Monat hin, mit Expulsion von schwarzem Blut.

Nachzuschlagen sind die klinischen Rubriken:
Abortus spontaneus, Arteriitis, Katarakt, Krämpfe = Krampus-Syndrom, Raynaud-Syndrom, Ulcus cutaneum.

SELENIUM (Selenium)

Die Komedonen

Komedonen mit fettiger Haut.

Die Heiserkeit

Heiserkeit der Sänger, wenn sie zu singen beginnen.

Die Samenverluste

Prostatahypertrophie mit Samenverlusten, ohne Erektion.

Nachzuschlagen sind die klinischen Rubriken:
Akne vulgaris, Laryngitis, Prostatahypertrophie.

SENNA (Sennesblätter, Sennesstrauch)

Das Azeton

Azetonämischer Zustand mit Übelkeit, Erbrechen, Abdominalballonierung; Azeton im Urin.

Nachzuschlagen ist die klinische Rubrik:
Ketose, periodische.

SEPIA (Schwarzes Sekret des Sepia-Tintenfisches)

Die Psychasthenie

Der Sepiakranke sieht düster und traurig aus (Konstitution, Haare, Kleidung). Er weint, wenn er von seinen Symptomen erzählt. Er klagt über *Müdigkeit beim Erwachen,* ohne einen genauen physischen Grund anzugeben.

Das Aufstehen fällt ihm schwer, der Gedanke, sich an die Arbeit zu machen, ist ihm unangenehm; schließlich entscheidet er sich und fühlt sich eine oder zwei Stunden nach Inangriffnahme seiner Arbeit besser. Seine Asthenie ist oft mit *Spasmophilie* verbunden. An Sepia muß man bei krisenhaften Krankheiten denken, bei denen Asthenie vorherrscht (AH), diese Patienten haben einen *blassen Teint und Ringe um die Augen.* Alle Schmerzen scheinen zum Rücken auszustrahlen; Dorsalgien durch Ermüdung; Lumbalgien werden gebessert, wenn der Patient auf einer harten Unterlage liegt; Lipothymien.

Der Sepia-Patient ist *peinlich genau,* alles muß bestens geordnet sein, er duldet keinen Widerspruch und lehnt Trost ab. Angst und Bangigkeit verursachen Hitzewallungen und Transpiration (dies kann man leicht bei der Konsultation überprüfen: man braucht nur Hände und Achselhöhlen abzutasten). Er hat kein Selbstvertrauen und leidet an *Minderwertigkeitskomplexen.* Das Familienleben ist für ihn eine Last; *er hat die Kraft zu lieben verloren;* geringes oder gar kein sexuelles Verlangen.

Verschlimmerung am Meer und bei Schneewetter; dagegen mag der Sepia-Typ das Gewitter. Besserung durch Beschäftigung, Bewegung, Tanz. Nach der Wirkung von Sepia ist für die neuen Symptome oft Natrium muriaticum zweckmäßig (AH).

Die gynäkologischen Beschwerden

Dieses Medikament ist oft bei Frauen indiziert, besonders bei jenen, die durch mehrfache Schwangerschaften erschöpft sind und starke Krampfadern haben.

Sepia ist häufig das vertretbare Mittel bei *prämenstruellem Syndrom:* geschwollene Brüste vor der Regel, Reizbarkeit; Zwang, während der Periode alles im Hause zu ordnen. Mastose.

Der Menstruationsfluß ist spärlich und verspätet; Begleiterscheinungen: *Schmerzen mit Schweregefühl* der Organe des kleinen Beckens *nach unten. Katamenialherpes.* Fliegende Hitze bei der jungen Frau in der Zeit der geschlechtlichen Aktivität, was auf *zirkulatorischen Erethismus* zurückzuführen ist, aber gleichzeitig sind die Extremitäten kalt. Es besteht ein *allgemeines Frösteln.* Milchige, gelbliche, wäßrige oder pruriginöse Leukorrhöen.

Sepia verträgt kein Kontrazeptionsmittel, sonst gibt es immer eine Komplikation (AH): Übelkeit, Hämorrhagien, Infektion. Während der Schwangerschaft: Übelkeit, *unstillbares Erbrechen.* Die Chloasma ist eine Bestätigung des Medikaments. Bedeutsames Medikament für *postnatale Depression* (mit Alopezie).

Das Verdauungssyndrom

Übelkeit beim Erwachen, Verschlimmerung durch Zähnebürsten. Übelkeit beim Geruch von Nahrungsmitteln. Gefühl von Leere im Magen gegen 11 Uhr vormittags, keine Besserung durch Essen. *Zephalaea mit Besserung im Dunkeln, schwere Augenlider, fahles Gesicht, charakteristische Asthenie.* Schweregefühl im rechten Hypochondrium. Hämorrhoiden. *Verlangen nach Süßigkeiten, Schokolade und nach Saurem.* Eine Tasse heißes Zuckerwasser mit Zitronensaft bessert die „Leberkrise" (Asthenie, Blässe, Ringe um die Augen, Intoleranz gegen Gerüche).

Das Urinalsyndrom

Chronische Harnwegsinfektion mit *Schweregefühl der Organe des kleinen Beckens nach unten,* stark übelriechendem Urin, roten Sedimenten. Manchmal das Gefühl, als ob sich eine Kugel am Perineum befinde, oder Schmerzen, die im Rektum von unten nach oben ziehen. Prostatahypertrophie. Enuresis während des ersten Schlafs.

Die Eruptionen

Trockene und runde Eruptionen, die von der Mitte aus heilen, oft nehmen sie eine kreisrunde Form an. Bevorzugte Lokalisation an den Gelenkfalten, Achselhöhlen und um den Mund herum. Akne rosacea. Dunkelfarbige Warzen.

Nachzuschlagen sind die klinischen Rubriken:

Abortus spontaneus, Akne rosacea, Allergie, Alopezie, Amenorrhö, Analfissur, Angina, Angst und Bangigkeit, Asthenie, Benehmen, Brust, Depression und nervöse Erschöpfung, Dorsalgie, Dyskinesie (biliäre) Dysmenorrhö, Dyspepsie, Ekzem, Entbindung, Enuresis, Erbrechen, Erkältung (Neigung, sich leicht zu erkälten), Fibrome, Gallensteine, Gicht, Hämorrhoiden, Harngrieß, Harnwegsinfektion, Hepatitisvirus, Herpes, Herpes circinatus, Hordeolum, Kandidiasis, Ketose, periodische, Konjunktivitis, Leukorrhö, Lichen ruber planus, Lumbago, Menopause, Metritis, Migräne, Mononucleosis infectiosa, Mykose, Prämenstruelles Syndrom, Prostatahypertrophie, Pruritus, Psoriasis, Psychasthenie, Raynaud Syndrom, Schwangerschaft, Sexuelle Probleme, Singultus, Spasmophilie, Übelkeit, Urtikaria, Varizen, Verrucae.

SERUM ANGUILLAE (Aalserum)

Die Albuminurie

Albuminurie, Oligurie, ohne Ödem. Verwendung in tiefer Potenzierung (DH 3).

Nachzuschlagen ist die klinische Rubrik:
Nephritis.

SILICEA (Kieselerde, Quarz)

Der Mangel an Energie

Intelligenter, aber schüchterner Mensch, *ihm fehlt moralische und physische Energie.* Er hat kein Selbstvertrauen und Angst vor Mißerfolgen, aber *nach Anspornung und Ermutigung gelingt ihm so manches.*

Er leidet an Mineralmangel und fröstelt. Seine Hände sind kalt und feucht mit unguinalen, weißen Flecken. *Stark stinkender Fußschweiß;* der Geruch bleibt noch nach seinem Weggang im Untersuchungszimmer bestehen (AH).

Der Säugling hat einen großen Kopf und einen dicken Bauch; seine Fontanellen schließen sich erst spät. Er ist mager, rachitisch und von kleinem Wuchs. Er schwitzt am Kopf, am Hals und an den Füßen. Er lernt erst spät gehen. Sein Blick ist lebhaft und intelligent. Er neigt zu Wurmkrankheiten.

Die leichte Suppuration

Sich lange hinziehende oder chronische Suppuration mit Infiltration des umgebenden Eiterungsbereichs und Neigung zu Fistelbildung. Gelbe, fötide, mukopurulente Expektoration. *Silicea hilft der Elimination von Fremdkörpern,* Splittern und Knochensplittern.

Alles kann in Erscheinung treten: chronische Otorrhö, Akne, Suppuration der Ganglien, Fisteln an den Zahnwurzeln, Ostitis, Analabszeß mit Fistel, Abszeß der Prostata, altes Beingeschwür, Hypopyon.

Die Impffolgen

Dieses Medikament ist häufig bei Impffolgen indiziert (Fieber, Suppuration).

Besondere ergänzende Symptome

Chronische Kopfschmerzen mit Besserung, wenn man den Kopf warm einwickelt. Obstipation mit Stühlen, die herauskommen und teilweise wieder zurückrutschen (Spasmus des Analsphinkters); große Anstrengungen für die Stuhlentleerung. Sandige Sedimente im Urin. Entzündung des Labyrinths; Schwindel, Ohrensausen.

Nachzuschlagen sind die klinischen Rubriken:

Adenopathien, Akne vulgaris, Analfissur, Analfistel, Angina, Asthenie, Asthma, Bronchiektasie, Bronchitis, Brust, Chirurgischer Eingriff, Depression (nervöse Erschöpfung), Enuresis, Epilepsie, Erkältung, Fibrome, Frakturen, Furcht, Gingivitis, Glutenunverträglichkeit, Harngrieß, Hautinfektion, Hordeolum, Hydrozele, Impfkomplikationen, Kinder, Kornea (Ulzeration), Koryza (allergische), spasmische, Lampenfieber, Lichen ruber planus, Mastoiditis, Ménière-Syndrom, Migräne, Nägel, Narben, Nephrotisches Syndrom, Obstipation, Otitis, Prostatitis, Rachenphlegmone, Rachitis, Rhinopharyngitis, Sinusitis, Skoliose, Somnambulismus, Ulcus cutaneum, Verrucae, Zähne.

SOLIDAGO VIRGA AUREA (Goldrute)

Das Harnsyndrom

Druckempfindlichkeit der Nierenlager; Phosphate im Urin. Der Urin riecht schlecht, obwohl er klar ist.

Nachzuschlagen sind die klinischen Rubriken:

Harngrieß, Nierenkolik.

SPIGELIA ANTHELMIA (Wurmfarn)

Die linksseitige Hemikranie

Linksseitige Hemikranie; die Kopfschmerzen beginnen am Hinterhaupt, strahlen nach vorn aus und setzen sich über dem linken Auge fest. Gefühl, als ob das Auge zu groß sei.

Die Gesichtsneuralgie

Zahnschmerzen, die in den Backenknochen ausstrahlen; Verschlimmerung durch kaltes Wasser und Rauchen; Tränenfluß. Die Schmerzen, die als Zahnschmerzen erscheinen, entsprechen in Wirklichkeit einer Gesichtsneuralgie.

Die Extrasystolen

Stechende Schmerzen in der Präkordialgegend; das Herzklopfen ist so stürmisch, daß es hörbar und durch die Kleider sichtbar ist. Verschlimmerung durch Vornüberbeugen. Die Präkordialschmerzen strahlen in die oberen Gliedmaßen aus. Der Puls ist schwach und unregelmäßig.

Der Wurmbefall

Wurmkrankheit mit Periumbilikalschmerzen, Analpruritus, üblem Mundgeruch und Herzklopfen.

Nachzuschlagen sind die klinischen Rubriken:
Abdominalkolik, Extrasystolen, Glaukom, Migräne, Neuralgien, Perikarditis, Wurmbefall, Zähne.

SPONGIA TOSTA (Gerösteter Meerschwamm)

Der bellende Husten

Bellender, rauher, kruppöser Husten; Heiserkeit; trockener, schmerzhafter und berührungsempfindlicher Larynx mit dem Gefühl von Hitze und brennender Reizung. Inspiratorische Dyspnö. Besserung des Hustens durch Essen und Trinken.

Der Kropf

Indurierter Kropf mit Hitzegefühl im Bereich der Schilddrüse und Erstickungsangst in der Nacht. Herzklopfen mit Schmerzen in der Brust.

Das Hitzegefühl

Das Hitzegefühl besteht nicht nur im Bereich des Halses, sondern auch in der Brust, im Abdomen (wo eine Pankreatitis mit fetten Stühlen vorliegen kann), und in den Hoden.

Nachzuschlagen sind die klinischen Rubriken:
Basedow, Extrasystolen, Laryngitis, Orchitis, Pankreatitis.

STANNUM (Zinn)

Die Schwäche der Respirationsorgane

Große allgemeine Müdigkeit. Schwächegefühl in der Brust, so daß das Reden schwerfällt. Reichlicher, eitriger und widerlich-süßlich schmeckender Schleimauswurf. Husten beim Sprechen, Lachen oder Singen.

Nachzuschlagen ist die klinische Rubrik:
Bronchiektasie.

STAPHYSAGRIA (Stephanskörner)

Die Verdrängung von Unlustgefühlen

Leicht beleidigter und verletzbarer Patient mit der Neigung zur Empörung, die mehr oder weniger unterdrückt wird. Wenn seine Aggressivität latent ist, kann es zu physischen Symptomen kommen (Bauchschmerzen, genital-urinale Beschwerden) und zu permanenten sexuellen Ideen.

Aber gleichzeitig ist er *reizbar*. Eines schönen Tages explodiert er und dann ist er *außer sich*. Er beschimpft seine Mitmenschen und wirft demjenigen, der ihm Vorwürfe macht, Gegenstände ins Gesicht. Er verliert die Selbstkontrolle.

Die genital-urinalen Symptome

Nervöse Zystitis, Zystalgie mit hellem Urin. Blasen- und Urethraschmerzen, die *während der Miktion aufhören* und danach wieder auftreten; daher kommt es zu dem Zwang, ständig zu urinieren. Empfindung, als ob Urintropfen im Kanal zurückgeblieben sind. Pseudozystitis nach den ersten geschlechtlichen Beziehungen. Manchmal große Prostata mit Miktionszwang.

Der Pruritus mobilis

Pruritus mobilis, sine materia, der seine Lokalität in dem Maße ändert, wie sich der Patient kratzt. Nässendes Ekzem mit Pruritus mobilis. Neigung zu Chalazion und zu analgenitalen Kondylomen.

Die glatten und tiefen Schnittwunden

Glatte und tiefe Schnittwunden; Operationswunden; Folgen von Sphinkterdilatation. Bauchschmerzen nach einem chirurgischen Eingriff.

Die Zahnkaries

Geschrumpftes Zahnfleisch. Die Zähne werden schwarz und fallen aus, sobald sie herauskommen. Schmerzen der kariösen Zähne, wenn Speisereste in die Hohlräume kommen.

Nachzuschlagen sind die klinischen Rubriken:
Abdominalkolik, Benehmen, Chalazion, Chirurgischer Eingriff, Ekzem, Harnwegsinfektion, Hordeolum, Hypochondrie, Kinder, Kondylome, analgenitale, Lichen ruber planus, Obsession, Paranoia, Prostatahypertrophie, Pruritus, Schizophrenie, sexuelle Probleme, Traumen, Zähne.

STRAMONIUM (Stechapfel)

Der Pavor nocturnus

Das Kind fürchtet sich vor der Dunkelheit, es schläft nur ein, wenn das Licht an ist. *Während des Schlafes schreit es auf,* weil es von schrecklichen Visionen gequält wird. Es erwacht *mit weit aufgerissenen Augen.* Wenn jemand anwesend ist, beruhigt es sich.

Auch am Tage ist es unruhig und launisch; es *beißt anwesende Personen,* schlägt den Kopf gegen den Fußboden oder gegen die Wände, ohne den Anschein zu erwecken, als ob es sich weh getan hätte. Es weint nicht, wenn es sich zufällig stößt. Es stottert.

Die Manie

Angsterfüllter Agitationszustand mit *auditiven und visuellen Halluzinationen;* Verlangen, Umstehende zu beißen, dann auch zu beten; sexuelle Erregung, Durst, Konvulsionen. Sucht Licht und Gesellschaft. Die Augen quellen vor, starrer Blick; Mydriasis.

Besonderes ergänzendes Symptom

Furcht im Tunnel.

Nachzuschlagen sind die klinischen Rubriken:
Furcht, Manie, Miningitis virale, Pavor nocturnus, Schlaflosigkeit, sexuelle Probleme.

STRONTIUM CARBONICUM (Strontiumkarbonat)

Die Zephalkongestion

Hypertoniker, der an Arteriosklerose leidet; jede Bewegung führt zu pulsierenden Blutwallungen im Kopf. Rotes Gesicht, drohender Schlaganfall. Besserung durch warmes Einhüllen.

Nachzuschlagen sind die klinischen Rubriken:
Blutdruck, Iktus.

SULFUR (Schwefel)

Die Jovialität

Plethoriker mit rotem Gesicht, der vitale Wärme im Überfluß hat. Er trinkt zuviel Alkohol, ißt zuviel Süßigkeiten und fette Speisen. Er neigt zu Diabetes, Harnsäurelithiasis, Hypertonie und zu Hämorrhoiden. Er geht krumm. Er beeindruckt durch sein joviales, *optimistisches* Erscheinen. Er spekuliert gern; geistreiches Debattieren und Disputieren, sowie sein Wunsch, eine Welt nach seiner geradezu grandiosen Art zu bauen, all das liegt ihm sehr, denn sein ICH ist hypertrophisch. Er ist *stolz, großsprecherisch, egoistisch* und glaubt alles besser zu machen als die anderen. Übrigens ist ihm nichts gut und schön genug. Er ist gleichfalls verschwenderisch, vergeßlich, kleptomanisch.

Anzumerken ist, daß *hinter seiner Jovialität die Maske einer tiefen Traurigkeit stehen* oder sich eine latente Depression verbergen kann.

Das Kind hat eine rötliche Gesichtsfarbe, ist schmutzig, unruhig, zänkisch, sehr phantasiebegabt, manchmal diebisch.

Die kongestiven Anfälle

Blutandrang zu den Ohren, zum Herzen (mit dem Gefühl, als ob das Herz für die Brust zu groß sei), zum Anus, zu den Fußsohlen. *Brennende Hitze an den Füßen,* die er übrigens nachts aus dem Bett streckt. Immer ist ihm alles zu warm, er hat ein *großes Verlangen nach frischer Luft.* Alle Schmerzen sind brennend, Besserung durch kalte Anwendungen, sie lindern die Kongestion. Fliegende Hitze in der Menopause.

Die roten Effloreszenzen

Alle Arten von Ausschlägen können auftreten (Erythema, Komedonen, Ekzem), sie haben aber immer die gleichen charakteristischen Kennzeichen: *rotes Aussehen, runzelig, brennendes Gefühl, Pruritus, Verschlimmerung durch Wasser und Wärme.* Die Haut sieht schmutzig und ungesund aus. Bevorzugte Lokalisation: *am Rande der behaarten Kopfhaut* und an den mukösen Körperöffnungen. Neigung zu Furunkulose.

Lokalisation an den Schleimhäuten und an den serösen Membranen

Chronischer Katarrh der oberen Luftwege. Nasenpolypen. Diarrhö um fünf Uhr morgens, die den Patienten aus dem Bett treibt. Chronische, gelbliche Leukorrhöen. Neigung zu chronischen und sich hinziehenden Ergüssen, besonders: chronische Hydrarthrose des Knies, Perikarditis, Pleuritis.

Die alternierenden Krankheitszustände

Die Beschwerden wechseln häufig: Rheumatische Schmerzen, Diarrhö, Ekzem; Obstipation im Wechsel mit Diarrhö.

Wie man sieht, sind die Krankheiten, für die Sulfur indiziert ist, chronisch. Dieses Medikament kann übrigens auch interkurrent verwendet werden, und zwar bei den chronischen Krankheiten, die die lokalen Aspekte von Sulfur aufweisen; man ist nicht an das im ersten Paragraph Gesagte obligatorisch gebunden. In diesen Fällen muß man vorsichtig mit Sulfur umgehen und nur einige Dosen geben. Dieses Medikament besitzt eine große Zentrifugalkraft; es ist in der Lage, latente Ausschläge herauszubringen.

Nachzuschlagen sind die klinischen Rubriken:

Akne vulgaris, Allergie, Arthrose, Asthma, Benehmen, Blepharitis, Blutdruck, Bronchitis, Depression (nervöse Erschöpfung), Dermatitis bullosa pratensis, Diabetes, Dorsalgie, Ekzem, Enuresis, Epilepsie, Epistaxis, Erkältung, Erysipel, Erythema nodosum, Extrasystolen, Fieber mit Ausschlag, Gedächtnis, Gicht, Gonarthrose, Hämorrhoiden, Harngrieß, Hautinfektion, Hordeolum, Hydrarthrose, Hypochondrie, Ischias, Katarakt, Kinder, Konjunktivitis, Koryza (allergische), spasmische, Koxarthrose, Krampus-Syndrom, Laryngitis, Leiner-Krankheit, Leukorrhö, Lichen ruber planus, Lumbago, Masern, Menopause, Milchschorf, Obstipation, Ohrgeräusche, Otitis, Paranoia, Perikarditis, Pleuritis, Polypen, Pruritus, Psoriasis, Quinckesches Ödem, Skabies, Urtikaria.

SULFUR JODATUM (Jodschwefel)

Die roten Papeln

Rote Papeln mit starkem Juckreiz, Verschlimmerung durch Wärme. Wenn man eine zu starke Wirkung von Sulfur befürchtet, kann man zu Anfang Sulfur jodatum geben.

Nachzuschlagen sind die klinischen Rubriken:
Allergie, Lichen ruber planus.

SYMPHYTUM OFFICINALE (Beinwurz, Schwarzwurz)

Die Traumen

Verzögerte Frakturheilung; Schmerzen der Knochen nach der Fraktur; schmerzhafte Folgen einer Verletzung der Augäpfel.

Nachzuschlagen sind die klinischen Rubriken:
Frakturen, Traumen.

TABACUM (Tabak)

Die Reisekrankheit

Übelkeit mit *kalten Schweißen,* Schwindel mit Besserung durch Schließen der Augen, Hypersialorrhö, Elendigkeit und Leeregefühl im Magen, Diarrhö; *Bedürfnis, den Bauch zu entblößen;* Besserung im Freien.

Nachzuschlagen sind die klinischen Rubriken:
Reisekrankheiten, Übelkeit.

TARANTULA CUBENSIS (Kubanische Tarantel)

Der Milzbrand

Anthrax von scharlachrotem Aussehen mit hochgradigen brennenden Schmerzen; Septikämie.

Nachzuschlagen ist die klinische Rubrik:
Hautinfektion.

TARANTULA HISPANICA (Spanische Tarantel)

Der Zwang zum Tanzen

Hysterie mit Zwang zum Tanzen, sich ständig zu bewegen. Besserung durch Musik. Die Person gerät erst in eine Krise, wenn man sie anschaut.

Nachzuschlagen ist die klinische Rubrik:
Hysterie.

TELLURIUM (Tellurium)

Der Herpes circinatus

Übelriechender Herpes circinatus.

Die Otorrhö

Stinkende Otorrhö, die bläschenförmige Hautausschläge verursacht.

Nachzuschlagen sind die klinischen Rubriken:
Herpes circinatus, Otitis.

TEREBINTHINA (Terpentin)

Die Pyelonephritis

Brennende Schmerzen in der Nierengegend und Blase. Spärlicher, dunkelbrauner Harn, nach Veilchen riechend, Sediment wie Kaffeesatz mit Blut und Albumin.

Nachzuschlagen ist die klinische Rubrik:
Harnwegsinfektion.

TEUCRIUM MARUM (Meeresgamander)

Die atrophische Rhinitis

Nasenpolypen mit atrophischer Rhinitis.

Nachzuschlagen ist die klinische Rubrik:
Polypen.

THERIDION CURASSAVICUM (Curaçaospinne)

Die Hyperakusis

Schwindel bei jedem Geräusch; Verschlimmerung durch Schließen der Augen.

Nachzuschlagen ist die klinische Rubrik:
Schwindelzustände.

THUJA OCCIDENTALIS (Lebensbaum)

Eine besondere Typologie

In der Wahl eines homöopathischen Medikaments ist das typologische Argument gewöhnlich sekundär; aber hier hat man es mit einer *erworbenen, reaktionellen,* also kennzeichnenden *Typologie* zu tun, und bei Thuja occidentalis denkt man vor allem an den Habitus des Patienten.

Er fällt durch seine *gynoide Obesität* auf, ferner durch die Infiltration des interstitiellen Gewebes, durch seine fettige Haut und durch *verschiedene Wucherungen:* weiche, feuchte, blumenkohlartige, gestielte Warzen mit bevorzugter Lokalisation an den *Nasen-Kinn-Falten;* Chalazion; Rubinflecke. Sein Schweiß riecht nach Porree und prädominiert an den unbedeckten Teilen. *Seine Nägel* sind weich, gewellt (horizontal), rillig (vertikal). Die Haare sind trocken. Die Augenbrauenenden sind geschwungen. Seine Lippen sind bläulich-weiß und erwecken bei hellem Tageslicht den Eindruck, als seien sie mit Milchhaut bedeckt.

Er neigt gleichfalls zu inneren Neubildungen: Nasen- und Uteruspolypen; Ovarialzyste; anal-genitale Kondylome. In der Anamnese findet man nicht selten Gonorrhö und vielfache Impfungen. Er fürchtet die Feuchtigkeit.

Die bizarren Empfindungen

Seine Gedankengänge sind verlangsamt und nicht „fixiert" (im psychiatrischen Sinne des Ausdrucks), sie entsprechen einem *bradypsychischen* Zustand. Er hat bizarre Empfindungen: Gefühl, als stecke ein Nagel im Kopf; als ob sich ein lebendes Wesen im Bauch bewege; Gefühl, als ob nach der Miktion noch ein Tropfen Urin durch die Urethra fließe.

Der Rheumatismus

Durch Feuchtigkeit werden die Schmerzen verschlimmert, gebessert, wenn er sich streckt, dabei hat er das *Gefühl, als ob die Knochen aus Glas* und zerbrechlich seien.

Der chronische Katarrh der Schleimhäute

Chronischer Katarrh der Schleimhäute mit *dicken, grünlichen,* nicht reizenden *Absonderungen:* chronische Koryza, Parodontose, Diarrhö, Leukorrhöen, Urethrorrhö.

Nachzuschlagen sind die klinischen Rubriken:

Analfissur, Arthrose, Asthma, Bronchitis, Chalazion, Depression (nervöse Erschöpfung), Ekzem, Erkältung, Fibrome, Hordeolum, Impfungen, Kondylome, anal-genitale, Leukorrhöen, Metritis, Migräne, Myxödem, Nägel, Obsession, Ovarialzyste, Polypen, Prostatahypertrophie, Prostatitis, Salpingitis, Verrucae, Zähne.

TRILLIUM PENDULUM (Nordamerikanische Liliacee)

Die Metrorrhagien

Metrorrhagien mit leuchtend rotem Blut, alle zwei Wochen, begleitet von Lipothymien; Verschlimmerung bei der geringsten Bewegung; heftige iliosakrale Schmerzen, als ob Lenden- und Kreuzgegend auseinanderbrechen wollten; Besserung durch festes Schnüren des Beckens.

Nachzuschlagen ist die klinische Rubrik:

Metrorrhagien.

TUBERCULINUM (Tuberkulin)

Die Neigung, sich zu erkälten

Bei einem asthenischen, hypotonischen Patienten zu verwenden, der sich *leicht erkältet,* und zwar im Wechsel mit dem Basismittel. Angina, Koryza, Otitis, rezidivierende Bronchitis. Außerordentliche Veränderlichkeit aller psychischen und somatischen Symptome, Lufthunger.

Nachzuschlagen sind die klinischen Rubriken:

Angina, Blutdruck, Bronchitis, Erkältung (Neigung, sich leicht zu erkälten), Otitis, Rhinopharyngitis, Schwangerschaft.

URTICA URENS (Brennessel)

Die Urtikaria

Urtikarieller Hautausschlag mit Brennen und heftigem Juckreiz; ständiger Drang, sich zu kratzen; Verschlimmerung durch Wärme; Wechsel mit rheumatischen Beschwerden.

Nachzuschlagen ist die klinische Rubrik:
Urtikaria.

UVA URSI (Bärentraube)

Der schmutzige Urin

Chronische Zystitis, Blasenkatarrh mit schmutzigem, übelriechendem, schleimig-eitrigem Harn und Blutbeimischung; brennende Schmerzen nach der Miktion; grüner Urin.

Nachzuschlagen sind die klinischen Rubriken:
Harnwegsinfektion, Harngrieß.

VALERIANA OFFICINALIS (Baldrian)

Der hysterische Pseudorheumatismus

Plötzlich auftretende schmerzhafte Muskelkrämpfe, Verschlimmerung durch Stehen oder Sitzen, Besserung durch Gehen, daher ein ständiger Bewegungsdrang. Ohnmachtsanfälle bei dem geringsten Schmerz. Wechselhafte Stimmung.

Nachzuschlagen sind die klinischen Rubriken:
Hysterie, Rheumatismus.

VERATRUM ALBUM (Weiße Nieswurz)

Die kalten Schweiße

Kalte Schweiße auf der Stirn begleiten alle Symptome: profuse, choleriforme Diarrhö mit Bauchkrämpfen, Gefühl von innerer Eiseskälte, Prostration, Kollaps, Dysmenorrhö, Erbrechen.

Nachzuschlagen sind die klinischen Rubriken:
Diarrhö, Dysmenorrhö, Erbrechen, Gastroenteritis.

VERATRUM VIRIDE (Grüne Nieswurz)

Der drohende Iktus

Plötzlicher Blutandrang zum Kopf, besonders akute Hirnkongestion. Das Gesicht wird leichenblaß, die Augen sind injiziert. Schmerzen in der Hinterhauptgegend, Klopfen der Karotiden, Mydriasis, Hypotonie, langsamer Puls.

Nachzuschlagen sind die klinischen Rubriken:
Blutdruck, Iktus.

VERBASCUM THAPSUS (Königskerze)

Die Gesichtsneuralgie

Schmerzen in der Schläfen-Wangengegend. Zermalmendes Gefühl im Kiefergelenk, als ob die Nerven mit Zangen zusammengequetscht würden; dazu Tränenfluß, Rhinorrhö. Die Anfälle kommen immer zu einer bestimmten Zeit wieder.

Nachzuschlagen ist die klinische Rubrik:
Neuralgien.

VIBURNUM OPULUS (Wasserschneeball)

Die membranreiche Dysmenorrhö

Dysmenorrhö mit Membranen im Menstruationsblut, die Regel dauert nur einige Stunden; Uteruskrämpfe, die in die Oberschenkel ausstrahlen, Neigung zu Ohnmachtsanfällen.

Nachzuschlagen ist die klinische Rubrik:
Dysmenorrhö.

VIPERA REDI (Schlangengift der europäischen Viper)

Die Venenentzündung

Entzündung der Venen und Kapillaren mit Neigung zur Ödembildung; *Schmerzen* der unteren Gliedmaßen *mit dem Gefühl, als ob sie wie zum Bersten anschwellen; Verschlimmerung durch Herabhängen der Beine,* Besserung durch Hochlagerung der Beine.

Nachzuschlagen sind die klinischen Rubriken:
Lymphangitis, Periphlebitis, Varizen.

VISCUM ALBUM (Mistel)

Die Hypotonie

Hypotonie mit Dyspnö, Verschlimmerung beim Liegen auf der linken Seite, Schwindelanfälle; *valvuläre Affektion.*

Nachzuschlagen ist die klinische Rubrik:
Blutdruck.

ZINCUM METALLICUM (Zink)

Die Erschöpfung

Im Verlauf einer fieberhaften Erkrankung: Blässe des Gesichts, Apathie mit Kopfschmerzen, Strabismus, Anurie. Er bohrt den Kopf in das Kissen, große Unruhe in den Beinen, muß sie immer bewegen. Fieber mit Hautausschlägen, die schlecht oder gar nicht herauskommen. Heftige Schmerzen nach Herpes zoster mit körperlicher und geistiger Erschöpfung.

Nachzuschlagen sind die klinischen Rubriken:
Enzephalitis, Fieber mit Ausschlag, Herpes zoster, Migräne.

II. Grundzüge der homöopathischen Therapie

KLINISCHE RUBRIKEN

In der Homöopathie gehen im Prinzip die Verordnungen zuallererst von den Arzneimittelbildern aus und nicht von den Krankheitsbegriffen. Jeder braucht indes ein Lehrbuch für die Therapie. Man kann die nachfolgenden Grundzüge dafür verwenden, jedoch sollte man die diesbezüglichen Grenzen kennen.

Um diesen therapeutischen Teil abzufassen, habe ich einige Vereinfachungen vorgenommen. Aus didaktischen Gründen war dies notwendig. Es gibt keinen nochmaligen Bezug auf die klinischen Indikationen; vermutlich kennt der Leser die Probleme, die die Pathologie betreffen; aber auch die homöopathische Bearbeitung ist auf das Wesentliche beschränkt.

Nicht alle Krankheiten sind erwähnt. Für jede einzelne Krankheit sind nicht alle Medikamente genannt, sondern nur die geläufigsten. Für jedes Medikament sind nicht alle Symptome aufgeführt, sondern nur die charakteristischsten: der Leser muß die anderen Symptome in der vorangegangenen Materia medica nachsehen. Anzumerken ist noch folgendes: Wenn in diesem Teil auch nicht alle Krankheiten behandelt worden sind, so sind doch die meisten hier beschriebenen Rubriken durch die klinische Erfahrung des Verfassers überprüft worden.

Auf einige Besonderheiten ist noch hinzuweisen. Bei Symptomen, die der Verfasser durch eigene Beobachtungen gemacht hat, findet man in Klammern die Initialen AH. Gleichfalls findet man bei einigen Symptomen in Klammern genannte Medikamente, die als Vergleichsmittel in Betracht zu ziehen sind. Dies entspricht einer häufigen Situation in der täglichen Praxis. In Anführungszeichen findet man Ausdrücke wie „das unruhige Fieber von Aconitum“, oder „die Dyspepsie mit Flatulenz von Lycopodium“. In diesen Fällen muß man die entsprechenden Abschnitte in der Materia medica studieren. Dieser Zusammenhang wurde hergestellt, um die Grundzüge der homöopathischen Therapie nicht mit Wiederholungen zu überhäufen. Diese Ausdrücke beziehen sich auf sehr wichtige Symptome, die man gut kennen muß. Man sollte versuchen, sie in der Klinik wieder anzutreffen.

Für zahlreiche Rubriken findet man zwei Namenslisten von Medikamenten: „Die wichtigsten symptomatischen Mittel“, „Die wichtigsten Basismittel". Die ersten beziehen sich auf Medikamente, die die Lokal- und Organsymptome decken. Die Basismittel werden verwendet, um das Terrain zu behandeln, das heißt, um chronische Krankheiten zu heilen.

> Was die *Dosierung* anbetrifft, s. Seite 70. Im Zweifelsfall gebe man 3 Arzneikügelchen CH 9, dreimal täglich als symptomatisches Mittel; eine Dosis Globuli wöchentlich als Basismittel, bis zur Besserung.

Einige Medikamente sind besonders gekennzeichnet. Sie werden am häufigsten für die betreffende Krankheit verwendet.
Beispiel: **Arsenicum album.**

Dieses Buch enthält nicht alles, wir haben es schon gesagt. Aber es *genügt für die gängigen Verordnungen.* Eine Weiterbildung bei erfahrenen Kollegen sollte auf alle Fälle eingeplant werden.

In bezug auf die Homöopathie rate ich dringend, niemals den Mut zu verlieren. Man muß sie lange und ständig studieren, bis man in der Lage ist, regelmäßig Erfolge zu erzielen.

ABDOMINALKOLIK

Aconitum napellus: Nach einer Erkältung reten plötzlich heftige Schmerzen mit *affektiver Unruhe* auf.

Belladonna: Plötzlich auftretende Schmerzen, die *durch Erschütterung* und Druck *verschlimmert* werden; Besserung, wenn der Kranke auf dem Bauch liegt. Die Schmerzen verschwinden ebenso schnell, wie sie gekommen sind.

Chamomilla vulgaris: Schmerzen mit roten Wangen und heißem Schweiß, besonders beim Kind; *Besserung, wenn man es auf den Arm nimmt;* Überempfindlichkeit bei Schmerzen; Folge eines Zornausbruchs.

Chelidonium majus: Konstriktive Bauchschmerzen, wie von einem Gürtel oder Strick verursacht.

China rubra: Schmerzen, die durch leichte Berührung des Abdomen verschlimmert, durch starken Druck aber gebessert werden; abdominale Ballonierung, die durch Abgang von Darmgasen nicht gebessert wird.

Cocculus indicus: Gefühl, als ob der Bauch voll von Steinen wäre.

Colocynthis: Krampfartige Schmerzen, die den Kranken zwingen, sich zusammenzukrümmen, *Besserung durch festen Druck und Wärme;* nach kalten Getränken bei warmer Witterung oder als Folge eines Zornausbruchs; große Reizbarkeit durch den Schmerz.

Dioscorea villosa: Schmerzen, die sich durch aufrechte Körperhaltung oder durch Rückwärtsbeugen *bessern.*

Dulcamara: Schmerzen bei naßkalter Witterung.

Ignatia amara: Schmerzen der rechten Darmbeinschaufelgrube nahe dem McBurney-Punkt, nach einer Widerwärtigkeit nervösen Ursprungs; *Pseudo-Appendix;* „die Widersprüchlichkeiten von Ignatia".

Lycopodium clavatum: Schmerzen, die durch postprandiale Ballonierung verursacht werden, Erleichterung durch Abgang von Darmgasen; langsame Digestion; „die Dyspepsie mit Flatulenz von Lycopodium".

Magnesium phosphoricum: Krampfartige Schmerzen, die den Patienten zwingen, sich zusammenzukrümmen, Besserung durch starken Druck und Wärme; *die gleichen Symptome wie bei Colocynthis, aber ohne nervöse Konnotation.*

Nux vomica: *Abdominalkolik, die auf spasmische Obstipation zurückzuführen ist,* mit Übelkeit und Pseudobedürfnis der Stuhlentleerung; Kolik, wenn man sich im Freien erkältet, mit dem Gefühl imminenter Diarrhö; die Zunge ist hinten in der Mitte belegt.

Plumbum metallicum: Heftige Kolik mit kahnförmiger Einziehung des Bauches.

Spigelia anthelmia: Abdominalkoliken durch Würmer.

Staphysagria: Folgen von Zornausbrüchen, unterdrückter Empörung oder nach einem chirurgischen Eingriff.

ABORTUS SPONTANEUS

Actaea racemosa: Drohender Abort mit Schmerzen, die von einer Seite zur anderen durch den Leib ziehen.

Belladonna: Hämorrhagie mit heißem Blut, Tenesmus uterinus, Verschlimmerung durch Erschütterung.

Caulophyllum: „Falsche Wehen" gegen Ende der Schwangerschaft.

Gelsemium sempervirens: Drohender Abort als Folge einer schlechten Nachricht oder plötzlichen Emotion.

Kalium carbonicum: Asthenie, Lumbalgie nach einem Abort.

Pulsatilla: Drohender Abort mit variablen Schmerzen; intermittierender Blutfluß.

Sabina: Neigung zum Spontanabort, besonders um den dritten Schwangerschaftsmonat herum; anfallsweise auftretende Schmerzen mit hellrotem, dünnflüssigem Blut, gemischt mit Blutklumpen; Verschlimmerung durch die geringste Bewegung. Die Schmerzen strahlen vom Kreuzbein zur Schamgegend aus.

Secale cornutum: Zum dritten Monat hin mit Expulsion von schwarzem Blut.

Sepia: Prophylaktisches Mittel, das nach den allgemeinen Charakteristika zu wählen ist.

ABSTINENTIA SEXUALIS: Siehe Sexuelle Probleme

ABSZESS

Hautabszeß: siehe Hautinfektion

Brustabszeß: siehe Brust

Zahnabszeß: siehe Zähne

ACNE VULGARIS – Akne juvenilis –

Die wichtigsten symptomatischen Mittel

Antimonium tartaricum: Pusteln, die bläuliche Flecke hinterlassen.

Graphites: Aknekeloid.

Kalium bromatum: Acne papulosa; Patient ist in einem Zustand motorischer und affektiver Unruhe.

Lachesis muta: Bläulichrot oder violett aussehende Papeln.

Selenium: Komedonen mit fettiger Haut.

Die wichtigsten Basismittel

Natrium muriaticum: Oft indiziert für junge Menschen in der Adoleszenz, mit einem sehr deutlich impaktierten Punkt im Bereich der Haarbalgdrüsen; charakteristische Lokalisation am Rand der behaarten Kopfhaut; fettige Stirn; frühzeitige Alopezie; „die seelische Distanz von Natrium muriaticum".

Pulsatilla: Häufig indiziertes Mittel in der Pubertät; Emotivität; die Person errötet leicht; „die Fragilität von Pulsatilla".

Silicea: Eiternde Papeln; kalte Extremitäten, stark stinkender Fußschweiß; „der Mangel an Energie von Silicea".

Sulfur: Komedonen, die Haut sieht schmutzig und ungesund aus; selbst wenn all diese Symptome nicht da sind, wird Sulfur oft zu verschreiben sein, um die Haut zu reinigen; im Wechsel mit einem der oben stehenden Basismittel zu geben. Wenn man bei einigen Patienten Bedenken wegen der Wirkung hat, ersetzt man es durch *Sulfur jodatum;* wenn eine Abszedierungsneigung besteht, ersetze man es eventuell durch *Hepar sulfuris calcareum.*

ACNE ROSACEA

Die wichtigsten symptomatischen Mittel

Carbo animalis: Kouperose.

Hepar sulfuris calcareum: Im Falle der Suppuration.

Ledum palustre: Akne der Alkoholiker.

Rhus toxicodendron: Bläschenausschlag mit rotem Infiltrat in der Umgebung.

Sanguinaria canadensis: Akne mit brennender Rötung der Wangen.

Die wichtigsten Basismittel

Sepia: Das in der Klinik am häufigsten angetroffene Medikament; prämenstruelles Syndrom; „die Psychasthenie von Sepia".

ADENOPATHIEN

Belladonna: Ganglionien, die zu eitern drohen; „das Fieberdelirium von Belladonna".

Mercurius solubilis: Verschiedene Adenopathien mit „dem Mund von Mercurius solubilis“; eventuell Eiterung; indiziert bei der Hodgkin-Krankheit gemeinsam mit der klassischen Behandlung (AH).

Silicea: Eiternde Ganglionien; Fisteln.

AFFEKTION: siehe Benehmen

AFFEKTKRAMPF, RESPIRATORISCHER

Ignatia amara: Dieses Medikament paßt in den meisten Fällen für den Affektkrampf; das Kind seufzt nach der Krise. Ignatia ist einige Monate lang zu geben, einmal wöchentlich (zum Beispiel eine Dosis CH 12).

AGITATION (motorische und affektive Unruhe): siehe Benehmen

AGORAPHOBIE: siehe Benehmen

AGGRESSIVITÄT: siehe Benehmen

ALLERGIE

Die wichtigsten symptomatischen Mittel

Apis mellifica: Rosafarbenes Ödem der Haut und der Schleimhäute mit Pruritus, stechende Schmerzen mit Besserung durch kalte Anwendungen; Urtikaria, spasmische Koryza, Asthma, Quinckesches Ödem, Chemosis, Konjunktivitis.

Cantharis: Blasenförmige Allergie-Eruption.

Ipecacuanha: Allergischer Husten, Asthma.

Nux vomica: Salvenartiges Niesen am Morgen.

Rhus Toxicodendron: Stark juckende Bläschen mit Infiltrat in der Umgebung; Besserung des Juckreizes durch warme Anwendungen.

Die wichtigsten Basismittel

Arsenicum album: Trockenes Ekzem, Asthma (sie können alternieren).

Lachesis muta: Asthma als Folge einer schlecht ausgeheilten Grippe oder in der Menopause.

Lycopodium clavatum: Atopisches Ekzem (AH); Assoziation mit Verdauungsstörungen; „die Dyspepsie mit Flatulenz von Lycopodium".

Natrium muriaticum: Spasmische Koryza, Eruptionen am Rande der behaarten Kopfhaut; solare Allergie; ophthalmische Migräne.

Psorinum: Alternieren von Ekzem und Diarrhö, Ekzem und Migräne; Heißhunger oder Euphorie am Tage vor der Krise; Frösteln.

Sepia: Asthenie; runde Eruptionen mit bevorzugter Lokalisation an den Gelenkfalten und Achselhöhlen.

Sulfur: Vitale Wärme im Überfluß; alle Arten von roten, runzeligen Eruptionen können auftreten, Verschlimmerung durch Wasser; Asthma; Alternieren der klinischen Formen.

Sulfur jodatum: Wenn man wegen einer zu starken Wirkung von Sulfur Bedenken hat.

Besonderer Hinweis auf zwei prophylaktische Medikationen

Die Isopathie: Wenn man das auslösende Allergen determinieren kann und sich herausgestellt hat, daß keine Möglichkeit besteht, es zu vermeiden, ist es zum Zeitpunkt des Kontakts in der CH 9-Potenz zu geben (zum Beispiel: ein Lehrer sollte vor Betreten der Klasse ein Kreide-Isotherapeutikum nehmen).

Lungen-Histamin: Die Zubereitung kann prophylaktische Wirkung haben, wenn sie zu Beginn einer Krise verabreicht wird, das heißt zu dem Zeitpunkt, in dem das Histamin in den Organismus eindringt.
Siehe auch Asthma, spasmische Koryza, Ekzem, Urtikaria.

ALOPEZIE

Die wichtigsten symptomatischen Mittel

Arsenicum album: Alopezie in runden Plaquen mit trockenen Krusten, Pruritus der behaarten Kopfhaut.

Carbo vegetabilis: Alopezie nach einer schweren Krankheit.

Fluoricum acidum = Acidum fluoricum: Glanzlose, trockene und leicht brüchige Haare; Alopezie in Plaquen; Konkomitanz mit einer tiefgreifenden Läsionskrankheit.

Graphites: Trockene und brüchige Haare; Alopezie wegen des Ekzems.

Kalium carbonicum: Trockene Haare; Haarausfall, besonders im Bereich der Schläfen; Folge einer schweren, sich lang hinziehenden Krankheit (insbesondere pulmonale), mit Erschöpfung und Neigung, sich leicht zu erkälten.

Mezereum: Dicke, weißliche Krusten, darunter Eiteransammlung; verklebte Haare, *Tinea;* starker Juckreiz.

Phosphoricum acidum = Acidum phosphoricum: *Nach einem Kummer* oder einer fieberhaften Erkrankung werden die Haare vorzeitig grau und fallen aus.

Phosphorus: Alopezie in runden Plaquen, *Pelade* nervösen Ursprungs; *die Haare fallen büschelweise aus;* Angst, Verlangen nach Gesellschaft; „die sympathische Erstbegegnung von Phosphorus".

Die wichtigsten Basismittel

Bei konstitutioneller Alopezie kann diese nur durch die nachstehenden Medikamente gestoppt werden. Die weiteren Symptome sind in der Materia medica nachzusehen.

Lycopodium clavatum: Die Haare werden vorzeitig grau oder weiß; frühzeitige Alopezie.

Natrium muriaticum: Frühzeitige Alopezie im Bereich der fettigen, glänzenden Stirn.

Pulsatilla: Einseitige Alopezie.

Sepia: Nach einer Entbindung.

AMENORRHÖ

Primäre verspätete Amenorrhö

Calcium carbonicum: Blasses (junges) Mädchen, transpiriert leicht am Kopf und an den Füßen.

Graphites: Zu Fettleibigkeit neigendes (junges) Mädchen, apathisch, mit hochrotem Gesicht.

Natrium muriaticum: (Junges) Mädchen mit der Neigung zur Anämie; obwohl es gut ißt, ist es mager; „die seelische Distanz von Natrium muriaticum".

Pulsatilla: Marmorierte Haut, venöse Stase; „die Fragilität von Pulsatilla".

Sekundäre Amenorrhö

Aconitum napellus: Amenorrhö als Folge von Furcht oder nach einer Erkältung.

Apis mellifica: Amenorrhö mit Schmerzen in der Eierstockgegend, hauptsächlich rechts.

Antimonium crudum: Amenorrhö nach einem kalten Bad.

Belladonna: Amenorrhö mit dem Gefühl, als ob die Geschlechtsteile nach unten gedrückt würden; heißer Kopf.

Ignatia: Amenorrhö nach einem Kummer oder einer Emotion; Weinen, Schluchzen, unfreiwillige Seufzer; „die widerspruchsvollen Symptome von Ignatia".

Kalium carbonicum: Amenorrhö im Verlauf einer Anämie oder nach einer schweren und langen Krankheit; Neigung, sich leicht zu erkälten; Asthenie; Lumbalgie.

Lachesis muta: Amenorrhö oder verspätete Menstruation im Klimakterium; Hitzewallungen, wenn die Regeln ausbleiben, allgemeine Besserung bei Wiedereintreten der Menstruation.

Lycopodium clavatum: Mit Ballonierung des Abdomen.

Pulsatilla: Amenorrhö, nachdem man nasse Füße bekommen hat; die Regeln sind gewöhnlich verspätet und schwach; kapriziöser, intermittierender Monatsfluß, der an einem Tag aufhört und dann wiederkommt; „die Fragilität von Pulsatilla".

Sepia: Schweregefühl der Organe des kleinen Beckens; „die Psychasthenie von Sepia".

AMÖBIASIS

Für alle Parasitosen ist die allopathische Behandlung unerläßlich. Allein diese Behandlung ermöglicht es, die Parasiten zu töten. Doch gemeinsam dazu kann man eine homöopathische Behandlung durchführen, um Nachwirkungen zu vermeiden und um funktionelle Störungen zu behandeln.

Mercurius solubilis: Fast immer ist dieses Medikament durch die Symptome indiziert; Tenesmus, der durch Stuhlentleerung nicht gebessert wird; Schleim, Blut oder Eiter im Stuhl; „der Mund von Mercurius solubilis", „das Fieber von Mercurius solubilis".

ANALFISSUR

Die wichtigsten symptomatischen Mittel

Acidum nitricum: *Stechende Schmerzen, als ob Splitter in dem befallenen Körperteil steckten;* Analkonstriktion; übelriechendes Nässen; Hämorrhoiden.

Graphites: Fissuren mit honiggelbem Hintergrund; *Obstipation mit knotigem, reichlichem Stuhl, der mit Schleim bedeckt ist;* Hämorrhoiden; Ödem der Analschleimhaut (Paeonia); pruriginöses Analekzem.

Paeonia: Fissur mit ständigem Nässen; Schmerzen während der Stuhlentleerung, die auch noch mehrere Stunden nach der Defäkation anhalten; Ödem der Analschleimhaut (Graphites); Hämorrhoiden.

Ratanhia: Schmerzen, die mehrere Stunden nach dem Stuhlgang anhalten, als ob der After voll von Glassplittern sei, Besserung durch ein kaltes Sitzbad; Analkonstriktion; Berührungsempfindlichkeit des Afters; Gefühl einer trockenen Hitze am After; starkes Heraustreten der Hämorrhoiden während des Stuhlgangs.

Die wichtigsten Basismittel (vor allem nach den allgemeinen Charakteristika auszuwählen)

Natrium muriaticum: Trockener After mit Stühlen wie runde Kügelchen; „die seelische Distanz von Natrium muriaticum".

Platina: Obstipation auf Reisen; der Stuhl klebt am Rektum; „der distanzierte Stolz von Platina".

Sepia: Schmerzen, die im Rektum von unten nach oben ziehen; Gefühl, als ob sich eine Kugel im Rektum befinde; „die Psychasthenie von Sepia".

Silicea: Analfissur mit großen Anstrengungen für die Stuhlentleerung; Stühle, die teilweise herauskommen und dann wieder in das Rektum zurückrutschen (Spasmus des Analsphinkters); „der Mangel an Energie von Silicea".

Thuja occidentalis: Analfissur; anal-genitale Kondylome; „die Typologie von Thuja".

Lokal kann man Ratanhia-Salbe verwenden.

ANALFISTEL

Berberis vulgaris: Brennendes Gefühl am After; Konkomitanz mit biliären und pulmonalen Symptomen.

Calcium phosphoricum: Wechsel mit pulmonalen Symptomen.

Acidum fluoricum: Analfistel mit Pruritus an der äußeren Afteröffnung.

Mercurius solubilis: Eiternder Analabszeß; „der Mund von Mercurius solubilis", „das Fieber von Mercurius solubilis".

Silicea: Analabszeß mit Fistel; chronische Suppuration; große Anstrengungen bei der Stuhlentleerung; Stühle, die teilweise herauskommen und dann wieder in das Rektum zurückrutschen (Spasmus des Analsphinkters).

ANALPROLAPS BEI KINDERN

Podophyllum peltatum: Nach der Prolapsreposition systematisch zu geben (CH9 dreimal täglich, vierzehn Tage lang).

ANÄMIE

Die klassische Substitutionstherapie ist unerläßlich, ebenso wie die ätiologische Behandlung; man kann eine homöopathische Behandlung damit verbinden, um funktionelle Symptome zu bekämpfen und um Rezidive zu vermeiden.

Arsenicum album: Eine Hilfe in schweren Fällen, wenn die Anämie hämatologischen Ursprungs ist; trotz Asthenie Abmagerung, Unruhe und Angst.

China rubra: Anämie als Folge einer Hämorrhagie; blasses Gesicht mit Ringen um die Augen; Ohrensausen.

Ferrum metallicum: Hypochrome Anämie mit Blässe der Haut und der Schleimhäute, Kurzatmigkeit, Schwindel; die Gesichtsblässe alterniert mit plötzlichem Erröten und Blutwallungen (durch Emotion, Schmerz, Anstrengung), daher manchmal der Anschein einer Plethora.

Kalium carbonicum: Folge einer schweren und sich lang hinziehenden Krankheit; Neigung, sich leicht zu erkälten.

Natrium muriaticum: Das am häufigsten verwendete Basismittel und zwar in denjenigen Fällen von Anämie, bei denen die Ursache nicht eindeutig ist.

ANGINA

Die wichtigsten symptomatischen Mittel

Jedesmal wenn das Simile streng beachtet wird, heilt die Angina schnell und ohne Folgeerscheinungen. Natürlich darf sich der Homöopath nicht irren. Wenn er sich seiner therapeutischen Diagnose nicht ganz sicher ist, wird der Anfänger auf Antibiotika zurückgreifen.

Apis mellifica: Ödem an den Mandeln und am Zäpfchen; der Rachen hat *rosafarbenen* Aspekt, stechende Schmerzen, die durch kalte Flüssigkeiten gebessert werden; Fieber ohne Durst.

Belladonna: Plötzlicher und heftiger Beginn, geschwollene Mandeln, *sehr rote und trockene Kehle;* Durst, aber wegen der *Dysphagie* kann man nicht trinken; erhöhte Temperatur, „das Fieberdelirium von Belladonna".

Cantharis: Bläschen mit brennenden Schmerzen am Mund und im Rachen; Verschlimmerung durch Schlucken von Flüssigkeiten; Herpangina.

Lachesis muta: Dunkelrote Mandeln (Phytolacca); die Entzündung beginnt links und geht zur rechten Seite über; Verschlimmerung durch warme Getränke; *Halsschmerzen und große Berührungsempfindlichkeit am Hals.*

Lycopodium clavatum: Entzündung, die von rechts nach links verläuft; Besserung durch warme Getränke.

Mercurius cyanatus: Ulzerationen mit festhaftenden, gräulichen Pseudomembranen; Vincent-Angina; derselbe Mund wie bei Mercurius solubilis.

Mercurius solubilis: Rote Mandeln mit *Pseudomembranen* (eventuell Ulzerationen), Halsschmerzen beim Schlucken; *Adenopathien;* Verschlimmerung in der Nacht; „der Mund von Mercurius solubilis", „das Fieber von Mercurius solubilis".

Phytolacca americana: Die Mandeln und der ganze Rachenbereich sind *dunkelrot* (Lachesis), geschwollen und heiß; große *Schmerzen an der Zungenwurzel* und im Hals, *Schmerzausstrahlung zu den Ohren* beim Schlucken; die

Konkomitanz mit Muskelschmerzen bestätigen die Indikation von Phytolacca.

Die wichtigsten Basismittel für wiederholt auftretende Anginen

Baryta carbonica - Barium carbonicum: Kind mit Mandelhypertrophie, hat bei jeder Erkältung eine Angina mit Adenopathien; es kann in seiner körperlichen und geistigen Entwicklung zurückgeblieben sein.

Calcium carbonicum: Indolentes Kind mit großem Kopf, das sich leicht erkältet.

Calcium jodatum: Ist Calcium carbonicum vorzuziehen, wenn Tonsillenkrypten aufgetreten sind.

Lycopodium clavatum: Nach den allgemeinen Charakteristika auszuwählen.

Natrium muriaticum: Nach den allgemeinen Charakteristika auszuwählen.

Psorinum: Wiederholt auftretende Anginen, Frösteln; zu verschreiben, wenn das offenbar gut indizierte Basismittel nicht wirkt.

Sepia: Nach den allgemeinen Charakteristika auszuwählen.

Silicea: Nach den allgemeinen Charakteristika auszuwählen.

Tuberculinum: Wiederholt auftretende Anginen, große Neigung, sich zu erkälten.
Siehe auch Rachenphlegmone.

ANGINA PECTORIS

Als Adjuvans der klassischen Anti-Angina-Pectoris-Mittel kann man eines der nachstehenden Medikamente geben, entweder im Verlauf der Krise oder besonders prophylaktisch zur regelmäßigen Behandlung. Die Wirkung erstreckt sich auf die funktionellen Faktoren.

Aconitum napellus: Präkordialschmerzen und Schmerzen in der linken Schulter, Ameisenlaufen in den Extremitäten, Tachykardie, harter und voller Puls; Angst und *Ruhelosigkeit* beherrschen das Gesamtbild; der Kranke ist überzeugt, daß er sterben wird. Aconitum ist besonders bei der *nervösen Pseudoangina* indiziert.

Aurum metallicum: Gefühl des Herzstillstands; Herzhypertrophie; heftige Palpitationen; *organische Hypertonie; kongestiver Kranker.*

Cactus grandiflorus: Konstriktionsgefühl am Herzen wie durch einen eisernen Ring oder einen Schraubstock; heftige Palpitationen, Taubheitsgefühl im linken Oberarm; Hypotonie; Verschlimmerung, wenn der Patient auf der linken Seite liegt; Angstgefühl.

Kalmia latifolia: Herzschmerzen, die in den linken Oberarm ausstrahlen, *langsamer* schwacher *Puls.*

Naja tripudians: Systematisch bei Krankheitszeichen zu geben, die mit einer valvulären Läsion assoziiert sind.

ANGST (GEFÜHL), BANGIGKEIT

Aconitum napellus: Sehr große Angst mit *affektiver Unruhe,* Herzklopfen; der Puls ist voll und hart; der Patient ist *überzeugt, daß er sterben wird, er verlangt ärztliche Betreuung;* Angst im Verlauf einer Infektionskrankheit, einer Hämorrhagie oder einer Schlaflosigkeit.

Argentum nitricum: *Antizipationsangst* mit Aufstoßen, Diarrhö, Zittern, Verlangen nach Gesellschaft, Schwindel beim Herabsehen von der Höhe, *plötzliche Einfälle, bizarre Dinge zu tun,* schnelle Gangart; „die Hast von Argentum nitricum".

Arsenicum album: *Agitation* mit Todesfurcht; der Patient ist *überzeugt, daß er sterben wird, aber er will keine ärztliche Betreuung;* Verlangen nach Gesellschaft; Verschlimmerung in der Nacht; „die Erschöpfung und Angst von Arsenicum album".

Aurum metallicum: Der Patient *macht sich Vorwürfe,* denkt mit Wonne an den Tod, *bereitet seinen Selbstmord vor mit der Absicht, sich tatsächlich umzubringen;* „die Melancholie von Aurum".

Gelsemium sempervirens: Antizipationsdiarrhö; Zittern; *Verlangen, in Ruhe gelassen zu werden;* „der Stumpfsinn von Gelsemium".

Ignatia amara: *Respiratorische Beklemmung* nach einer Widerwärtigkeit oder einem Kummer; der Patient stößt *tiefe Seufzer* aus, sucht Streit mit Menschen, die in seiner Nähe sind, will allein bleiben, um in der Stille über seinen Kummer nachzugrübeln; *seine Stimmung ist wechselhaft;* Verschlimmerung durch Kaffee und Gerüche; „die widerspruchsvollen Symptome von Ignatia".

Jodum. Der Patient macht sich Sorgen, wenn er nicht ißt; obwohl er gut ißt, ist er mager, kann Wärme nicht ertragen.

Lycopodium clavatum: Antizipationsangst; *Verlangen nach einer schweigsamen Gesellschaft;* liebt nicht das Neue.

Nux vomica: Angst mit Reizbarkeit und Ungeduld; sehr empfindlich gegen Licht, Gerüche, Geräusche; „die Reizbarkeit von Nux vomica".

Phosphorus: *Große Angst* ohne präzisen Grund mit dem Empfinden, daß der Tod unmittelbar bevorstehe; *panische Angst* (AH), besonders, *wenn der Patient allein ist;* Furcht vor Krankheiten, das geringste Symptom beunruhigt ihn; Furcht vor der Zukunft; Verlangen nach Gesellschaft; Palpitationen; *Hitzewallungen am Kopf;* Verschlimmerung bei *Dämmerung* und während des Gewitters; „die sympathische Erstbegegnung von Phsophorus".

Pulsatilla: Angst in einem zu warmen Raum; Verlangen nach Gesellschaft; weint um Nichtigkeiten; die Stimmung ist wechselhaft; Furcht, nicht geliebt zu werden; „die Fragilität von Pulsatilla".

Sepia: Angst mit affektiver Transpiration; Mangel an Selbstvertrauen; „die Psychasthenie von Sepia".

ANTIZIPATION: siehe Angst

ANUS: siehe Analfissur, Analfistel, Kondylome, Hämorrhoiden.

APHTHEN

Die wichtigsten symptomatischen Mittel

Acidum nitricum: Tiefe Ulzerationen, die leicht bluten; akute, stechende Schmerzen.

Acidum sulfuricum: Exsudation einer sanguinolenten und fötiden Flüssigkeit; Aphthen bei einem Alkoholiker, Blutungen aus allen Körperöffnungen.

Borax venata: Die Aphthen bluten bei Berührung, Hitzegefühl im Mund; der Säugling verweigert die Brust; Konkomitanz mit einer Diarrhö.

Mercurius solubilis: *Geschwollenes, schwammiges Zahnfleisch;* fötider Atem; Hypersialorrhö; „der Mund von Mercurius solubilis".

Die Basisbehandlung

Natrium muriaticum: Das am häufigsten klinisch verwendete Medikament, und zwar bei Patienten, die wiederholt Aphthenkrisen haben (AH).

ARRHYTHMIE: siehe Extrasystolen

ARTERIITIS

Die Homöopathie wirkt auf den spasmischen Teil der Affektion.

Arsenicum album: Brennende Schmerzen, die durch Wärme gebessert werden; Krämpfe; Entwicklung zum Gangrän.

Cactus grandiflorus: Krämpfe im Verlauf einer Arteriitis.

Lycopodium clavatum: Krämpfe, kalte Füße (besonders der rechte); Medikament, das nach den allgemeinen Charakteristika auszuwählen ist.

Nux vomica: Krämpfe; der Patient schlurft beim Gehen mit den Füßen.

Plumbum metallicum: Konkomitanz mit einer Hypertonie.

Secale cornutum: Die Haut der unteren Gliedmaßen ist bei Berührung kalt, doch die Schmerzen sind brennend, und durch Wärme werden sie verschlimmert (das Gegenteil von Arsenicum album); der Patient erträgt es nicht, zugedeckt zu werden; Entwicklung zur Gangräne.

ARTHROSE

Was die typischen Schmerzen betrifft, so ist die Rubrik RHEUMATISMUS nachzuschlagen: die wichtigsten Medikamente gegen rheumatische Schmerzen (alle Affektionen eingeschlossen).

Die wichtigsten Basismittel

Calcium carbonicum: Knotenbildungen, Verschlimmerung bei feuchtkaltem Wetter, Besserung bei trockener Witterung.

Calcium fluoratum: Neigung zu Exostosen; große Schlaffheit des Bindegewebes.

Calcium phosphoricum: Starre und Taubheit der Extremitäten, Verschlimmerung durch Feuchtigkeit und *Schneewetter;* bevorzugte Lokalisation an den

Suturen, besonders im Sakroiliakalgelenk, an den *Symphysen* und vor allem an der Pubikus-Symphyse; Verschlimmerung bei Gewitter.

Phosphorus: Neigung zu *Osteonekrosen.*

Sulfur: Brennende Schmerzen, die durch Wärme gebessert werden, Neigung zu Ergüssen, Alternieren von rheumatischen Schmerzen mit Diarrhö oder Ekzemen, Verschlimmerung durch Wärme und Aufrechtstehen.

Thuja occidentalis: Gefühl, als ob die Knochen aus Glas und zerbrechlich seien, Verschlimmerung durch Feuchtigkeit (zu beachten, wenn dies ganz eindeutig ist), Besserung durch sich strecken; „die besondere Typologie von Thuja".

ASTHENIE

Acidum phosphoricum: Zerebrale Erschöpfung, Apathie, Gleichgültigkeit; Unfähigkeit, Gedankenverbindungen herzustellen oder eine Muskelanstrengung zu machen. Der Phosphoricum-acidum-Patient ist unfähig, aus seinem Erschöpfungszustand herauszukommen, um zu handeln, im Gegensatz zum Kalium-phosphoricum-Patienten, der dazu in der Lage ist.

Arnica montana: Prophylaktisch zu geben vor einer sportlichen oder anderen Anstrengung (eine Dosis CH 12).

Arsenicum album: Während einer im allgemeinen schweren Krankheit ist der Patient ängstlich und unruhig; trotz seiner Körperschwäche ist er ständig in Bewegung; „die Erschöpfung und Angst von Arsenicum album".

China rubra: Mattigkeit nach Verlust von Körperflüssigkeiten (Diarrhö, Hämorrhagie, Stillen, usw.).

Kalium carbonicum: Ermüdung nach einer schweren und langen Krankheit; Neigung, sich leicht zu erkälten; Lumbalgie mit dem Gefühl einer Schwäche im Rücken.

Kalium phosphoricum: Zerebrale und physische Erschöpfung; der Patient ist unfähig, klare Überlegungen anzustellen, aber er ist gleichzeitig irritabel.

Phosphorus: Der Patient ist rasch erschöpft und nicht fähig, eine längere Beanspruchung durchzustehen; hämorrhagische Diathese; „die sympathische Erstbegegnung von Phosphorus".

Rhus toxicodendron: Steifheit der Sehnen nach einer intensiven Muskelanstrengung; Besserung bei längerer Bewegung.

Sepia: Der Patient klagt über Müdigkeit beim Erwachen; eine oder zwei Stunden nach Inangriffnahme seiner Arbeit fühlt er sich besser; Dorsalgie durch die Müdigkeit; an Sepia sollte man immer denken, wenn bei einer krisenhaften Erkrankung die Asthenie vorherrscht, so zum Beispiel bei gewissen Formen der Migräne oder sogenannten „Leberkrisen" (AH); „die Psychasthenie von Sepia".

Silicea: Mangel an moralischer und physischer Energie; der Patient hat kein Selbstvertrauen, aber wenn man ihn ermutigt, gelingt ihm so manches.

ASTHMA

Die wichtigsten symptomatischen Mittel

Antimonium tartaricum: Geräuschvolle Atmung; sie macht die pulmonale Lokalisation vor der physischen Untersuchung eindeutig erkennbar, denn das feuchte Rasseln wird schon wahrgenommen, wenn man das Krankenzimmer betritt; Unmöglichkeit auszuspucken; Somnolenz zwischen jedem Dyspnöanfall wegen der Anoxie, die durch massive Schleimanhäufung in den Bronchien verursacht wird; belegte Zunge.

Apis mellifica: Kehlkopfödem; *Empfindung, als ob jeder Atemzug der letzte sei;* Asthma nach einem Bienen- oder Wespenstich.

Arsenicum album: Asthma mit Angst, *Agitation,* Frösteln; tritt besonders gegen ein Uhr morgens auf; brennendes Gefühl in der Brust; Alternieren mit einer Eruption; „die Erschöpfung und Angst von Arsenicum album".

Drosera rotundifolia: Asthma mit spasmischem, bellendem und rauhem Husten, der durch Sprechen oder Sich-Hinlegen ausgelöst wird; die Anfälle treten nach Mitternacht auf; Epistaxis.

Ipecacuanha: Ständiger *Husten,* der mit *Übelkeit* endet; pfeifende Rasselgeräusche; Konstriktionsgefühl in der Brust; Hypersialorrhö mit Übelkeiten und sauberer Zunge; Epistaxis; oft indiziert bei Pollenasthma.

Kalium carbonicum: Pfeifen; Expektoration kleiner runder Klumpen von grauem Schleim wie Tapioka; stechende Schmerzen in der Brust unabhängig von der Bewegung; die Lokalisation in der unteren rechten Lungenhälfte ist typisch; der Kranke sitzt vornübergebeugt, hält den Kopf in den Händen und stützt die Ellbogen auf die Knie.

Phosphorus: Brennendes Gefuhl in der Brust, zwischen den Schultern und in den Handflächen; schmerzhafte Laryngitis.

Der Asthmaanfall stellt eine akute Exazerbation der chronischen Krankheit dar; wenn die oben genannten symptomatischen Mittel keinen Erfolg bringen, sollte man dem Patienten während der Krise das Basismittel geben: dieses kann den Anfall vielleicht stoppen. Wenn auch dies nicht gelingt, sollte man nicht zögern, eine allopathische Behandlung zu nutzen (Kortikosteroide sind zu vermeiden).

Die wichtigsten Basismittel

Die Homöopathie ist für die Basisbehandlung wirksamer als für die Behandlung des Anfalls selbst.

Calcium carbonicum: Ekzem der behaarten Kopfhaut, Kopfschweiß; Neigung, sich leicht zu erkälten.

Ignatia amara: Asthma überwiegend nervöser Art; „die widerspruchsvollen Symptome von Ignatia".

Lachesis muta: Asthma in der Menopause, *Asthma als Folge einer schlecht ausgeheilten Grippe;* Berührungsempfindlichkeit des Kehlkopfs; Besserung durch Expektoration.

Lycopodium clavatum: Nasenflügelpochen während des Anfalls; „die Dyspepsie mit Flatulenz von Lycopodium".

Natrium muriaticum: Verschlossener, in sich gekehrter Patient; Herpes; Verschlimmerung am Strande; „die seelische Distanz von Natrium muriaticum".

Natrium sulfuricum: Asthma mit trockenem Husten; Verschlimmerung durch Feuchtigkeit und am Strande.

Nux vomica: Asthma nach den Mahlzeiten mit Völlegefühl im Magen; Bedürfnis, die Kleider zu öffnen; „die Reizbarkeit von Nux vomica".

Phosphorus: Asthma mit brennenden Schmerzen in der Brust; hämorrhagische Diathese; „die sympathische Erstbegegnung von Phosphorus".

Psorinum: Dyspnö mit Besserung beim Liegen mit gekreuzten Armen; Frösteln.

Pulsatilla: Verschlimmerung in einem zu warmen Raum; Lufthunger; die Symptome ändern sich oft; „die Fragilität von Pulsatilla".

Silicea: Impffolgen; stark stinkender Fußschweiß; starkes Frösteln; weiße Flecke auf den Nägeln; „der Mangel an Energie von Silicea".

Sulfur: Lufthunger; Hitzegefühl in der Brust; vitale Wärme im Überfluß; „die Jovialität von Sulfur".

Thuja occidentalis: Asthma der Kinder; Impffolgen; Verschlimmerung durch Feuchtigkeit.
Siehe auch Bronchitis (Bronchialasthma).

AUGEN: siehe Ophthalmologie

AUGENLIDER: siehe Blepharitis, Chalazion, Hordeolum

AUTORITARISMUS: siehe Benehmen

AZETONÄMIE: siehe Ketose, periodische

BALLONIERUNG: siehe Dyspepsie

BASEDOW

Man kann eine Hyperthyreose mit Homöopathie unter der Bedingung behandeln, daß man genügend Zeit für die Einwirkung der Medikamente hat: Wenn die kardiologischen Merkmale schon in einem großen Ausmaß erkennbar sind und sich der Patient beim ersten Arztbesuch in einem stark reduzierten Allgemeinzustand befindet, sollte man die allopathische Behandlung vorziehen.

Belladonna: Voller und schneller Puls, Exophthalmie mit glänzenden Augen und Mydriasis.

Jodum: Hypertrophie der Schilddrüse, sie ist hart und schmerzt, Konstriktionsgefühl im Halsbereich; der Patient *magert ab, obwohl er gut ißt; Heißhunger, er ist besorgt und ängstlich, wenn er nicht ißt;* permanenter Zustand von Unruhe, er ist angsterfüllt, wenn er sich hinlegt; Intoleranz gegen Wärme; kardiologische und ophthalmische Zeichen können in Erscheinung treten, sie sind allgemeine Merkmale, die vor allem auffallen.

Lycopus virginicus: Die kardiologischen Krankheitszeichen stehen im Vordergrund; Tachykardie, Extrasystolen, Präkordialkonstriktionsgefühl, schneller und unregelmäßiger Puls; exophthalmische Struma.

Natrium muriaticum: Der Patient ist mager, obwohl er gut ißt; das Basismittel ist nach den allgemeinen Charakteristika auszuwählen. Gleichfalls indiziert bei Folgen der Schilddrüsenentfernung, der Patient fühlt sich seit der Strumaresektion „nicht mehr wohl“ (AH).

Spongia tosta: Indurierter Kropf mit *Hitzegefühl im Bereich der Schilddrüse* und Erstickungsangst in der Nacht; Herzklopfen und Schmerzen in der Brust, bellender Husten.

BENEHMEN, VERHALTENSWEISEN

Affektion

Crocus sativus: Will auf hysterische Art alle Menschen umarmen; überschwengliche Zärtlichkeit.

Phosphorus: Freigebiger Typ, erweist gern Gefälligkeiten, sensibel für das Mißgeschick anderer; „die sympathische Erstbegegnung von Phosphorus“.

Pulsatilla: Verschlingt die Zärtlichkeit, großes Liebesbedürfnis; „die Fragilität von Pulsatilla“.

Agitation

Aconitum napellus: Ruhelosigkeit mit Todesfurcht; er ist überzeugt, daß er sterben wird, und bittet um ärztliche Betreuung; eventuell „das unruhige Fieber von Aconit“.

Argentum nitricum: Der Patient hat Erwartungsängste und irrationelle Impulse verbunden mit der Furcht, daß ihm seine Bemühungen nicht gelingen; „die Hast von Argentum nitricum“.

Arsenicum album: Ruhelosigkeit mit Todesfurcht wie bei Aconitum napellus, aber er ist überzeugt, daß auch ärztliche Hilfe daran nichts ändern kann, und deshalb lehnt er sie auch ab; „die Erschöpfung und Angst von Arsenicum album“.

Chamomilla vulgaris: Unruhig, zänkisch, überempfindlich bei Schmerzen.

Kalium bromatum: Ausfall der geistigen Fähigkeiten, Gedächtnisschwund; trotzdem ist der Patient in einem Zustand krankhafter Ruhelosigkeit, besonders die Hände sind in ständiger Bewegung; Folge von Emotionen und Sorgen.

Rhus toxicodendron: Ständige Agitation, um die Muskelschmerzen zu lindern.

Agoraphobie

Argentum nitricum: Furcht vor freien, leeren Plätzen; Zwang, an den Seiten eines Platzes entlangzugehen, anstatt ihn diagonal zu überqueren; „die Hast von Argentum nitricum".

Aggressivität

Mercurius solubilis: Heftig, streitsüchtig, *bösartig,* mißhandelt die Tiere; Verhalten eines „Bandenchefs".

Nux vomica: Will, daß man ihm gehorcht, bevor er seine Anordnung mitgeteilt hat; *ungeduldig,* streitsüchtig, anspruchsvoll; „die Reizbarkeit von Nux vomica".

Staphysagria: Empfindlich, reizbar; *wirft demjenigen, der ihm widerspricht, Gegenstände ins Gesicht;* „die Verdrängung von Unlustgefühlen von Staphysagria".

Autoritarismus

Aurum metallicum: Autoritarismus und Melancholie.

Lycopodium clavatum: Autoritarismus und starke Bekräftigung des Willens.

Mercurius solubilis: Autoritarismus und Bösartigkeit.

Nux vomica: Autoritarismus und Ungeduld.

Erröten, affektives

Aurum metallicum: Affektives Erröten bei einem Melancholiker, wenn er in Zorn gerät.

Ferrum metallicum: Affektives Erröten bei einem Anämiker.

Natrium muriaticum: Schamhafte Hautröte und affektives Erröten der Brust, wenn sich der Patient für eine ärztliche Untersuchung auszieht (AH).

Pulsatilla: Schüchterner, geduldiger und empfindsamer Patient; errötet, wenn man mit ihm spricht, oder er weint, wenn er von seinen Krankheitssymptomen berichtet.

Hast, Ungeduld

Argentum nitricum: Hastiges Benehmen; der Patient möchte alles fertiggestellt haben, bevor er es angefangen hat; schnelle Gangart auf der Straße; motorische Inkoordination; Erwartungsangst; Schwindel beim Herabsehen von der Höhe; Klaustrophobie.

Natrium muriaticum: Hastig und ungeschickt; die Rubrik von Argentum nitricum (AH).

Nux vomica: Will verstanden werden, bevor er gesagt hat, was er will; reißt den widerspenstigen Knopf ab; jähzornig, autoritär.

Stimmung, wechselhafte

Actaea racemosa: Wechsel von hysterischer Erregung (Schwatzhaftigkeit, Gedankensprünge) und Traurigkeit; Verschlimmerung während der Regeln.

Crocus sativus: Hin- und Herschwenken der Stimmung: von der Heiterkeit zur Traurigkeit und zu Zornesausbrüchen; lacht und umarmt alle auf hysterische Weise.

Ignatia amara: Heiterer oder trauriger Patient je nach den Umständen des Augenblicks; *sucht Streit,* kann nicht anders; Verschlimmerung durch Trost, Kaffee, Gerüche; „die widerspruchsvollen Symptome von Ignatia".

Lachesis muta: Geistige Erregung am Abend und Depression am nächsten Morgen beim Erwachen; Geschwätzigkeit, Gedankensprünge; Ähnlichkeit mit Actaea racemosa, aber Lachesis paßt besser in der Menstruation, während Actaea racemosa den Zustand verschlimmert.

Pulsatilla: Der Patient kommt leicht vom Weinen zum Lachen, je nachdem er sich verstanden, geliebt oder im Stich gelassen fühlt; *Besserung durch Trost.*

Stolz

Lycopodium clavatum: Kann keinen Mißerfolg ertragen; das Kind fühlt sich gekränkt, wenn es in der Schule schlechte Noten bekommt; intelligent, maßt sich geistige Fähigkeiten an.

Platina: Findet andere Menschen interessenlos und verachtet sie; demgegenüber hat er eine hohe Meinung von sich selbst; „der distanzierte Stolz von Platina".

Sulfur: Egoist, das eigene ICH ist hypertrophisch; nichts ist ihm schön genug; sehr verschwenderisch; „die Jovialität von Sulfur".

Ungeschicklichkeit

Apis mellifica: Während einer akuten Fiebererkrankung, wie einer Enzephalitis.

Natrium muriaticum: Immer zerstreut, läßt Gegenstände fallen oder macht abrupte und unpräzise Bewegungen, besonders wenn er nervös ist.

Weinen, Weinerlichkeit

Ignatia amara: Spasmisches Weinen mit *großen Seufzern,* grübelt über seinen Kummer nach; „die widerspruchsvollen Symptome von Ignatia".

Lycopodium clavatum: Weint, wenn man ihn beglückwünscht oder ihm für eine erwiesene Gefälligkeit dankt.

Natrium muriaticum: Weint, wenn er allein ist, grübelt über seinen Kummer nach; Verschlimmerung durch Trost, ausgenommen, wenn er volles Vertrauen zu einem Menschen hat, der ihn tröstet.

Pulsatilla: Weint wegen Nichtigkeiten; flennendes Kind; weint im Sprechzimmer des Arztes, wenn er von seinen Krankheitssymptomen berichtet; will gern getröstet werden; „die Fragilität von Pulsatilla".

Sepia: Weint, wenn er von seinen Krankheitssymptomen berichtet, aber im Gegensatz zum Pulsatilla-Patienten verschlimmert Trösten; der Patient ist immer *erschöpft;* „die Psychasthenie von Sepia".

Widerspruch, (Intoleranz gegen W.)

Aurum metallicum: Während eines melancholischen Zustands.

Ignatia amara: Intoleranz gegen Widerspruch mit der *Neigung,* den Anwesenden *zu widersprechen;* „die widerspruchsvollen Symptome von Ignatia".

Lycopodium clavatum: Bei einem misanthropischen und stolzen Patienten.

Nux vomica: Mit der „Reizbarkeit von Nux vomica".

Sepia: Bei einem Patienten mit der „Psychasthenie von Sepia".

Zorn

Aurum metallicum: Zornausbrüche mit Hitzewallungen während eines melancholischen Syndroms.

Bryonia alba: Zorn während einer akuten Krankheit.

Chamomilla vulgaris: Zänkisches Kind, es beruhigt sich, wenn man es auf den Arm nimmt.

Colocynthis: Krampfartige Schmerzen nach einem Zornesausbruch.

Lycopodium clavatum: Unterdrückter Zorn.

Nux vomica: Plötzliche Zornausbrüche bei dem geringsten Anlaß.

Pulsatilla: Gewöhnlich sanftmütiger Charakter, kann aber in Zorn geraten, wenn er glaubt, nicht geliebt zu werden.

Staphysagria: Verdrängte Reizbarkeit, Empfindlichkeit.

BIOEUGENIK, VORGEBURTLICHE: siehe Schwangerschaft

BLEPHARITIS

Argentum nitricum: Chronische Blepharitis mit eitrigen Absonderungen; die Augenlider sind morgens verklebt; geschwollene Karunkulae; *Ektropium;* Ulkus der Kornea.

Euphrasia officinalis: Im Verlauf einer Koryza starker Tränenfluß, der die Augenlider und die Wangen wundmacht (demgegenüber ist die Nasensekretion mild und reizt nicht); ständiges Blinzeln mit den Augenlidern.

Graphites: Chronische Blepharitis; die Augenlider, besonders die Augenwinkel, sind entzündet, rot, schmerzhaft und morgens verklebt; *Fissuren an den äußeren Augenwinkeln;* Augenliderekzem.

Hepar sulfuris calcareum: Sehr berührungsempfindliche und entzündete Augenlider; Granulation an den inneren Augenlidern; drohende Suppuration; *kleine Bläschen an der Peripherie der entzündeten Stelle.*

Mercurius solubilis: Rote, dicke, geschwollene Augenlider; eitrige, ätzende Absonderungen, die die Wange wundmachen; *kleine Ulzerationen der Augenlider;* Ektropium; Verschlimmerung im Freien; tritt auf, wenn man sich der Hitze von Feuer ausgesetzt hat.

Pulsatilla: Entzündung des Augenlidrandes, der rot und ödematös ist; gelbe, nicht reizende Absonderung; Blepharitis und Hordeolum treten wiederholt auf.

Sulfur: Agglutinierende, rote, juckende, brennende Augenlidränder; ein früherer Fall.

BLUTDRUCK

Hypertonie

Die wichtigsten symptomatischen Mittel bei hypertensiven Anfällen

Aconitum napellus: Plötzlicher, akuter, hypertensiver Anfall mit Herzklopfen, Angstgefühl, geistiger und körperlicher Ruhelosigkeit, Todesfurcht; Zephalaea mit schwerem Kopf, rotem Gesicht und Schwindelgefühl, wenn man sich von der horizontalen Lage aufrichtet.

Crataegus oxyacantha: Hypertonie mit schwachem und unregelmäßigem Puls, Verschlimmerung bei der geringsten Betätigung.

Glonoinum: Kongestive Zephalaea-Ausbrüche des Hypertonikers; das Klopfen der Karotiden geht synchron mit dem Puls; Verschlimmerung durch Wärme; Verwirrung mit Desorientiertheit, der Kranke weiß nicht mehr, wo er sich befindet.

Strontium carbonicum: Blutwallungen des kongestionierten Hypertonikers mit Rötung des Gesichts; Besserung durch warmes Einhüllen.

Veratrum viride: Drohender Iktus mit intensiver Zephalkongestion, blassem Gesicht und Hinterhauptschmerzen; Klopfen der Karotiden.

Die wichtigsten Basismittel

Aurum metallicum: Kongestiver, cholerischer Patient, der an organischer Hypertonie und Palpitationen leidet (mit dem Gefühl des Herzstillstands), eventuell „die Melancholie von Aurum".

Barium carbonicum: Hypertonie des atherosklerotischen Greises, der sein Gedächtnis verloren hat und sich kindisch benimmt.

Ignatia amara: Labiler Blutdruck nervösen Ursprungs; „die widerspruchsvollen Symptome von Ignatia".

Lachesis muta: Hypertonie der Menopause, Hitzewallungen, Besserung, wenn die Regeln wiederkommen, „die Gedankensprünge von Lachesis".

Lycopodium clavatum: Eines der wichtigsten Basismittel, das nach dem Gesamtbild der Symptome auszuwählen ist, besonders „die Dyspepsie mit Flatulenz von Lycopodium".

Nux vomica: Eines der wichtigsten Basismittel, das nach dem Gesamtbild der Symptome auszuwählen ist, besonders „die Reizbarkeit von Nux vomica".

Plumbum metallicum: Hypertonie, die eine chronische Nephritis komplizierter macht; Atherosklerose.

Sulfur: Eines der wichtigsten Basismittel, das nach dem Gesamtbild der Symptome auszuwählen ist, besonders Plethora, „die Jovialität von Sulfur".

Hypotonie

Cactus grandiflorus: Mit Konstriktionsgefühl des Herzens.

Naja tripudians: Mit langsamem Puls, Palpitationen erschweren das Sprechen, Herzgeräusche durch valvuläre Läsion.

Tuberculinum: Asthenie, Neigung, sich leicht zu erkälten.

Viscum album: Valvuläre Affektion, Dyspnö, die beim Liegen auf der linken Seite verschlimmert wird, Schwindel.

BRONCHIEKTASIE

Ohne zu behaupten, der Bronchialkartilago ihre Anatomie und Normalphysiologie wieder zurückzugeben, kann man eine homöopathische Behandlung verschreiben, um auf das Infektionselement einzuwirken.

Die wichtigsten symptomatischen Mittel

Antimonium tartaricum: Erstickende Bronchialbeschwerden, sie verursachen feuchtes Rasseln, das man schon aus einiger Entfernung hört; wenig Expektoration, loser unproduktiver Husten; Somnolenz, die auf die Anoxie zurückzuführen ist, Zyanose.

Hepar sulfuris calcareum: Kruppartiger Husten bei dem geringsten Luftzug; der Kranke deckt sich beim Husten auf; feuchte Rasselgeräusche oder Pfeifen der Bronchien; zu verwenden bei sehr starken Anfällen.

Kalium bichromicum: Expektoration mit dickem, fadenziehendem, zähflüssigem, grünlichem Schleim; Verschlimmerung des Hustens beim Essen und beim Umkleiden.

Stannum: Reichlicher, eitriger, widerlich-süßlich schmeckender Schleimauswurf; Husten beim Sprechen, Lachen oder Singen; große allgemeine Müdigkeit; Schwächegefühl in der Brust, so daß das Reden schwer fällt.

Die wichtigsten Basismittel

Calcium carbonicum: Lokalisierte Schweiße, besonders an der behaarten Kopfhaut und an den Füßen; Eruption an der behaarten Kopfhaut; häufiger Schnupfen, Laryngitis; Husten bei dem geringsten Luftzug; starke Dyspnö.

Kalium carbonicum: Pfeifen der Bronchien; reichliche Expektoration am Morgen; bevorzugte Lokalisation: untere rechte Lungenhälfte; stechende Schmerzen in der Brust; der Kranke atmet besser, wenn er sich vornüberbeugt; große Müdigkeit; Neigung, sich leicht zu erkälten.

Phosphorus: Brennende Schmerzen in der Brust oder zwischen den Schulterblättern; allgemeine Neigung zu Blutungen; respiratorische Beklemmung, die durch Liegen auf der linken Seite verschlimmert wird.

Pulsatilla: Trockener Husten am Abend, lockerer Husten am Morgen; gelber Auswurf von süßlichem Geschmack; Variabilität der Symptome; „die Fragilität von Pulsatilla".

Silicea: Mukopurulente Expektoration; stark stinkender Fußschweiß; „der Mangel an Energie von Silicea".

BRONCHITIS

Akute Bronchitis

Aconitum napellus: Beginn einer Bronchitis nach einer Erkältung durch trocken-kaltes Wetter, tritt ganz plötzlich etwa um Mitternacht auf; trockene Haut, trockener, kruppartiger Husten; „das unruhige Fieber von Aconit".

Antimonium tartaricum: Erstickende Bronchialbeschwerden, sie verursachen *feuchtes Rasseln, das man schon aus einiger Entfernung hört;* viel Schleim, wenig Expektoration, loser unproduktiver Husten, *Somnolenz, die auf die Anoxie zurückzuführen ist, Zyanose.*

Belladonna: Ganz plötzlich auftretende Symptome mit Rötung und exzessiver Hitze; kleiner trockener Husten; „das Fieberdelirium von Belladonna".

Bryonia alba: Trockener Husten, Verschlimmerung, wenn man ein geheiztes Zimmer betritt, durch Essen oder Trinken; Zephalaea mit Verschlimmerung beim Husten; *stechende Schmerzen in der Brust, die durch Bewegung* und Atmen *schlimmer werden;* der Kranke liegt auf der schmerzhaften Seite; trockene, rissige Lippen, großer Durst; während des Fiebers ist der Patient reizbar.

Ferrum phosphoricum: Bronchialinfektion mit Kongestionsbeschwerden, Epistaxis und trockenem Husten, der die Harnemission verursacht (Pulsatilla); wellenartig auftretendes Fieber: wenn die Temperatur niedrig ist, sind die Wangen des Kranken blaß; wenn eine Fieberwelle kommt, werden die Wangen rot.

Hepar sulfuris calcareum: Krupphusten bei dem geringsten Luftzug; der Kranke deckt sich beim Husten auf; feuchte Rasselgeräusche oder Pfeifen der Bronchien; subakuter Fall.

Ipecacuanha: Unaufhörlicher, pfeifender, spasmischer Husten; die Anfälle enden mit *Übelkeit* oder Erbrechen; saubere Zunge, Sialorrhö; Epistaxis; Dyspnö mit Konstriktionsgefühl der Brust.

Kalium bichromicum: Expektoration mit dickem, fadenziehendem, zähflüssigem, grünlichem *Schleim;* Verschlimmerung des Hustens beim Essen und Umkleiden; ein sich hinziehender Fall.

Mercurius solubilis: Entzündung der Bronchien durch gelben oder grünen Schleim, der aus den hinteren Nasenhöhlen kommt; *gelb-grünliche Expektoration;* Schmerzen der rechten Lungenbasis; Verschlimmerung beim Liegen auf der rechten Seite; übelriechender Nachtschweiß, der keine Erleichterung bringt; Frösteln und ansteigende Frostschauer; „der Mund von Mercurius solubilis", „das Fieber von Mercurius solubilis"; *ein sich hinziehender Fall.*

Phosphorus: Pulmonaler kongestiver Krankheitsherd; Durst auf viel eisgekühltes Wasser, Hunger während des Fiebers; *Gefühl von brennender Hitze in der Brust,* zwischen den Schultern, an den Handflächen; schmerzhafter Larynx; Verschlimmerung des Hustens beim Sprechen; respiratorische Beklemmung mit Verschlimmerung, wenn der Kranke auf der linken Seite liegt; subakuter Fall.

Pulsatilla: Milder Schleimhautkatarrh mit trockenem Husten am Abend und lockerem Husten am Morgen; gelber Auswurf von süßlichem Geschmack, nicht reizend; bevorzugte Lokalisation an den Lungenspitzen; Harnemission beim Husten (Ferrum phosphoricum); Fieber ohne Durst, Variabilität der Symptome.

Bronchialasthma

Die am häufigsten indizierten Mittel bei Bronchialasthma des Kindes sind Aconitum napellus, Belladonna, Bryonia alba, Ferrum phosphoricum, Hepar sulfuris calcareum.

Kapillarbronchitis

Die wichtigsten Basismittel

Die nachstehenden Medikamente sind sowohl für *sich wiederholende* als auch für *chronische Bronchitiden* zu verschreiben.

Calcium carbonicum: Lokalisierte Schweiße, besonders an der behaarten Kopfhaut und an den Füßen; Eruption an der behaarten Kopfhaut; häufiger Schnupfen, Laryngitis; Husten beim geringsten kalten Luftzug.

Lachesis muta: Chronische Bronchitis seit einer schlecht ausgeheilten Grippe oder seit dem Beginn der Menopause; *Empfindung, als ob man beim Einschlafen ersticken müßte;* Hypersensibilität bei Druck auf den Larynx; Lufthunger; Besserung durch Expektoration; bläulichrote Backenknochen; „die Gedankensprünge von Lachesis".

Lycopodium clavatum: Klopfen der Nasenflügel während der akuten Anfälle; konkomitierende Verdauungsstörungen;„die Dyspepsie mit Flatulenz von Lycopodium".

Natrium muriaticum: Trockener Husten; Tränenfließen während des Hustens; Herpes; „die seelische Distanz von Natrium muriaticum".

Natrium sulfuricum: Lokalisation an der linken unteren Lungenhälfte, grüne Expektoration; beim Husten hält sich der Patient die Brust; Verschlimmerung durch Feuchtigkeit und im Frühling.

Phosphorus: Schmerzhafte Heiserkeit am Abend; Neigung zu Blutungen; „die sympathische Erstbegegnung von Phosphorus".

Pulsatilla: Abends ist der Husten trocken, morgens ist er locker, gelblicher Schleim, Variabilität der Symptome; „die Fragilität von Pulsatilla".

Silicea: Impffolgen; chronische Bronchitis mit gelber und fötider Expektoration; stark stinkender Fußschweiß; „der Mangel an Energie von Silicea".

Sulfur: Beklemmung, Hitzegefühl in der Brust, Lufthunger; Bronchialverstopfung, Expektoration von Schleim und Eiter; Neigung zur Pleuritis.

Thuja occidentalis: Katarrh der Schleimhäute mit grünlicher Expektoration; „die Typologie von Thuja".

Tuberculinum: Wenn der Patient sehr dazu neigt, sich leicht zu erkälten oder wiederholt Bronchitiden hat, ist Tuberculinum vor der Anwendung von einem der oben genannten Medikamente – oder alternierend – einzusetzen; Lufthunger, regelmäßige Aufeinanderfolge von Krankheiten, Variabilität der Symptome.
Siehe auch Bronchiektasie.

BRUST

Brustabszeß

Belladonna: Anfangsstadium; die Haut der Brust ist rot; klopfende Schmerzen.

Bryonia alba: Anfangsstadium; die Brust ist hart und heiß; Besserung durch starken Druck.

Hepar sulfuris calcareum: Abszeß mit Absonderung von Eiter, der die Brust wundmacht.

Phytolacca americana: Knoten mit harter und schmerzhafter Brust; begünstigt die Suppuration.

Silicea: Neigung zu chronischem Verlauf oder zur Fistelbildung.

Mastopathie

Conium maculatum: Das wichtigste symptomatische Mittel.

Sepia: Das wichtigste Basismittel.

Mit diesen beiden Medikamenten verschwindet die Mastose in einigen Monaten.
Siehe auch Prämenstruelles Syndrom.

CHALAZION

In den meisten Fällen ist der chirurgische Eingriff unerläßlich. Um Rezidive zu vermeiden, sind die nachstehenden Medikamente hilfreich.

Staphysagria: Systematisch.

Thuja occidentalis: Wenn der Patient entsprechende Allgemeinsymptome hat.

CHEMOSIS: siehe Konjunktivitis

CHIRURGISCHER EINGRIFF

Vorbereitung auf den Eingriff

Folgendes „Rezept" wird für die Patienten eine sehr wirkungsvolle Hilfe sein: Arnica CH12, *Gelsemium sempervirens* CH12, *Nux vomica* CH12, eine Dosis jeden Morgen, jeden Tag ist das Medikament zu wechseln; man beginnt acht Tage vor dem Eingriff und nimmt diese Medikamente auch noch acht Tage nach dem Eingriff in der gleichen Weise ein. Wenn es sich um einen dringenden Eingriff handelt, sollte man wenigstens eine Dosis *Arnica* CH12 geben. Wenn der Eingriff wegen eines suppurativen Prozesses vorgenommen wird, ist in die Reihe der Dosen *Silicea* CH12 einzufügen.

Mit diesen Ratschlägen wird der operierte Patient immer „der beste Kranke der Station" sein.

Unmittelbare Folgen

Wenn man die oben genannten Indikationen nicht angewandt hat und sich Komplikationen ergeben, kann man die nachstehenden Medikamente geben.

Aconitum napellus: Nach einer Augenoperation systematisch zu geben.

Bismuthum: Qualvolle Anstrengungen, um zu erbrechen.

Camphora: Operationsschock; der Patient ist kalt und körperlich hochgradig erschöpft.

Causticum: Postoperative Harnverhaltung.

China rubra: Nach einer großen Hämorrhagie.

Opium: Bewußtlosigkeit, heißer Schweiß, Miosis.

Phosphorus: Postoperative Übelkeit oder Erbrechen.

Raphanus sativus: Postoperative Intestinalparese mit Meteorismus.

Staphysagria: Mildert den Schmerz der Operationswunde.

Spätere Folgen

Allium cepa: Stumpfschmerzen nach einer Amputation.

Bellis perennis: Medikament für Traumen der Beckenorgane; dem Patienten einige Zeit lang zu geben, wenn man venöse Komplikationen befürchtet.

Calcium fluoratum: Einige Zeit lang zu geben, um postoperative Verwachsungen zu verhüten.

Staphysagria: Medikament, das nach einer Sphinkterdehnung indiziert ist.

Siehe auch Narben.

CHOLEZYSTITIS

Mercurius solubilis: Das wichtigste Mittel bei Infektion der Gallenblase; Schmerzen im rechten Hypochondrium; Unmöglichkeit, sich auf die rechte Seite zu legen; Ikterus; „der Mund von Mercurius solubilis", „das Fieber von Mercurius solubilis".

DENGUEFIEBER

Eupatorium perfoliatum: Fieber mit dem Gefühl, als ob die Knochen gebrochen seien, allgemeines Zerschlagenheitsgefühl; galliges Erbrechen; Zephalaea mit Schmerzhaftigkeit der Augäpfel.

DENTITION DES KINDES: siehe Zähne

DEPRESSION, NERVÖSE ERSCHÖPFUNG

Die wichtigsten Medikamente

Arsenicum album: Der Patient ist verzweifelt, *hält sich für unheilbar krank,* hat Todesfurcht, aber verweigert ärztliche Behandlung; er ist unruhig, ängstlich, hat ein großes Verlangen nach Gesellschaft, ist *übertrieben sorgfältig, geradezu pedantisch,* richtet die Bilder an der Wand wieder gerade oder ärgert sich, wenn das Gedeck auf dem Tisch nicht peinlich genau liegt; geizig; kachektisch; eventuell Träger eines trockenen puderartigen Ekzems; Verschlimmerung der Angstgefühle in der Nacht.

Aurum metallicum: Folge eines affektiven Schocks, einer geistigen Überanstrengung; *Melancholie-Syndrom* in der psychiatrischen Bedeutung des Ausdrucks, mit Traurigkeit, Verzweiflung, *Selbstanklage,* Gefühl der Nichtswürdigkeit, mit Schuldgefühlen beladen, Empfindung, von den nächsten Angehörigen im Stich gelassen zu sein, und als ob er ihre Zuneigung verloren hätte; *denkt ständig an Selbstmord und wie er sich tatsächlich umbringen kann* (die Angehörigen sollten ihn immer beobachten, bei der Potenzwahl von Aurum muß man sehr bedachtsam vorgehen); *der Tod scheint ihm faszinierender zu sein als das Leben;* Misanthropie, Reizbarkeit, Autoritarismus, Intoleranz gegen Widerspruch, Neigung zum Jähzorn und zu Hitzewallungen; Hypertonie; kardiovaskuläre Beschwerden; Verschlimmerung in der Nacht, Besserung durch Musik.

Ignatia amara: Folge einer Widerwärtigkeit, eines Kummers, den man lange mit sich herumgetragen hat; Trauer, Emotion; der Patient grübelt in der Stille über sein Problem nach, *seufzt,* um seine respiratorische Beklemmung zu lindern, gähnt, hat das Gefühl, eine „Kugel" im Hals zu haben; seine Stimmung ist wechselhaft; *er sucht Streit,* er kann gar nicht anders; er neigt zum Widerspruch; starke Gerüche kann er nicht vertragen (besonders Tabak und Kaffee); seine *Symptome sind* oft *paradox* (zum Beispiel erbricht er eine leicht verdauliche Speise, während er eine schwerverdauliche Mahlzeit gut verträgt, es handelt sich diesbezüglich um eine Frage des Milieus und der Stimmung); Verschlimmerung durch Trost.

Kalium phosphoricum: Folge einer geistigen Überanstrengung oder eines lange gehegten Kummers; Zustand einer *zerebralen Erschöpfung* mit der Unfähigkeit, klare Überlegungen anzustellen, aber der Kranke kommt zeitweise aus seinem Zustand heraus und zeigt dann eine gewisse *Reizbarkeit;* Zephalaea nach geistiger Anstrengung; Pavor nocturnus; Verschlimmerung durch geistige Anstrengung und Koitus.

Lycopodium clavatum: Folge von Jähzorn, Demütigung, Überbelastung mit Verantwortlichkeiten (AH); intelligenter Patient, aber mit gelegentlichem Schwinden geistiger Fähigkeiten (er erinnert sich nicht mehr an den Anfang des Satzes, den er gerade liest); *Verlangen nach schweigsamer Gesellschaft* (man muß in seiner Nähe sein, aber nicht mit ihm sprechen); Besserung durch körperliche Betätigung und im Freien; „die Dyspepsie mit Flatulenz von Lycopodium".

Natrium muriaticum: Folge eines lange gehegten Kummers, geistiger Arbeit, enttäuschter Liebe; *der Patient ist wenig mitteilsam,* traurig, in sich gekehrt und hat eine Abneigung gegen Gesellschaft; er weint in der Stille, grübelt unablässig über die Vergangenheit nach, lehnt Trost ab, besonders den plump dargebrachten Trost; er nimmt möglicherweise doch den Trost eines Menschen an, zu dem er besonderes Vertrauen hat (AH); obsessionelle Neigung; *überprüft* mehrere Male (Gas, Haustür usw.); schamhaft (schamhaftes Erythem bei der ärztlichen Untersuchung), ungeschickt, hastig, hat Furcht vor Dieben, empört sich gegen Ungerechtigkeiten; magerer Patient, frühzeitige Alopezie; Stirn und Haare sind fettig.

Phosphoricum acidum = Acidum phosphoricum: Folge einer zerebralen Überbeanspruchung oder einer enttäuschten Liebe; *völlige Indifferenz durch zerebrale Erschöpfung,* Apathie, ruhiger Stupor; auf Fragen antwortet er nicht, denn er versteht sie nicht; er ist unfähig zu lesen, zu zählen, seine Gedanken zu ordnen; Kalium phosphoricum hat ein ganz ähnliches Bild, aber er kann zeitweise aus seinem Zustand der zerebralen Erschöpfung herauskommen; *physische Erschöpfung* ebenfalls mit Brustbeklemmung und Alopezie; Besserung in der Stille und durch einen kurzen Schlaf.

Pulsatilla: Weint bei dem geringsten Anlaß, dann wird sein Gesicht rosafarben; weint, wenn er seine Symptome beschreibt (Sepia); Besserung durch Trost; macht sich oft von der Meinung seiner Umwelt abhängig; möchte mit niemand Streit haben, andererseits macht er gerne Geschenke, denn er hat das *pathologische Bedürfnis, geliebt zu werden;* häufiger Stimmungswechsel (der Kranke ist manchmal heiter, manchmal reizbar); allgemeine Variabilität der Symptome; Verschlimmerung in einem zu stark geheizten Raum, Besserung im Freien.

Sepia: Entbindungsfolgen bei mehrfachen Schwangerschaften; *psychasthenisches Syndrom* mit Müdigkeit beim morgendlichen Erwachen, ohne physischen Grund, der diesen Zustand erklären kann; Besserung in einer oder zwei Stunden nach Inangriffnahme der Arbeit; Aversion gegen Arbeit und Familie; *hat die Kraft zu lieben verloren;* weint, wenn er seine Symptome beschreibt (Pulsatilla); der Sepia-Typ ist dunkel gekleidet und hat *einen traurigen Blick,* Trost verschlimmert seinen Zustand (der Pulsatilla-Typ wird beim Weinen mattrot und durch Trost gebessert); Frigidität; emotionale Transpiration; Verschlimmerung am Strande und bei Schneewetter; Besserung durch Beschäftigung, körperliche Bewegung und bei Gewitter.

Die wichtigsten klinischen Formen

Die Minor-Formen

Auch „reaktionelle Depressionen“ genannt, sind besonders Fälle für: Ignatia, Kalium phosphoricum, Lycopodium clavatum, Pulsatilla, Sepia.

Die Major-Formen

Die „endogenen Depressionen“ sind vielmehr Fälle für: Arsenicum album, Aurum metallicum, Natrium muriaticum, Phosphoricum acidum = Acidum phosphoricum.

Die maskierten Formen

Der Patient beklagt sich vor allem über somatische Symptome, die die Depression verdecken.
Nachstehende Polychreste sind besonders indiziert.

Calcium carbonicum: Mit den Befürchtungen, der Bradyphrenie, der Neigung, sich leicht zu erkälten.

Lachesis muta: Mit den Gedankensprüngen und den Problemen der Menopause.

Lilium tigrinum: Die hastige, sexuell leicht erregte Sepia-Frau.

Naja tripudians: Latente nervöse Erschöpfung bei einem Herzkranken.

Phosphorus: Mit den anfallsweise auftretenden Angstgefühlen, der Furcht vor Krankheiten, vor der Dunkelheit und vor dem Gewitter.

Platina: Das ausschlaggebende Symptom ist der hochmütige Charakter und nicht die Nymphomanie, die überbewertet wird.

Silicea: Intelligenter Patient, aber ohne moralische Willenskraft; er ist leicht entmutigt, aber er hat Erfolg, wenn man ihm Mut macht und Selbstvertrauen einflößt.

Sulfur: Man sollte nicht unbeachtet lassen, daß die Jovialität von Sulfur eine tiefe Traurigkeit verdecken kann; die roten Eruptionen werden durch Wasser verschlimmert.

Thuja occidentalis: Seine Gedankengänge sind verlangsamt und nicht „fixiert“ (im psychiatrischen Sinne des Ausdrucks), wie zu oft gesagt wird; „die Typologie von Thuja“.

Die postnatale Depression

Sie ist fast immer durch Sepia zu heilen.

Das manisch-depressive Syndrom

Es ist vor allem ein Fall für Lithium in der Ponderaldosis; anzumerken ist indessen, daß Natrium muriaticum zum Hintergrund der manisch-depressiven Patienten paßt und als Komplementärmittel gegeben werden kann.

Allopathie oder Homöopathie?

Wenn man gleich zu Beginn eingreift und das Simile gefunden hat, genügt die Homöopathie in zahlreichen Fällen, besonders bei reaktionellen Depressionen. Der Patient muß natürlich gleichfalls bestrebt sein, gesund zu werden, und gegen das Mißgeschick und seine Natur ankämpfen.

Wenn es sich um einen depressiven Patienten handelt, der mit Antidepressiva behandelt wird, fügt man zu der laufenden Behandlung noch die Homöopathie hinzu (es entsteht kein Summationseffekt), dann wird die allopathische Behandlung entsprechend der Besserung progressiv vermindert. Anzumerken ist, daß es mit der Homöopathie keine Vigilanzstörungen gibt.

Die Psychotherapie findet natürlich in gewissen Fällen ihren gebührenden Platz, besonders wenn es sich um neurotische Elemente handelt.

DERMATITIS BULLOSA PRATENSIS

Apis mellifica: Roséfarbene, erhöhte, pruriginöse Eruption.

Sulfur: Wenn Apis nicht ausreichend war.

DIABETES

Diabetes kann nicht homöopathisch behandelt werden. Jedoch ist Sulfur ein oft indiziertes Medikament für Diabetiker, um Komplikationen, Rückfälle und die Neigung zu Infektionen zu verhüten; die Diabetiker sind oft „die Jovialität von Sulfur".

DIARRHÖ

Die wichtigsten Medikamente

Aconitum napellus: Tritt ganz plötzlich nach einer Erkältung auf; grüne Diarrhö; der Bauch ist heiß; lebhafter Durst; „das unruhige Fieber von Aconit".

Aethusa cynapium: Wäßrige Diarrhö mit Prostration beim Säugling, schnelle Abmagerung; Unverträglichkeit von Milch, die erbrochen wird, sobald sie heruntergeschluckt ist.

Aloe socotrina: Diarrhö mit starken Blähungen und gallertartigem Schleim; *Unsicherheitsgefühl im After infolge Sphinkterschwäche,* Schweregefühl im Rektum; Diarrhö unmittelbar nach dem Essen oder Trinken; unfreiwilliger Abgang von Stuhl (Phosphorus).

Antimonium crudum: Diarrhö nach unmäßigem Essen und Trinken, sauren Speisen, schlechtem Wein; die Stühle sind halbfest und halbwäßrig; *die Zunge ist dick weiß belegt, als ob sie von einer Milchhaut bedeckt sei.*

Argentum nitricum: Antizipationsdiarrhö (Gelsemium) oder durch Süßigkeiten; grüne Stühle; „die Hast von Argentum nitricum".

Arsenicum album: Diarrhö im Verlauf einer Gastroenteritis, einer *Lebensmittelvergiftung; sehr stinkende Stühle* (Phosphorus); Brennen im Rektum und im After; eventuell Blutbeimischung; Fieber mit Ruhelosigkeit; der Allgemeinzustand kann sehr schwer betroffen sein; „die Erschöpfung und Angst von Arsenicum album".

Belladonna: Diarrhö mit Tenesmus; der Bauch ist heiß; Verschlimmerung durch Erschütterung; Besserung, wenn der Kranke auf dem Bauch liegt (Podophyllum); „das Fieberdelirium von Belladonna".

Bryonia alba: Diarrhö bei warmer Witterung, mit Durst; Verschlimmerung durch Bewegung (wenn der Kranke aus dem Bett aufsteht); Reizbarkeit.

Camphora: Kalter Atem, kalte Haut, und trotzdem will der Kranke nicht zugedeckt werden; Kollaps; Wadenkrämpfe; profuse Diarrhö.

Chamomilla vulgaris: Diarrhö der Dentition; auf der Seite der Zahneruption ist die Wange rot; Stühle wie Spinat; viel Darmgase von fötidem Geruch; das kleine Kind ist zänkisch, aber wenn man es auf den Arm nimmt, beruhigt es sich.

China Rubra: *Diarrhö ohne Schmerzen* mit Abdominalballonierung; die Speisen erscheinen unverdaut wieder im Stuhl, viel Darmgase; *nach dem Stuhlgang großes Schwächegefühl* (Phosphorus); Diarrhö nach dem Essen von Früchten.

Colocynthis: Diarrhö mit *heftigen, krampfartigen Abdominalschmerzen;* der Kranke muß sich vornüberbeugen und zusammenkrümmen; Besserung durch starken Druck und Wärme; Reizbarkeit durch den Schmerz; eventuell Diarrhö als Folge eines Zornausbruches.

Cuprum metallicum: Choleriforme Diarrhö mit Muskelkrämpfen, zyanotischem Gesicht und heißem Abdomen.

Dioscorea villosa: Heftige Abdominalkrämpfe; Besserung, wenn sich der Patient aufrichtet oder rückwärts beugt.

Gelsemium sempervirens: Antizipationsdiarrhö (Argentum nitricum) oder als Folge von Emotionen, Furcht, schlechter Nachricht; unfreiwilliger Stuhl; „der Stumpfsinn von Gelsemium".

Ipecacuanha: Wäßrige Diarrhö mit zähem Schleim und Blut; Übelkeit, Erbrechen, und dennoch *ist die Zunge sauber;* umbilikale Schmerzen; Ringe um die Augen.

Magnesium carbonicum: Diarrhö des Säuglings, dessen Körper sauer riecht; säuerliche Stühle, grün wie der Schaum des Froschteichwassers.

Magnesium phosphoricum: Die gleiche Symptomatologie wie bei Colocynthis ohne nervöse Konnotation.

Mercurius corrosivus: Die Symptome von Mercurius solubilis, aber heftiger.

Mercurius solubilis: Rektitis mit *Tenesmus und keine Erleichterung durch Stuhlentleerung;* schleimige, blutige und purulente Stühle; „der Mund von Mercurius solubilis", „das Fieber von Mercurius solubilis".

Phosphorus: Diarrhö mit sehr fötidem Geruch (Arsenicum album), Darmgasen und Blut; Erschöpfung nach dem Stuhlgang (China rubra); *großer Durst;* der After ist offen, der Stuhl entweicht, sobald er in das Rektum kommt, *unfreiwillige Stühle* (Aloe); es handelt sich um einen schweren Fall.

Podophyllum peltatum: Profuse Diarrhö am frühen Morgen; vor dem Stuhlgang: Rumoren und Knurren im Bauch; *nach dem Stuhlgang: Leeregefühl im Bauch;* Besserung, wenn der Kranke auf dem Bauch liegt (Belladonna); gelbliche Stühle; Rektalprolaps.

Pulsatilla: Diarrhö nach fetten Speisen; die Stühle sind nicht gleichartig.

Veratrum album: Profuse, choleriforme Diarrhö mit Bauchkrämpfen und *kalten Schweißen auf der Stirn;* Gefühl von innerer Eiseskälte; der Zustand ist sehr ernst.

Die wichtigsten klinischen Formen

Die infektiösen Formen erfordern: Aconitum napellus, Arsenicum album, Belladonna, Mercurius solubilis, Phosphorus.

Die psychosomatischen Formen: Argentum nitricum, Gelsemium sempervirens, Phosphorus.

Die Diarrhö, die durch eine Lebensmittelvergiftung verursacht ist: Arsenicum album.

Die spasmische Kolitis: Graphites, Natrium sulfuricum, Thuja.

Die hämorrhagisch-ulzerierte Proktokolitis: Mercurius solubilis, Phosphorus.

Die Diarrhöen des Kindes: Aconitum napellus, Aethusa cynapium, Chamomilla vulgaris, China rubra, Magnesium carbonicum, Podophyllum peltatum, Phosphorus.

Die Cholera: Camphora, Cuprum metallicum, Veratrum album.

Die Postamöben-Dysenterie: Mercurius corrosivus.

Die chronische Diarrhö: Acidum phosphoricum, Calcium carbonicum, Graphites, Lycopodium clavatum, Natrium sulfuricum, Nux vomica, Phosphorus, Silicea, Sulfur, Thuja occidentalis.

DIPHTHERIE

In Anbetracht der Gegebenheit, daß die Diphtherie gegenwärtig nur sehr selten vorkommt und gute Behandlungsmöglichkeiten mit antidiphtherischem Heilserum bestehen, kann ich mich hier auf einige kurze Indikationen beschränken. Die Lektüre älterer Autoren zeigt, daß die Homöopathie sehr wirksam war; dem Kranken ging es oft schon besser, wenn die Bestätigung vom Laboratorium kam.

Apis mellifica: Ödematöse, glänzend schimmernde Rachenschleimhäute; Zäpfchenödem (Kalium bichromicum); Anurie.

Arsenicum album: Faltige Pseudomembranen; indiziert in sehr schweren Fällen; „die Erschöpfung und Angst von Arsenicum album".

Gelsemium sempervirens: Diphtherische Paralysen.

Kalium bichromicum: Nasen-Diphtherie, Zäpfchenödem (Apis); die Pseudomembranen sind gelb; Krupp.

Lac caninum: Porzellanartige Pseudomembranen mit ständigem Seitenwechsel der Schmerzen.

Lachesis muta: Pseudomembranen, die links beginnen und zur rechten Seite übergehen; Verschlimmerung durch warme Getränke; große Berührungsempfindlichkeit des Halses; Schwatzhaftigkeit, die auf das Fieber zurückzuführen ist; Neigung zu Hämorrhagien.

Lycopodium clavatum: Die Pseudomembranen beginnen auf der rechten Seite und gehen nach links über; Wucherungen in der verstopften Nase; Besserung durch warme Getränke; Klopfen der Nasenflügel.

Mercurius cyanatus: Angina mit dicken, etwas grauen, extensiven Pseudomembranen, die sich zur Ulzeration entwickeln; fauliger Mundgeruch; Hypersalivation; schnelle Prostration.

Phytolacca americana: Pseudomembranen; die Kehle ist heiß und dunkelrot; große Schmerzen an der Zungenwurzel, beim Schlucken strahlen sie zu den Ohren aus.

DISTORSION

Natrium carbonicum: Neigung zu wiederholten Verstauchungen.

Rhus toxicodendron: Das gebräuchlichste Medikament bei verletztem *Ligament;* Verschlimmerung der Schmerzen durch Ruhe.

Ruta graveolens: Ist vorzuziehen bei einer Distorsion mit Läsion des *Periost* oder bei Pseudodistorsionen der *Sehnen;* Schmerzen als Folge von Distorsionen.

DORSALGIEN

Actaea racemosa: Ziehende Schmerzen, wenn sich der Patient vornüberbeugt.

Bryonia alba: Stechende Schmerzen durch Husten und Bewegung; Besserung durch absolute Ruhigstellung.

Calcium carbonicum: Rückenschmerzen, die das Atmen erheblich erschweren.

Phosphorus: Brennendes Gefühl zwischen den Schulterblättern.

Rhus toxicodendron: Schmerzen und Gliedersteifheit während der Grippe.

Sepia: Dorsalgie durch Ermüdung, alle Schmerzen scheinen zum Rücken auszustrahlen, „die Psychasthenie von Sepia".

Sulfur: Rückenschmerzen beim Gehen; der Patient geht krumm.

DYSKINESIE, BILIÄRE

Carbo vegetabilis: Spannungsgefühl im rechten Hypochondrium mit konstriktiven Schmerzen im Epigastrium (vorübergehend gebessert durch Aufstoßen), *Ballonierung,* die durch stomachale und intestinale Fermentation verursacht wird, *Dyspnö;* Unverträglichkeit von Fett.

Chelidonium majus: Schmerzen im vesikulären Bereich mit Dorsalirradiation zum rechten Hypochondrium und besonders zur *rechten Schulterblattspitze;* eventuell Verlangen nach warmer Milch; alles ist gelb: die Haut, die Konjunktiva, die Zunge.

China rubra: Schmerzen im rechten Hypochondrium, Verschlimmerung durch leichte Berührung, Besserung durch starken Druck.

Dioscorea villosa: Krampfartige Schmerzen, die durch Aufrichten des Körpers oder durch Rückwärtsbeugen gebessert werden.

Ignatia amara: Folgen von Widerwärtigkeiten, Schmerzen, die durch Kaffee verschlimmert werden; „die widerspruchsvollen Symptome von Ignatia".

Lycopodium clavatum: Schmerzen im rechten Hypochondrium, die nach links ausstrahlen; Verschlimmerung von 16 bis 20 Uhr; „die Dyspepsie mit Flatulenz von Lycopodium".

Magnesium phosphoricum: Schmerzen, die den Kranken zwingen, sich zusammenzukrümmen und seine Hände stark auf das rechte Hypochondrium zu drücken, Besserung durch Wärme (Colocynthis ist vorzuziehen, wenn eine nervöse Reizbarkeit besteht).

Nux vomica: Schmerzen nach einer fettreichen Mahlzeit oder nach übermäßigem Kaffeegenuß; die Schmerzen treten eine halbe Stunde nach der Mahlzeit auf und veranlassen den Patienten, die Kleider zu öffnen, Pseudobedürfnis zur Stuhlentleerung, die Zunge ist hinten in der Mitte belegt; „die Reizbarkeit von Nux vomica".

Sepia: *Schweregefühl im rechten Hypochondrium; Verlangen nach Saurem* (einige Tropfen Zitrone mit heißem Zuckerwasser bessern dieses Syndrom), *große Müdigkeit,* fahler Teint, Ringe um die Augen; Verschlimmerung bei Geruch von Nahrungsmitteln; „die Psychasthenie von Sepia".
Siehe auch Cholezystitis, Gallensteine.

DYSMENORRHOE

Die wichtigsten symptomatischen Mittel

Actaea racemosa: Uterine Krämpfe; je stärker die Menstruationsblutung ist, um so mehr leidet die Frau.

Caulophyllum: Intermittierende, spasmische Menstruationsschmerzen, die an die Entbindung erinnern und auf andere Körperteile ausstrahlen.

Chamomilla vulgaris: Dysmenorrhö mit dunklem, klumpigem Blut; die Schmerzen erinnern an die der Entbindung; Druckgefühl der Organe nach oben; die Schmerzen erscheinen unerträglich; Dysmenorrhö nach einem Zornausbruch.

Cocculus indicus: Schneidende Schmerzen, wie durch spitze Steine; Abdominalmeteorismus; allgemeine Schwäche.

Colocynthis: Schmerzen, die die Frau zwingen, sich zusammenzukrümmen und mit ihren Händen stark auf den Abdomen zu drücken; Besserung durch Wärme und starken Druck; nervöse Reizbarkeit.

Magnesium phosphoricum: Dieselben Symptome wie bei Colocynthis, aber ohne die nervöse Konnotation.

Sabina: Schmerzen, die vom Kreuzbein zur Schamgegend gehen; Hämorrhagien mit hellrotem Blut, sie treten anfallsweise in plötzlichen Güssen auf.

Veratrum album: Dysmenorrhö mit kalten Schweißen und Diarrhö.

Viburnum opulus: Membranreiche Dysmenorrhö mit Regeln, die nur einige Stunden dauern; uterine Krämpfe, die in die Oberschenkel ausstrahlen; Neigung zu Ohnmachtsanfällen.

Die wichtigsten Basismittel

Lilium tigrinum: Die Regel fließt nur bei Bewegung, sie hört auf, wenn die Frau liegt; mit Anteversio oder Retroversio uteri; eine hastige, sexuell leicht erregte Sepia-Frau.

Platina: Kneifende Schmerzen mit großen schwarzen Blutklümpchen; stolze Person, die die gewöhnlichen Sterblichen von oben herab betrachtet.

Pulsatilla: Dysmenorrhö bei (jungen) Mädchen und Frauen mit verspäteten, spärlichen, intermittierenden Regeln; „die Fragilität von Pulsatilla".

Sepia: Schweregefühl der Organe des kleinen Beckens nach unten; der Monatsfluß ist spärlich und verspätet; „die Psychasthenie von Sepia".

DYSPEPSIE

Die wichtigsten symptomatischen Mittel

Antimonium crudum: Indigestion nach übermäßigem Essen mit dem Verlangen nach Saurem, um die Verdauung zu stimulieren; *die Zunge ist dick weiß belegt, als ob sie von einer Milchhaut bedeckt wäre;* Aufstoßen mit dem Geschmack des Gegessenen; Diarrhö mit halbfesten, halbwäßrigen Stühlen.

Argentum nitricum: Schmerzen im Epigastrium, die zum linken Hypochondrium ausstrahlen mit häufigem Aufstoßen; schlechte Verdauung der Süßigkeiten; häufig tritt auch eine *Hiatushernie* auf (AH); „die Hast von Argentum nitricum".

Arsenicum album: Dyspepsie nach Lebensmittelvergiftung; übelriechende Diarrhö; der Patient kann weder den Anblick noch den Geruch von Speisen ertragen; brennende Schmerzen, die durch Wärme gebessert werden; großer Durst nach kleinen Mengen kalten Wassers.

Bryonia alba: Dyspepsie durch fehlenden Magensaft (alle Schleimhäute von Bryonia sind trocken); *Gefühl, als ob ein Stein im Magen liege* (Pulsatilla); Berührungsempfindlichkeit des Magens; Durst auf viel Wasser; Verschlimmerung durch Bewegung; Reizbarkeit; Verlangen nach Ruhe.

Carbo vegetabilis: Dyspepsie mit *Fermentation der Speisen im Magen* und Darm, was nachstehende Folgen hat: Abdominalballonierung, konstriktive Schmerzen im Epigastrium, Dyspnö, Palpitationen und *ranziges Aufstoßen, das nur vorübergehend* all diese Symptome *lindert.*

China rubra: Ballonierung, die durch Aufstoßen nicht gebessert wird; die Nahrung scheint einen bitteren Geschmack zu haben; kräftezehrende Diarrhö, aber ohne Schmerzen; Dyspepsie durch übermäßigen Genuß von Tee.

Ignatia amara: Nervöse und paradoxe Dyspepsie; ein Diätgericht wird nicht verdaut, wenn der Ignatia-Patient nervös ist; eine reichhaltige Mahlzeit wird gut vertragen, wenn er in einer angenehmen Stimmung ist; Intoleranz gegen Kaffee und Gerüche; Leeregefühl im Magen gegen 11 Uhr am Vormittag, Besserung durch einen tiefen Seufzer; „die widerspruchsvollen Symptome von Ignatia".

Ipecacuanha: Ständige Übelkeit oder Erbrechen (dadurch aber keine Linderung der Übelkeit), *saubere Zunge,* reichliche Salivation; Gefühl, als ob der Magen im Abdomen hinge.

Lycopodium clavatum: Flatulenz-Dyspepsie mit Atonie des Magens; *der Patient hat fast den ganzen Nachmittag über ein Völlegefühl im Magen* und den Eindruck, als ob die Speisen noch lange nach der Mahlzeit im Magen blieben; um 17 Uhr hat sich daran noch nichts geändert; Abdominalballonierung, besonders im unteren Teil des Bauches; Besserung durch Abgang von Darmgasen; rotes Gesicht nach der Mahlzeit; Somnolenz, aber das *Mittagsschläfchen verschlechtert den Zustand* (oder aber es muß drei Stunden lang gehalten werden); Indigestion nach dem Genuß von Austern.

Nux vomica: *Spasmische Dyspepsie* mit postprandialen Übelkeiten, Schmerzen oder Schweregefühl im Magen eine halbe Stunde nach den Mahlzeiten; der epigastrische Bereich ist bei Druck empfindlich, daher das Bedürfnis, die Kleider zu öffnen; *die Zunge ist hinten in der Mitte belegt;* Indigestion nach zu reichlichem Essen; Nux vomica kann auch vor einer reichhaltigen Mahlzeit genommen werden, um die Indigestion zu vermeiden.

Pulsatilla: Hyposthenische Dyspepsie mit Übelkeiten und dem Gefühl, als ob ein Stein im Magen liege (Bryonia alba); *Indigestion nach fetten Speisen* oder nach Eis.

Sepia: Übelkeit beim Erwachen, Verschlimmerung durch Zähneputzen und durch den Anblick oder durch den Geruch von Speisen; Leeregefühl im Magen gegen 11 Uhr vormittags, das durch Essen nicht gebessert wird; Schweregefühl im rechten Hypochondrium, *Verlangen nach Saurem,* um die Verdauung anzuregen; Portalstase; Obstipation mit dem Gefühl, als befinde sich eine Kugel im Rektum; *große Müdigkeit* und Ringe um die Augen; Dyspepsie der Schwangerschaft.

Die wichtigsten Basismittel

Graphites: Dyspepsie des apathischen, dickleibigen und leicht frierenden Patienten.

Kalium carbonicum: Dyspepsie der älteren Menschen oder derjenigen, die durch eine schwere und lange Krankheit asthenisch geworden sind.

Lycopodium clavatum: Dyspepsie des Intellektuellen mit sitzender Lebensweise; er ist schlecht gelaunt, wenn er die genaue Essenszeit verpaßt; er hat einen Bärenhunger, aber schon nach einigen Bissen ist er satt; er ißt gern Süßigkeiten (besonders Würfelzucker); vergleiche auch die oben genannten Verdauungssymptome.

Natrium muriaticum: Dyspepsie durch stärkehaltige Lebensmittel; „die seelische Distanz von Natrium muriaticum".

Nux vomica: Dyspepsie des Patienten, der unmäßig viel ißt und trinkt (Alkohol, Kaffee, Tabak, fette Speisen), obwohl er ein Mensch mit sitzender Lebensweise ist; postprandiale Somnolenz, aber im Gegensatz zum Lycopodium-Typ ist er *schon nach zehn-minütigem Mittagsschlaf wieder topfit;* Obstipation mit erfolglosem Bedürfnis nach Stuhlentleerung; Hämorrhoiden; „die Reizbarkeit von Nux vomica".

Phosphorus: Chronische Dyspepsie mit Wiederhochkommen der Speisen in den Mund; „die sympathische Erstbegegnung von Phosphorus".

Pulsatilla: Abneigung gegen Fett (sogar gegen das kleinste Stückchen); Verlangen nach Käse; Variabilität der Symptome; „die Fragilität von Pulsatilla".

Sepia: Dyspepsie des psychasthenischen Patienten.

Sulfur: Dyspepsie der Alkoholiker.
Siehe auch Gastritis, Pankreatitis, Ulcus gastro-duodeni.

ECTOPIA TESTIS

Aurum metallicum: Bei Pseudoectopia testis indiziert (die Drüse hat den Leistenring bereits überschritten); in den anderen Fällen ist der chirurgische Eingriff unerläßlich.

EITERUNGEN: siehe Hautinfektion

EJACULATIO PRAECOX: siehe sexuelle Probleme

EKCHYMOSEN

Arnica montana: Traumatische Ekchymosen.

Arsenicum album: Ekchymosen im Verlauf einer schweren Infektionskrankheit; „die Erschöpfung und Angst von Arsenicum album".

Lachesis muta: Violette Hämatome, ohne ersichtlichen Grund oder bei dem geringsten Stoß, besonders in der Menopause; Neigung zu Hämorrhagien im Verlauf einer schweren Infektionskrankheit (das Blut ist schwärzlich und in Fäulnis übergegangen).

Phosphorus: Spontane Hämatome im Verlauf einer hämorrhagischen Krankheit; Purpura.

EKZEM

Die wichtigsten symptomatischen Mittel

Antimonium crudum: Hornartiges, *hyperkeratosisches* Ekzem.

Apis mellifica: Roséfarbene, *ödematöse Haut;* stechende Schmerzen, die durch kalte Anwendungen gebessert werden.

Arsenicum album: Das Ekzem ist trocken, *kleieartig,* auf verdickter Haut, ödematös, *ledern;* Kratzen verschlimmert den Juckreiz; indiziert bei früherem atopischem Ekzem (AH).

Arsenicum jodatum: Ekzem mit großen abblätternden Schuppen, lichenähnlich.

Cantharis: Große Bläschen oder *Blasen* mit Juckreiz und Gefühl des Brennens.

Graphites: *Nässendes, honigähnliches,* gelbes und klebriges Ekzem; Fissuren; manchmal ist die Haut trocken und runzlig.

Hepar sulfuris calcareum: Infektiöses Ekzem, das sich progressiv an der Peripherie der entzündeten Stelle in Form von kleinen Bläschen *ausdehnt;* die Haut ist sehr berührungsempfindlich.

Mezereum: Kleine, stark juckende Bläschen, die mit dem Sekret schnell zu dicken und *weißlichen Krusten* schrumpfen, unter welchen es zu einer Ulzeration kommen kann; Impffolgen.

Natrium sulfuricum: Große, gelbe, lichtdurchlässige Schuppen; Pruritus beim Umkleiden.

Nitricum acidum = Acidum nitricum: Blutende Fissuren auf gelber Haut; stechende Schmerzen.

Petroleum: Juckendes Ekzem mit schmutzig aussehender Haut; Verschlimmerung im Winter.

Rhus toxicodendron: *Bläschenausschlag mit rotem Infiltrat in der Umgebung; die Flüssigkeit ist klar,* aber sie kann sich zu einer Suppuration entwickeln. *Heftiger Juckreiz, der durch warme Anwendungen gebessert wird,* Verschlimmerung durch Kratzen.

Rhus vernix: Sehr kleine Bläschen, kleiner als die von Rhus Toxicodendron, mit heftigem juckendem Brennen, das durch warme Umschläge gebessert wird.

Staphysagria: Nässendes Ekzem, *das seine Lokalität in dem Maße ändert, wie sich der Patient kratzt.*

Sulfur: Rote, brennende, juckende Eruption; *Verschlimmerung durch Wasser;* frisches Ekzem, das durch den Kontakt mit einem nicht gewöhnlich verwendeten Produkt entsteht (Waschpulver, Lippenstift, schmerzlindernder Balsam usw.).

Die wichtigsten klinischen Formen

Einfache Hautentzündung: Apis mellifica (die Haut ist roséfarben und ödematös), Sulfur (die Haut ist rot).

Vesikulär: Cantharis (große Blasen), Rhus Toxicodendron (Bläschen von einem roten Hof umgeben), Rhus vernix (sehr kleine Bläschen).

Nässend: Graphites, Hepar sulfuris calcareum, Mezereum.

Trocken: Arsenicum album, Arsenicum jodatum, Calcium carbonicum, Natrium sulfuricum, Sepia, Sulfur.

Mit Fissur: Graphites, Lycopodium clavatum, Nitricum acidum = Acidum nitricum, Petroleum.

Hornartig: Antimonium crudum.

Über-Infektion (bei einem Patienten, der schon an einer anderen Infektionskrankheit leidet): Hepar sulfuris calcareum, Graphites, Mezereum, Rhus Toxicodendron.

Atopisch: Arsenicum album, Calcium carbonicum, Graphites, Lycopodium clavatum.

Dyshidrie: Rhus vernix.

Die häufigsten Lokalisationen

Kommissuren: Graphites, Nitricum acidum = Acidum nitricum.

Behaarte Kopfhaut: Calcium carbonicum, Graphites, Mezereum.

Rand der behaarten Kopfhaut: Natrium muriaticum, Sulfur.

Beugefalten: Graphites, Natrium muriaticum, Sepia.

Hinter den Ohren: Graphites.

Genitalorgane: Croton tiglium (pruriginöse Bläschen; das Kratzen ist schmerzhaft).

Die wichtigsten Basismittel

Arsenicum album: Früheres atopisches Ekzem; Alternieren von Asthma und Ekzem.

Calcium carbonicum: Ekzem der behaarten Kopfhaut; Milchschorf des Säuglings.

Graphites: Dickleibiger, apathischer, an Verstopfung leidender Patient.

Lycopodium clavatum: Das wichtigste Basismittel für das atopische Ekzem (AH); Pruritus an der Stelle, an der der Patient schwitzt.

Natrium muriaticum: Solarekzem; Eruption am Rande der behaarten Kopfhaut (Sulfur); „die seelische Distanz von Natrium muriaticum".

Psorinum: Hunger und Euphorie vor der Ekzementzündung; Wechsel mit Asthma.

Sepia: Trockene und runde Läsionen; bevorzugte Lokalisation an den Gelenkfalten, in den Achselhöhlen und um den Mund herum; „die Psychasthenie von Sepia".

Sulfur: Ekzem am Rande der behaarten Kopfhaut (Natrium muriaticum); „die Jovialität von Sulfur".

Thuja occidentalis: Ekzem als Impffolge.

Kortisonsalben sollten vermieden werden: Das Ekzem ist für die Haut der Ausdruck einer allgemeinen allergischen Krankheit; diese darf man nicht zu einem unangebrachten Zeitpunkt einfach beseitigen wollen, sonst riskiert man eine Metastase.

Siehe auch Allergie.

ENCEPHALITIS

Apis mellifica: Fieber ohne Durst; Strabismus; Ungeschicklichkeit; *enzephalitische Schreie;* meningeale Verbindung; *spärlicher Urin oder Anurie;* erstes Stadium der Enzephalitis.

Gelsemium sempervirens: Fieber ohne Durst; *somnolenter* Kranker mit herabfallenden Augenlidern, er wünscht, daß man ihn in Ruhe läßt; *Diplopie;* dunkelrotes Gesicht; erschlaffte Sphinkter.

Helleborus: Der Kranke ist benommen, *indifferent,* mit starrem Blick; *auf Fragen antwortet er langsam;* er steckt den Kopf in das Kissen; *runzelt die Stirn;* Ostillationsbewegungen mit der Zunge; der Unterkiefer fällt herab; automatische Bewegungen mit einem Glied; unbewußte Seufzer; enzephalitische Schreie; Ähnlichkeit mit Apis, aber ein späteres Stadium.

Zincum metallicum: Stupor; Strabismus; Anurie; der Kranke steckt den Kopf in das Kissen; *Fieber mit Ausschlag, der aber nicht zum Durchbruch kommt.*

ENDOKRINOLOGIE: siehe Basedow, Diabetes, Myxödem

ENTBINDUNG

Vorbereitung auf die Entbindung

Actaea racemosa: Entbindungsangst.

Caulophyllum: Caulophyllum CH 12 ist allen schwangeren Frauen systematisch zu geben, und zwar eine Dosis wöchentlich im letzten Schwangerschaftsmonat; dann eine letzte Dosis zum Zeitpunkt der Entbindung. Dieses Medikament unterstützt die synergetischen Kontraktionen der Fibrae uterinae und ermöglicht eine Entbindung zu optimalen Bedingungen (Schnelligkeit, Minimum an Schmerzen, die den wirkungsvollen Kontraktionen entsprechen); bei dieser prophylaktischen Verschreibung braucht das Arzneimittelbild nicht berücksichtigt zu werden, denn die Wirkung ist in Doppelblindversuchen bewiesen und von den Wöchnerinnen klinisch bestätigt worden. Caulophyllum kann gleichfalls bei *falschen Wehen* gegeben werden, die vor dem präsumierten Datum der Entbindung auftreten. Es besteht nicht die geringste Gefahr einer Frühgeburt.

Verzögerte Entbindung

Wenn die Gebärende Caulophyllum nicht prophylaktisch genommen hat, wenn alle mechanischen Probleme eliminiert sind (enges Becken, Placenta praevia, usw.), oder es sich einfach um einen rigiden Muttermund handelt, dann ist eines der nachstehenden Medikamente zu geben.

Caulophyllum: Die Entbindung macht keinen Fortschritt; rigider Muttermund mit intermittierenden Schmerzen und Erschöpfung.

Chamomilla vulgaris: Empfindung eines Druckes nach oben mit Intoleranz gegen Schmerzen, Ruhelosigkeit.

Gelsemium sempervirens: Die Entbindung kommt nicht in Gang; der Muttermund ist rigide; das Gesicht ist kongestioniert; Benommenheit, Verlangen, alleine zu sein.

Nux vomica: Wirkungslose Kontraktionen; Schmerzen, die in der Lendengegend empfunden werden; Pseudobedürfnisse zu urinieren oder zur Stuhlentleerung.

Von der Entbindung bis zur ersten Menstruation

China rubra: Erschöpfung wegen einer Hämorrhagie.

Kalium carbonicum: Lendenschmerzen und Asthenie in dem Zeitraum von der Entbindung bis zur ersten Menstruation; Neigung, sich leicht zu erkälten.

Sepia: Ist in den meisten Fällen das Medikament für die Symptome bei postnatalen Depressionen; „die Psychasthenie von Sepia".

Stillen

China rubra: Eines der wichtigsten Medikamente bei Verlust von Körperflüssigkeiten; indiziert bei Erschöpfung durch Stillen.

Ricinus communis: In der DH 3-Potenz (drei Streukügelchen dreimal täglich) regt dieses Mittel die Milchsekretion an; in der CH 30-Potenz (drei Tage lang eine Dosis täglich) hilft es beim Abstillen.
Siehe auch Schwangerschaft.

ENURESIS

Die wichtigsten symptomatischen Mittel

Die nachstehenden Indikationen sind zwar klassisch, aber man sollte sich nicht allzusehr auf sie verlassen.

Belladonna: Träumt, daß er uriniert; sehr tiefer Schlaf; es ist schwierig, das Kind zu wecken.

Causticum: Enuresis im ersten Schlaf durch Sphinkterparese.

Cina: Enuresis bei einem Kind mit Wurmbefall.

Equisetum hiemale: Wenn keine Ursache oder kein eindeutiges Symptom erkennbar ist.

Die wichtigsten Basismittel

Besonders die Basismittel haben Chancen, bei dieser Affektion mit den komplexen Verzweigungen zu wirken.

Calcium carbonicum: Rundliches Kind mit schlaffen Muskeln und dickem Bauch, schwitzt leicht am Kopf, bewegt sich wenig.

Lycopodium clavatum: Intelligentes Kind, sehr willensstark, seinen Altersgenossen weit voraus.

Sepia: Enuresis im ersten Schlaf, träumt, daß es uriniert; ruhiges Kind, immer müde.

Silicea: Intelligentes Kind, aber es wird nur aktiv, wenn man ihm Mut macht; stinkende Füße; Wurmkrankheit.

Sulfur: Unruhiges und joviales Kind, das gerne Fett ißt.

EPIKONDYLITIS

Rhus Toxicodendron: Läsion der Ligamente; Besserung durch Bewegung.

Ruta graveolens: Periosttraumen und tendinöse Kontrakturen sind für Ruta sehr charakteristisch.

EPILEPSIE

Als Komplementärmittel zur klassischen Behandlung bringe ich einige Indikationen, um die Anfälle immer seltener werden zu lassen.

Die wichtigsten symptomatischen Mittel

Aethusa cynapium: Petit mal; der Daumen ist in die Innenhand gekrümmt (Cuprum); rotes Gesicht; die Augen sind nach unten verdreht; Mydriasis; ausgesprochene Nasen-Kinn-Falten.

Argentum nitricum: Epilepsie als Folge eines Schreckens; Mydriasis und „die Hast von Argentum nitricum" vor dem Anfall.

Artemisia vulgaris: Petit mal oder Grand mal nach einem Schrecken mit Schweiß, der nach Knoblauch riecht; die Anfälle folgen rasch aufeinander.

Causticum: Verallgemeinerte Form oder Petit mal; unfreiwillige Miktion während des Anfalls. Die Anfälle sind mit einem paralytischen Zustand assoziiert.

Cicuta virosa: Infantiles Gehabe vor dem epileptischen Anfall; *heftige* epileptiforme Konvulsionen, die am stark rückwärts gebeugten Kopf beginnen; dann schließlich *Emprosthotonus;* Mydriasis, starrer Blick; spasmischer Strabismus; Trismus; kalte Extremitäten; Folge von Schädel-Hirn-Trauma.

Cuprum metallicum: Bravais-Jackson-Anfall, der sich dann generalisieren kann; der Daumen ist in die geschlossene Hand eingeschlagen (Aethusa); Zyanose des Gesichts; Verdrehen der Augen; Opisthotonus (wie Cicuta, aber hier beginnt der Anfall an den oberen Gliedmaßen und nicht am Kopf); Trismus; die Retrozession einer Eruption kann die auslösende Ursache für den epileptischen Anfall sein.

Oenanthe crocata: Plötzlicher Bewußtseinsschwund; Trismus; unfreiwillige Stühle während des Anfalls; heftige Konvulsionen, denen ein pseudokomatöser Zustand folgt; Gesichtsspasmen; Verschlimmerung während der Regel.

Die wichtigsten Basismittel

Calcium carbonicum, Silicea, Sulfur.

EPISTAXIS

Die wichtigsten symptomatischen Mittel

Zur klassischen Tamponade kann man erforderlichenfalls eines der nachstehenden Medikamente geben.

Arnica montana: Nach einem Stoß auf die Nase.

China rubra: Epistaxis mit blassem Gesicht, Lipothymie, Müdigkeit, Ohrensausen, wenn die Hämorrhagie stark ist.

Ferrum phosphoricum: Epistaxis während des Fiebers.

Ipecacuanha: Epistaxis mit hellrotem Blut und *Übelkeit.*

Die wichtigsten Basismittel

Bei wiederholtem Nasenbluten sind vor allem folgende Mittel zu rechtfertigen:

Natrium muriaticum, Phosphorus, Sulfur.

ERBRECHEN

Aethusa cynapium: Milchunverträglichkeit beim Säugling mit heftigem Erbrechen, sobald er die Milch heruntergeschluckt hat, oder ein wenig später in geronnenen Klumpen; nach dem Erbrechen schläft er ein; ausgeprägte Nasen-Kinn-Falten.

Antimonium crudum: Erbrechen nach alimentären Exzessen (Nux vomica); *weiße Zunge wie von einer Milchhaut belegt;* Verlangen nach Saurem.

Arsenicum album: Brennende Schmerzen im Magen, die durch Wärme gebessert werden; *übelriechende Diarrhö;* Lebensmittelvergiftung; Angst, Unruhe; „die Erschöpfung und Angst von Arsenicum album".

Eupatorium perfoliatum: Galliges Erbrechen während des Fiebers.

Ignatia amara: Nervöses Erbrechen, das durch Essen gebessert wird; „die widerspruchsvollen Symptome von Ignatia".

Ipecacuanha: Ständige Übelkeit mit Erbrechen und keine Erleichterung für die Übelkeit; *die Zunge ist sauber;* profuser Speichelfluß; Leeregefühl im Magen; Brechhusten.

Iris versicolor: Saures, brennendes, galliges *Erbrechen,* im Verlauf einer ophthalmischen Migräne; heftiges Brennen im ganzen Verdauungskanal.

Nux vomica: Erbrechen nach alimentären Exzessen (Antimonium crudum); *die Zunge ist hinten in der Mitte belegt.*

Opium: Fäkaloides Erbrechen.

Phosphorus: Heftiges Erbrechen mit Brennen im Magen; großes Verlangen nach kaltem *Wasser, das* vorübergehend lindert, *aber kurze Zeit später erbrochen wird, nachdem es sich im Magen erwärmt hat;* Regurgitation der Speisen; Hämatemesis; postoperatives Erbrechen.

Pulsatilla: Erbrechen nach einer fettreichen Mahlzeit.

Sepia: Erbrechen in der Schwangerschaft; blasses Gesicht, Ringe um die Augen, Übelkeit beim Geruch von Speisen; „die Psychasthenie von Sepia".

Veratrum album: Erbrechen mit *kalten Schweißen* und choleriformer Diarrhö; Kollaps.

Azetonämisches Erbrechen: siehe Ketose periodische.

ERЕKTIONSSTÖRUNGEN: siehe sexuelle Probleme

ERKÄLTUNG (Neigung, sich leicht zu erkälten)

Die wichtigsten Basismittel

Bei der Neigung, sich leicht zu erkälten, mit sich wiederholenden Infektionen der Luftwege (Otitis, Koryza, Angina, Laryngitis, Bronchitis) sind die Basismittel des Patienten für die Behandlung am besten geeignet. Die nachstehende Liste enthält die am häufigsten verwendeten Medikamente.

Barium carbonicum: Große Mandeln; Tonsillitis mit der Neigung zu eitern, Laryngitis, wiederholte Bronchitiden; Adenopathien; *geistig und körperlich zurückgebliebenes Kind.*

Calcium carbonicum: Häufiger Schnupfen, Halsschmerzen, Laryngitis mit Heiserkeit ohne Schmerzen, überwiegend am Morgen; Diarrhö bei der leichtesten Erkältung; Kinder oder Erwachsene *schwitzen leicht am Kopf,* am kurzen Oberkörper und am rundlichen Gesicht.

Calcium phosphoricum: Sich wiederholende Erkältungskrankheiten wie Koryza, Rhinopharyngitis, Tonsillitis, Laryngitis, Bronchitis; Hypertrophie der Mandeln und der adenoiden Vegetationen; Zephalaea der Intellektuellen; großgewachsene Person; allgemeine Verschlimmerung bei Schneewetter.

Kalium carbonicum: Von einer schweren und langen Krankheit genesender Patient, anämisch, asthenisch und leicht schwitzend.

Lycopodium clavatum: Koryza, Anginen, verschiedene bronchopulmonale Krankheitszeichen; intelligentes, frühreifes, autoritäres Kind, das zur periodischen Ketose neigt; bei dem Erwachsenen: „die Dyspepsie mit Flatulenz von Lycopodium".

Natrium muriaticum: Neigung zur infektiösen und zur allergischen Koryza; Herpes; „die seelische Distanz von Natrium muriaticum".

Nux vomica: Patient mit *pseudoplethorischem* Aussehen; sein Gesicht ist kongestiv, aber er erkältet sich leicht; er ist empfindlich gegen Zugluft; „die Reizbarkeit von Nux vomica".

Phosphorus: Schmerzhafte Laryngitis, Verschlimmerung am Abend; verschiedene pulmonale Infektionen mit dem *Gefühl des Brennens* in der Brust, zwischen den Schultern und in den Handflächen; großer Durst; *Neigung zu Hämorrhagien;* „die sympathische Erstbegegnung von Phosphorus".

Pulsatilla: Sich wiederholende Koryza, Otitiden, Bronchitiden mit *leichtem Katarrh der Schleimhäute* (dicke, gelbe, nicht reizende Absonderung); abends ist die Nase verstopft, morgens läuft sie; Geschmacks- und Geruchsverlust während der Krise; Verschlimmerung durch Wärme in einem überheizten Raum, Besserung an der frischen Luft; Variabilität der Symptome; „die Fragilität von Pulsatilla".

Sepia: Chronischer Nasenkatarrh; allgemeines Frösteln mit *lokalisierten Hitzewallungen* (zirkulatorischer Erethismus); Herpes; „die Psychasthenie von Sepia".

Silicea: Extremes Frösteln; Neigung zur Suppuration; *demineralisierter* Patient mit fötiden Fußschweißen; schüchtern und intelligent, er *braucht jemanden, der ihm Mut macht;* „der Mangel an Energie von Silicea".

Sulfur: Chronischer Katarrh der Luftwege; *vitale Wärme im Überfluß;* Patient mit rotem Gesicht, schmutzig, Optimist; „die Jovialität von Sulfur".

Thuja occidentalis: Infiltrierter Patient von *gynoider Obesität* mit der Neigung zu chronischem Katarrh der Schleimhäute mit grünlichen Absonderungen; er neigt auch zu verschiedenen Wucherungen; sehr empfindlich gegen feuchte Kälte.

Tuberculinum: Große Neigung, sich zu erkälten; sich wiederholende Koryza, Anginen, Bronchitiden, Otitiden; dieses Mittel ist zu geben, wenn das Basismittel nicht zu wirken scheint.

ERRÖTEN, AFFEKTIVES: siehe Benehmen

ERSCHÖPFUNG: siehe Depression

ERYSIPEL

Die wichtigsten symptomatischen Mittel

Apis mellifica: Roséfarbenes Ödem der Haut; stechende, brennende Schmerzen, die durch kalte Anwendungen gebessert werden; Fieber ohne Durst.

Arsenicum album: Schwerer Fall mit der „Erschöpfung und Angst von Arsenicum album".

Belladonna: Rote, glänzende, gespannte *Haut;* erhöhtes Fieber mit Durst, voller Puls; „das Fieberdelirium von Belladonna".

Lachesis muta: Schwerer Fall mit violetter Eruption und Fiebergeschwätzigkeit.

Rhus toxicodendron: Pruriginöse *Bläschen;* Fieber mit Ruhelosigkeit.

Die wichtigsten Basismittel

Bei sich wiederholenden Erysipelas sollte man vor allem an *Graphites, Pulsatilla* und *Sulfur* denken.

ERYTHEMA NODOSUM

Apis mellifica: Roséfarbene und harte Flecken.

Lachesis muta: Violette Flecken.

Rhus toxicodendron: Entwicklung zum Bläschenaspekt.

Sulfur: Rote Flecken mit brennenden Schmerzen, die durch Kälte gebessert werden.

EUSTACHISCHE RÖHRE: siehe Otitis

EXTRASYSTOLEN, HERZRHYTHMUSSTÖRUNGEN, PALPITATIONEN

Bei diesen Affektionen sind die Medikamente oft die gleichen. Für organische Fälle ist die Allopathie als Haupt- oder Komplementärbehandlung unerläßlich.

Die wichtigsten symptomatischen Mittel

Aconitum napellus: Heftige und *plötzlich* auftretende Präkordialschmerzen, die zu dem linken Oberarm ausstrahlen; Angina pectoris; harter und schneller Puls; Hyperämie; Tachykardie; heftige Palpitationen mit *Beklemmungen,* Todesfurcht, Gefühl, daß man sterben wird; Ameisenlaufen in den Fingern, möglicherweise als Folge der Furcht; junger Mensch, der bis dahin bei guter Gesundheit war.

Cactus grandiflorus: Heftige Palpitationen mit schnellem Herz, Schwindel, Dyspnö, schwachem Puls, Hypotonie; Gefühl, als ob das Herz durch einen eisernen Ring oder einen Schraubstock zusammengeschnürt würde; Verschlimmerung beim Liegen auf der linken Seite (Phosphorus); Neigung zu Hämorrhagien.

Carbo vegetabilis: Palpitationen, die durch Aufstoßen gebessert werden.

Crataegus oxycantha: Schwacher, unregelmäßiger, intermittierender *Puls im Verlauf eines Herzschwächesyndroms;* Dyspnö bei der geringsten Betätigung; Hypertonie.

Digitalis purpurea: Heftige Palpitationen mit langsamem Herz, Verschlimmerung bei der geringsten Bewegung; Gefühl, als ob das Herz stillsteht, wenn man sich bewegt, deshalb verhält sich der Patient in absoluter Ruhigstellung (das Gegenteil: Gelsemium); langsamer, unregelmäßiger, schwacher Puls; eine Mitralläsion bestätigt die Indikation.

Gelsemium sempervirens: Palpitationen mit dem Gefühl, daß das Herz stillsteht, wenn sich der Patient nicht bewegt (das Gegenteil: Digitalis); langsamer Puls; Folge von Furcht; „der Stumpfsinn von Gelsemium“.

Glonoinum: Heftige Palpitationen mit dem Gefühl des Blutandrangs zum Herzen und Präkordialangst; Klopfen im Kopf und im ganzen Körper, synchron mit dem Puls.

Ignatia amara: Palpitationen durch Emotionen; respiratorische Beklemmung; „die widersprüchlichen Symptome von Ignatia“.

Kalmia latifolia: Heftige, schmerzhafte Palpitationen, Verschlimmerung, wenn sich der Patient vornüberbeugt, es verschlägt ihm den Atem; Erstarren der Glieder mit Schmerzen, die zum linken Oberarm ausstrahlen; langsamer Puls; Alternieren von Palpitationen und Rheumatismus.

Lycopus virginicus: Palpitationen nervösen Ursprungs oder im Verlauf einer Basedow-Krankheit; Präkordialschmerzen, *Tachykardie durch Erregbarkeit des Myokard-Sympathikus;* Herz: gleichzeitig schwach und turbulent, unregelmäßig.

Naja tripudians: Palpitationen hemmen das Sprechen; langsamer, unregelmäßiger Puls; Reflexhusten des kardialen Zustands (Lachesis); Hypotonie; *Naja erhält den Patienten, der an einer kardialen Läsion leidet, in recht gutem gesundheitlichen Zustand;* man kann es sogar ohne besonderes Symptom verschreiben.

Spigelia anthelmia: *Heftige Palpitationen,* die durch Vornüberbeugen verschlimmert werden; Gefühl von Herzzittern; *das Herzklopfen ist so stürmisch, daß es hörbar* und *durch die Kleider sichtbar ist;* Präkordialschmerzen, die in die oberen Gliedmaßen ausstrahlen; schwacher und unregelmäßiger Puls; funktionelle Herzbeschwerden, Reflexe einer Wurmkrankheit; Konkomitanz mit einer linksseitigen Hemikranie.

Spongia tosta: Palpitationen mit dem Gefühl, als ob das Herz durch Blutzustrom groß geworden sei; Palpitationen vor den Regeln; bellender Husten wie das Bellen eines Hundes; Erstickungsangst in der Nacht; eventuell Basedow-Krankheit.

Die wichtigsten Basismittel

Aurum metallicum: Heftige Palpitationen mit dem Gefühl des Herzstillstands; Hypertrophie des Herzmuskels, *organische Hypertonie,* kongestive Wallungen, Angina pectoris; Neigung zum Zorn, zur Melancholie und zum Selbstmord.

Jodum: Kompressionsgefühl um das Herz herum, Palpitationen bei der geringsten Betätigung, Tachykardie; kardiale Komplikationen bei der Basedow-Krankheit.

Kalium carbonicum: Schneller, schwacher, intermittierender Puls; Gefühl, als ob das Herz an einem Faden hinge; Asthenie mit dem Eindruck, als ob die unteren Gliedmaßen versagen würden; reichliche Schweiße; Neigung zur Anämie und zu Ödemen.

Lachesis muta: Palpitationen in der Menopause, Hitzewallungen, *Atemnot beim Einschlafen,* Zyanose (die Gewebe sind bläulichrot), Reflexhusten des Kardialzustandes (Naja), Empfindung, als sei das Herz zu groß für die Brust (Sulfur); Neigung zu Hämorrhagien (Phosphorus); „die Gedankensprünge von Lachesis".

Lilium tigrinum: Palpitationen mit schnellem Puls, Gefühl, als sei das Herz in einem Schraubstock; reizbarer depressiver Zustand, Hast; Gefühl, als ob die Organe des kleinen Beckens nach unten gedrückt würden wie bei Sepia, aber mit sexueller Erregung.

Lycopodium clavatum: Hypertonie; Palpitationen während der Verdauung; „die Dyspepsie mit Flatulenz von Lycopodium".

Natrium muriaticum: Intermittierender Puls; Palpitationen, die im ganzen Körper gespürt werden; Palpitationen durch ungewöhnliche Geräusche; Kältegefühl in der Herzgegend; Anämie; Neigung zu Herpes; „die seelische Distanz von Natrium muriaticum".

Phosphorus: Hitzegefühl im Herzen, heftige Palpitationen mit *Angst, Verschlimmerung, wenn der Patient auf der linken Seite liegt* (Cactus grandiflorus), und durch Emotionen; man spürt sein Herz; Furcht, eine schwere Herzkrankheit zu haben; Neigung zu Hämorrhagien (Lachesis); Bärenhunger, großer Durst, „die sympathische Erstbegegnung von Phosphorus".

Sulfur: Gefühl von Blutzustrom zum Herzen, Empfindung, als sei das Herz zu groß für die Brust (Lachesis); Palpitationen, Hypertonie, Diabetes; „die Jovialität von Sulfur".

FIBROME

Die wichtigsten symptomatischen Mittel

Aurum muriaticum natronatum: Großer Uterus mit Induration und Hämorrhagien.

China rubra: Indiziert bei *Komplikationen von Hämorrhagie* (Blässe, Neigung zur Anämie, Asthenie).

Conium maculatum: Induration des Cervix uteri.

Fraxinus americana: Fibromatose und Kongestion des Uterus *in seiner Gesamtheit* mit dem Gefühl der Schwere im Unterleib.

Lapis albus: Fibrom von *elastischer* Konsistenz mit brennenden Schmerzen und Hämorrhagien.

Die wichtigsten Basismittel

Calcium carbonicum: Uteriner Polyp oder Fibrom; die Regeln sind stark und dauern sehr lange; bei der geringsten Widerwärtigkeit kommen sie leicht wieder; Schwerfälligkeit; Kopfschweiß.

Kalium carbonicum: Uterine Hämorrhagie mit Lumbalgie, Neigung zur Anämie, Asthenie.

Lachesis muta: In der Menopause; menstruelle Unregelmäßigkeiten; wenn die Regeln wieder einsetzen, fühlt sich die Patientin besser; „die Gedankensprünge von Lachesis".

Phosphorus: Uterine Polypen, Neigung zu Hämorrhagien (Metrorrhagien, Regeln, die sehr lange dauern).

Sepia: *Gefühl, als ob die Genitalorgane nach unten gedrückt würden;* „die Psychasthenie von Sepia".

Silicea: Metrorrhagie; Frösteln während der Regeln.

Thuja occidentalis: Fibrom, Polypen des Cervix uteri; anal-genitale Kondylome; gynoide Obesität; „die Typologie von Thuja".

FIEBER

Die Medikamente, die am häufigsten vorkommen, sind nachstehend genannt, unabhängig von möglichen symptomatischen Lokalisationen (siehe entsprechende Rubriken).

Die Medikamente des Invasionsfiebers

Aconitum napellus: Nach einer Erkältung tritt *ganz plötzlich* hohes Fieber auf mit *Ruhelosigkeit,* Bangigkeit, *Todesfurcht* (der Kranke bittet um ärztliche Maßnahmen), Palpitationen, Photophobie und Schmerzen wie Ameisenlaufen; *der Puls ist hart,* voll und schnell; *die Haut ist trocken* (möglicherweise schwitzt der Kranke nach der Verabreichung von Aconit); das Gesicht ist rot, wenn der Kranke liegt, aber es wird blaß, wenn er sich in seinem Bett aufrecht hinsetzt; dieses Erscheinungsbild tritt unvermutet um Mitternacht auf oder verschlimmert sich um diese Zeit.

Belladonna: Zu Beginn überfällt den Kranken ganz plötzlich ein *heftiges Fieber mit Niedergeschlagenheit, unterbrochen von Phasen des Vorsichherbrum-*

melns (oder des Fieberwahns); eventuell Fieberkonvulsionen; *glänzende Augen, Mydriasis; Rötung der Wangen und der Lippen* (die geschwollen sind) mit *ausstrahlender Körperwärme, die man schon aus einiger Entfernung wahrnimmt,* wenn man mit der Hand näherkommt; der Kopf ist heiß, die Extremitäten sind kalt; der Puls ist hart, voll und schnell; klopfende Zephalaea. Aconit ist unruhig, Belladonna ist niedergeschlagen.

Bryonia alba: Fieber mit *Durst,* die Lippen sind trocken und rissig, Verlangen nach Ruhe (Gelsemium), *macht keinerlei Bewegung;* Zephalaea mit Verschlimmerung durch die geringste Bewegung (selbst das Bewegen der Augen schmerzt); Reizbarkeit.

Camphora: Medikament für den *allerersten Anfang* der Fieberkrankheiten. Bei dem Bild von Camphora handelt es sich um ein Stadium von ganz kurzer Dauer, noch vor dem Stadium von Aconit; der Homöopath hat selten Gelegenheit, bei diesem ersten Anfang dabei zu sein. Die wichtigsten Symptome: *intensive Kälte* (kalte Haut bei Berührung, kalter Atem, kalte Zunge) *und trotz allem will der Kranke nicht zugedeckt werden;* plötzlicher Kräfteschwund; Wadenkrämpfe.

Ferrum phosphoricum: Alternieren von normaler und erhöhter Temperatur, um 38,5 °C herum; wenn die Temperatur niedrig ist, ist der Kranke blaß, wenn sie steigt, wird er rot; Epistaxis während des Fiebers; rheumatische Schmerzen während des Fiebers (besonders in der Schulter); der Puls ist weich.

Die Medikamente für die Phase des Fieberzustands

Gelsemium sempervirens: Die Fiebersymptome kommen langsam; der Kranke wird durch das Fieber *stumpfsinnig,* sein Gesicht ist dunkelrot, seine Augenlider fallen herab (übrigens spürt er, daß sie schwer sind); *er wünscht, in Ruhe gelassen zu werden* (Bryonia); trotz des Fiebers hat er keinen Durst (Bryonia hat Durst).

Mercurius solubilis: Fieber mit *übelriechenden Schweißen, die besonders nachts auftreten; Frösteln und ansteigende Frostschauer;* Adenopathien; „der Mund von Mercurius solubilis". Ziemlich oft indiziert *bei lange anhaltendem Fieber* (AH).

Nux vomica: Der Patient ist *kongestiv, und dennoch fröstelt er;* Belladonna ist rot und wirft die Bettdecken weg; Nux vomica ist auch rot, will aber zugedeckt bleiben, denn sonst friert er.

Pulsatilla: Fieber ohne Durst; Frösteln; schlaff gewordene Venen; ruhiges Verhalten während des Fiebers (wertvolles Symptom, wenn es sich um eine Veränderung des sonst gewohnten Verhaltens handelt).

Rhus toxicodendron: Fieber mit Muskelschmerzen, *Agitation,* um diese Schmerzen zu lindern (Aconitum napellus und Arsenicum album sind wegen der Beklemmung unruhig); rotes Dreieck an der Zungenspitze, Konkomitanz mit Herpes.

Die schweren Fieberkrankheiten

Hierfür sind meistens die folgenden Medikamente indiziert (diese Klassifizierung erhebt keinen Anspruch auf Vollständigkeit).

Arsenicum album: Fieber mit Frösteln, *mentale Agitation trotz Asthenie;* Todesfurcht und trotz allem lehnt er ärztliche Hilfe ab, denn er ist überzeugt, daß man nichts für ihn tun kann (Aconitum napellus hat auch Todesfurcht, aber ist sthenisch und verlangt ärztliche Hilfe); Verlangen nach Gesellschaft; großer Durst, häufig wird kaltes Wasser in kleinen Mengen verlangt; *wundmachende und sehr übelriechende Sekretionen;* blasse und wächserne Haut; Ödem des unteren Augenlides; brennende Schmerzen, die durch warme Anwendungen gebessert werden; Verschlimmerung in der Nacht.

Lachesis muta: Fieber mit *Schwatzhaftigkeit;* der Patient kann den Druck der Bettdecke kaum aushalten; bläulichrote Farbe aller Integumente; *Neigung zu Hämorrhagien mit schwärzlichem, klumpigem, nicht koagulierbarem Blut;* vorübergehende Besserung durch die Absonderungen.

Phosphorus: Gefühl von brennender Hitze zwischen den Schultern, in den Handflächen, an den Schmerzstellen; Durst mit dem Verlangen nach viel eisgekühltem Wasser, Hunger während des Fiebers; *unfreiwillige Stühle;* Neigung zu Hämorrhagien und zu Purpura.

FIEBERKRÄMPFE

Belladonna: Einige Minuten lang ist Belladonna CH4 oder 5 zu versuchen, alle zwei Minuten zu wiederholen; wenn keine schnelle Besserung eintritt, muß man auf die klassische Behandlung übergehen. Wichtigste Symptome: Fieber über 40 °C mit Fieberdelirium, unterbrochen von Phasen der Niedergeschlagenheit, des Vorsichhermurmelns und Halluzinationen von Tieren; Mydriasis, Photophobie, glänzende, vorstehende Augen, starrer Blick; Konvulsionen der Gliedmaßen, die durch Erschütterung verschlimmert werden.

FIEBER MIT HAUTAUSSCHLÄGEN

Nach den klinischen Formen

Siehe Masern, Röteln, Scharlach, Sechste Krankheit, Windpocken.

Um ein Fieber mit Eruptionen „herauskommen zu lassen"

Gelsemium sempervirens: Stumpfsinniger, zitternder Patient mit dunkelfarbigem Gesicht.

Sulfur: Sthenischer Patient mit rotem Gesicht.

Zincum metallicum: Zephalaea, Apathie; der Kranke ist blaß und bewegt seine Füße unruhig hin und her.

FLIEGENDE HITZE: siehe Menopause

FLUOR ALBUS: siehe Leukorrhöen

FRAKTUREN

Die wichtigsten Medikamente

Arnica montana: Wirkung auf Muskeln und Kapillaren, also auf die *weichen Teile* um die Bruchstelle herum; lindert sie Schmerzempfindung bei einer Quetschung, verhindert oder begrenzt die Bildung von Ekchymosen; so früh wie möglich zu geben.

Calcium phosphoricum: Indiziert, wenn die Frakturenden nur langsam zusammenwachsen; verzögerte Konsolidierung.

Ruta graveolens: Nützlich bei *Periostloslösung;* Bruchempfindung; Kontraktur.

Silicea: Hilft bei einer offenen Fraktur einen Knochensplitter zu entfernen.

Symphytum officinale: *Knochenschmerzen* nach der Fraktur (Arnica lindert die Schmerzen der weichen Teile, Symphytum die der Knochenteile); *verzögerte Frakturheilung.*

Um die Pseudarthrose zu vermeiden

Bei Frakturen ist systematisch zu verschreiben: *Calcium phosphoricum* CH9, *Symphytum* CH9, und zwar während der ganzen Retentionszeit, drei Streukügelchen von jedem im Wechsel, dreimal täglich.

FRIGIDITÄT: siehe sexuelle Probleme, fehlender Geschlechtstrieb

FURCHT

Die nachstehende Liste mit einigen Vorschlägen ist bei weitem nicht erschöpfend. In der Materia medica müssen die weiteren Symptome der zitierten Medikamente nachgesehen werden.

Dämmerung, Furcht in der D.: *Phosphorus.*

Diebe, Furcht vor D.: *Arsenicum album, Natrium muriaticum, Phosphorus.*

Dunkelheit, Furcht vor der D.: *Stramonium* (Pavor nocturnus).

Einsamkeit, Furcht vor der E., Verlangen nach Gesellschaft: *Argentum nitricum, Arsenicum album, Lycopodium clavatum, Phosphorus.*

Entbindung, Furcht vor der E.: *Actaea racemosa.*

Fallen, Furcht zu f.: *Borax.*

Gewitter, Furcht vor dem G.: *Phosphorus.*

Höhenangst: *Argentum nitricum.*

Klaustrophobie: *Argentum nitricum.*

Krankheiten, Furcht vor K.: *Phosphorus.*

Menschenmenge, Furcht vor einer M.: *Aconitum napellus, Argentum nitricum.*

Mißerfolg, Furcht vor einem M.: *Silicea* (braucht einen Menschen, zu dem er Vertrauen hat und der ihm Mut macht).

Tiere, Furcht vor T.: *Belladonna.*

Tod, Furcht vor dem T.: *Aconitum napellus* (bittet dringend um ärztliche Hilfe), *Arsenicum album* (lehnt ärztliche Hilfe ab).

Tunnel, Furcht in einem T.: *Stramonium.*

Vergiftet werden, Furcht, vergiftet zu werden: *Hyoscyamus niger.*

Zukunft, Furcht vor der Z.: *Calcium carbonicum.*

Medikamente, die nach einer Furcht indiziert sind:

Aconitum napellus, Gelsemium sempervirens, Opium.

Siehe auch Phobien.

FURUNKEL: siehe Hautinfektion

GALLEN(STEIN)-KOLIK

Belladonna: Heftige Schmerzen, die plötzlich auftreten und ebenso schnell wieder verschwinden, *Verschlimmerung durch Erschütterung* und Geräusch, auch wenn der Patient auf der rechten Seite liegt; das Abdomen ist heiß und gespannt; Ikterus.

Berberis vulgaris: Stechende und brodelnde Schmerzen, die zum Magen und zur linken Schulter ausstrahlen, Verschlimmerung durch Bewegung und Druck; Ikterus.

Bryonia alba: Stechende Schmerzen, Verschlimmerung durch tiefes Einatmen, Husten und Druck; Besserung durch absolute Ruhigstellung, und wenn der Patient auf der rechten Seite liegt; Ikterus; Reizbarkeit durch den Schmerz.

Chamomilla vulgaris: Dem Kranken erscheinen die Schmerzen unerträglich; er bewegt sich unruhig hin und her und wird zänkisch; Verschlimmerung durch Wärme; Folge eines Zornausbruchs.

Chelidonium majus: *Die Schmerzen strahlen zur rechten Schulterblattspitze aus;* Konstriktionsgefühl um das Abdomen herum wie durch einen Strick oder einen Gürtel; goldgelbe oder lehmige Stühle, die auf dem Wasser schwimmen; Ikterus.

China rubra: Schmerzen, die durch leichte Berührung verschlimmert, durch starken Druck dagegen gelindert werden; Ballonierung, die durch Abgang von Darmgasen nicht gebessert wird; Ikterus; sich wiederholende Krisen.

Colocynthis: Heftige Schmerzen, die durch Wärme gebessert werden; der Patient drückt seine Hände auf den schmerzhaften Bereich und beugt sich vornüber (Magnesium phosphoricum); Reizbarkeit durch den Schmerz oder aber Auslösung der Krise durch einen Zornausbruch.

Dioscorea villosa: Krampfartige Schmerzen mit Besserung, wenn sich der Patient aufrichtet oder nach hinten beugt. Diese Schmerzen können in alle Richtungen ausstrahlen (Rücken, Brust, Finger, Ohren).

Magnesium phosphoricum: Heftige Schmerzen, die durch Wärme gebessert werden; der Patient drückt seine Hände auf den schmerzhaften Bereich und beugt sich vornüber (das gleiche Bild wie bei Colocynthis, aber ohne die nervöse Konnotation).

Mercurius solubilis: Schmerzen im Verlauf einer Cholezystitis; Verschlimmerung, wenn der Patient auf der rechten Seite liegt; „der Mund von Mercurius solubilis", „das Fieber von Mercurius solubilis".

Nux vomica: Krampfartige Schmerzen mit Empfindlichkeit der Abdominalparies; Ikterus; die Zunge ist hinten in der Mitte belegt; Folge von übermäßigem Essen, zuviel Alkohol oder Kaffee; Folge von Zorn; „die Reizbarkeit von Nux vomica".

Podophyllum peltatum: Völlegefühl, Schmerzen im rechten Hypochondrium werden durch sanftes Reiben gebessert, auch wenn der Patient auf dem Bauch liegt; kräftezehrende Diarrhö, erfolgt in Güssen, Leeregefühl im Abdomen nach dem Stuhlgang; Ikterus.
Siehe auch Dyskinesie biliäre, Gallensteine.

GALLENSTEINE

Es gibt kein homöopathisches Medikament, das die Gallensteine auflösen oder zur Ausscheidung bringen kann. Immerhin kann man homöopathische Mittel verschreiben, um Komplikationen zu verhüten, und zwar bei denjenigen Patienten, die nicht operiert werden können oder es nicht wollen. Die Choledocholithiasis müßte natürlich auf alle Fälle operiert werden.

Die wichtigsten symptomatischen Mittel

Berberis vulgaris: Obstipation durch Insuffizienz der Gallensekretion; brodelnde Schmerzen im rechten Hypochondrium; Ikterus.

Chelidonium majus: Dieses Medikament fördert die Gallenabsonderung und wirkt sowohl auf die Leber als auch auf die extrahepatischen Gallenwege, in dieser Weise ist es prophylaktisch gegen die Bildung neuer Gallensteine; die Schmerzen strahlen vom rechten Hypochondrium in den Rücken und besonders *in die rechte Schulterblattspitze* aus; Obstruktionsikterus.

China rubra: Große Druckempfindlichkeit im rechten Hypochondrium; Obstruktionsikterus.

Mercurius solubilis: Anamnese von *Cholezystitis;* prophylaktisch für infektiöse Komplikationen.

Podophyllum peltatum: Mit Leberkongestion und Besserung durch leichtes Reiben.

Die wichtigsten Basismittel

Calcium carbonicum: Schmerzen im rechten Hypochondrium, wenn sich der Patient vornüberbeugt; dickleibige Person, die sich leicht erkältet und am Kopf schwitzt.

Lycopodium clavatum: Sich wiederholende Gallenkoliken; „die Dyspepsie mit Flatulenz von Lycopodium".

Natrium sulfuricum: Schmerzen im rechten Hypochondrium, wenn man tief einatmet; Unmöglichkeit, ein enges Kleidungsstück zu ertragen; galliges Erbrechen; Diarrhö nach dem Frühstück.

Nux vomica: Patient, der sich übermäßiges Essen und Trinken angewöhnt hat (Kaffee, Alkohol, Tabak, fette Speisen, usw), Obstruktionsikterus; Obstipation mit Pseudobedürfnissen; „die Reizbarkeit von Nux vomica".

Sepia: Schweregefühl im rechten Hypochondriumbereich; „die Psychasthenie von Sepia".
Siehe auch Gallen(stein)-Kolik.

GANGART: siehe Schwindel, Gleichgewichtsstörungen beim Gehen

GASTRITIS

Aconitum napellus: Akute Gastritis nach kalten Getränken; Todesfurcht.

Argentum nitricum: Magenschmerzen, *die zum linken Hypochondrium ausstrahlen;* Verschlimmerung durch Süßigkeiten; *Aufstoßen,* besonders bei Widerwärtigkeiten; wichtigstes symptomatisches Mittel bei *Hiatushernie* (AH); affektiver Kontext; nervöse Gastritis mit Folge einer Befürchtung; „die Hast von Argentum nitricum".

Arsenicum album: *Brennende Schmerzen, die durch äußerliche Wärme gebessert werden;* großer Durst, Verlangen nach kaltem Wasser in kleinen Mengen; der Patient kann den Anblick oder den Geruch von Speisen nicht ertragen; Lebensmittelvergiftung.

Iris versicolor: Gefühl des Brennens im ganzen Verdauungskanal durch Hyperazidität, vom Mund bis zum Anus; brennende Diarrhö; Migräne mit Sehstörungen und galligem Erbrechen.

Kalium bichromicum: Brennende Magenschmerzen nach dem Genuß von Bier, Besserung durch Essen.

Lycopodium clavatum: Chronische Gastritis; schmerzhaftes Völlegefühl, unmittelbar nachdem man einige Bissen heruntergeschluckt hat; „die Dyspepsie mit Flatulenz von Lycopodium".

Nux vomica: Magenschmerzen eine halbe Stunde nach den Mahlzeiten; postprandiale Übelkeit; die Zunge ist hinten in der Mitte belegt; „die Reizbarkeit von Nux vomica".

Phosphorus: *Brennende Schmerzen; großer Durst; Verlangen nach eisgekühltem Wasser, das die Schmerzen lindert;* aber das Wasser wird wieder erbrochen, wenn es sich im Magen erwärmt hat; das Epigastrium ist berührungsempfindlich; Hunger nach den Mahlzeiten; Aufsteigen von Speisen in den Mund.

Robinia: Saures Erbrechen, das die Zähne reizt; Magenbrennen durch Hyperchlorhydrie.

GASTROENTERITIS

Arsenicum album: *Lebensmittelvergiftung* mit Magenbrennen, Erbrechen, *übelriechender Diarrhö;* großer Durst, Verlangen nach kaltem Wasser in kleinen Mengen; eventuell Verlangen nach Gesellschaft, Agitation, „die Erschöpfung und Angst von Arsenicum album" (aber dieses Stadium nicht abwarten, um das Medikament zu verabreichen).

Cantharis: Intensives Brennen; Unmöglichkeit, etwas zu trinken, trotz des großen Durstes, absolute Intoleranz gegen alle Flüssigkeiten; Konkomitanz von Diarrhö mit Tenesmus und Blut, urinalen Beschwerden, manchmal mit sexueller Erregung.

Mercurius solubilis: Tenesmus; mögliche Konkomitanz mit einer Cholezystitis; „der Mund von Mercurius solubilis", „das Fieber von Mercurius solubilis".

Phosphorus: Brennende Magenschmerzen; Verlangen nach eisgekühltem Wasser, aber das Wasser wird erbrochen, sobald es sich im Magen erwärmt hat; übelriechende Diarrhö mit Blut und Leeregefühl im Abdomen; unfreiwillige Stühle.

Veratrum album: Profuse, choleriforme Diarrhö mit kalten Schweißen und Prostration; Kollaps.

GASTROENTEROLOGIE: siehe Diarrhö, Dyspepsie, Gastritis

Gastroenteritis, Gingivitis, Glossitis, Hiatushernie, Obstipation, Ösophagitis, Pankreatitis, Ulcus gastro-duodeni.

GEBURT: siehe Entbindung

GEDÄCHTNIS (Neigung zum Gedächtnisschwund)

Anacardium orientale: Plötzlicher Gedächtnisschwund im Verlauf einer nervösen Erschöpfung, nach einer geistigen Überanstrengung oder nach einem Iktus; Reizbarkeit mit rüpelhaften Reden; nervöse Dyspepsie, die durch Essen gebessert wird.

Aurum metallicum: Bei einem plethorischen und melancholischen Patienten.

Barium carbonicum: Älterer Patient, Wirrkopf mit infantilem Benehmen; verirrt sich in den Straßen, die er gut kennt.

Kalium bromatum: Beträchtlicher Gedächtnisschwund, insbesondere für Wörter, mit Ausfall der geistigen Fähigkeiten; unaufhörliche Agitation, vor allem mit den Händen.

Lycopodium clavatum: Älterer Patient; seine frühere geistige Lebendigkeit und seine Fähigkeiten sind abgestumpft; wenn er einen Satz liest, erinnert er sich nicht mehr an den vorhergehenden. Braucht Gesellschaft, aber eine schweigsame; „die Dyspepsie mit Flatulenz von Lycopodium".

Natrium muriaticum: Zerstreuter Patient; „die seelische Distanz von Natrium muriaticum.

Phosphoricum acidum = Acidum phosphoricum: Gedächtnissschwund durch nervöse Erschöpfung; Apathie, Gleichgültigkeit in allem; physische Erschöpfung.

Sulfur: Vergeßlicher, egoistischer, jovialer, philosophischer Patient.

GEHEN: siehe Gangart, Schwindel

GELBSUCHT: siehe Ikterus

GELENKRHEUMATISMUS: siehe Polyarthritis rheumatica

GERSTENKORN: siehe Hordeolum

GESCHLECHTSTRIEB: siehe sexuelle Probleme

GESICHT

Gesichtsneuralgie: siehe Neuralgien

Gesichtsparalyse: siehe Paralysen

GICHT

Die wichtigsten symptomatischen Mittel

Antimonium crudum: Gichtanfall nach der Absorption von schlechtem Wein; Verschlimmerung durch ein kaltes Bad.

Bryonia alba: Rote, geschwollene, heiße Artikulationen; stechende Schmerzen, die durch die geringste Bewegung verschlimmert werden; der Patient ist durch die Schmerzen reizbar geworden.

China rubra: Geschwollene Artikulation, *sehr empfindlich bei Berührung* (Colchicum) und bei Zugluft; Besserung durch starken Druck; Mittel für chronische Gicht.

Colchicum autumnale: Akuter Gichtanfall mit Schmerzen, *Hautrötung, Hitze,* Ödem; bevorzugte Lokalisation am großen Zeh, aber sehr charakteristisch für den Gichtanfall sind die *wandernden Gelenkschmerzen,* von einer Artikulation zur anderen; *extreme Empfindlichkeit bei Berührung* (China) und bei Bewegung; Impotenz wegen der Schmerzen; Verschlimmerung bei warmem Wetter, aber Besserung durch lokale Wärme; Gichtmetastasen (Urolithiasis, gastrointestinale Beschwerden); Geruchsempfindlichkeit (vor allem beim Geruch von Speisen).

Ledum palustre: Artikulare Schwellung, *kalt bei Berührung; die Integumente sind blaß* (und nicht rot und heiß wie bei Colchicum), geschwollen; *Gichtknoten; Verschlimmerung durch lokale Wärme* (der Patient entblößt die kranke Artikulation), *Besserung durch ein kaltes Bad;* bevorzugte Lokalisation am großen Zeh, am Fußknöchel und vor allem am *Knie.* Die Gichtanfälle breiten sich *von unten nach oben* aus.

Die wichtigsten Basismittel

Calcium carbonicum: Knoten; der Patient schwitzt leicht am Kopf und an den Füßen, ist langsam und eigensinnig in der Verwirklichung seiner Ziele.

Lycopodium clavatum: Knoten; *rote Sandsedimente im Urin;* intelligenter, autoritärer Mensch, der zu unterdrücktem Zorn neigt; „die Dyspepsie mit Flatulenz von Lycopodium".

Nux vomica: *Plethorisch aussehender Patient,* der sich an übermäßiges Essen und Trinken gewöhnt hat (vor allem an fette Speisen und Alkohol), *aber er fröstelt.* Sitzende Lebensweise, autoritär, plötzliche Zornausbrüche; „die Reizbarkeit von Nux vomica".

Sepia: Rote Sandsedimente im Urin; zirkulatorischer Erethismus (Hitzewallungen mit kalten Extremitäten); „die Psychasthenie von Sepia".

Sulfur: *Plethorisch aussehender Patient;* wie der Nux-vomica-Typ ißt und trinkt er übermäßig (vor allem fette Speisen und Alkohol), *aber ihm ist immer zu warm;* nachts brennen ihm die Fußsohlen; er hat ein rotes Gesicht; „die Jovialität von Sulfur".

GINGIVITIS

Arsenicum album: Blutendes Zahnfleisch im Verlauf einer schweren Krankheit; „die Erschöpfung und Angst von Arsenicum album".

Carbo vegetabilis: Geschrumpftes und berührungsempfindliches Zahnfleisch, *das beim Saugen* oder Zähneputzen *blutet;* „die digestive Fermentation von Carbo vegetabilis".

Hepar sulfuris calcareum: Vereitertes, blutendes, ulzeriertes, berührungsempfindliches *Zahnfleisch.*

Kreosotum: Blutendes, schwammiges, bläulich-dunkelrotes Zahnfleisch *mit Zahnkaries.*

Lachesis muta: Purpurrotes, blutendes, geschwollenes Zahnfleisch, im Verlauf einer schweren Krankheit; nach den allgemeinen Charakteristika auszuwählen.

Mercurius solubilis: *Schwammiges, geschwollenes, geschrumpftes,* weißes, leicht blutendes, berührungsempfindliches *Zahnfleisch; Hypersalivation; übler Mundgeruch;* Zahnabdrücke auf der Zunge; eventuell „das Fieber von Mercurius solubilis".

Phosphorus: Leicht blutendes Zahnfleisch; nach den allgemeinen Charakteristika auszuwählen.

Silicea: Suppuration; Abszeß mit möglicher Zahnfistel; das Zahnfleisch ist bei kalter Luft sehr empfindlich.
Siehe auch Zähne (Parodontose).

GLAUKOM

In Ergänzung zur ophthalmologischen Behandlung trägt die Homöopathie dazu bei, die subjektiven Symptome zu korrigieren.

Aconitum napellus: Anfangsmedikament bei akuten Schmerzen; Assoziation mit Gesichtsschmerzen.

Aurum metallicum: Glaukom mit Ausdehnung der Korneagefäße; sieht nur die untere Hälfte der Gegenstände.

Belladonna: *Heftige Glaukomschmerzen,* begleitet von einer Okularkongestion, Mydriasis, *starker Photophobie,* klopfender Zephalaea und rotem Gesicht.

Bryonia alba: Spannung in den Augäpfeln; durch die geringste Bewegung werden die Schmerzen verschlimmert.

Colocynthis: Glaukomschmerzen, die durch starken Druck gebessert werden; Schmerzen durch Vornüberbeugen; Tränenfluß.

Comocladia dentata: Empfindung, als ob das Auge zu groß sei, vor allem das rechte; Verschlimmerung bei Wärme.

Gelsemium sempervirens: Assoziation mit einer Choroiditis oder einer Netzhautablösung; Strabismus; Diplopie; Ptosis.

Phosphorus: Sehvermögen wie durch einen Schleier; *Halo glaucomatosus;* Neigung zu Hämorrhagien; Hyperämie der Retina oder der Choroidea; Atrophie des Nervus opticus; Besserung des Sehvermögens bei Dämmerung oder wenn man die Augen mit der Hand beschattet; gutes Mittel bei *Folgen von Iridektomie.*

Physostigma: Mit Miosis, Hippus, Akkommodationslähmung; Spasmen der Augenmuskeln.

Prunus spinosa: Schmerzen in den Augäpfeln, als ob die Augen platzen wollten.

Spigelia anthelmia: Heftige Schmerzen, besonders oberhalb der linken Augenhöhlen; Empfindung, als ob das Auge zu groß sei.

GLEICHGEWICHTSSTÖRUNGEN BEIM GEHEN:

siehe Schwindel

GLOSSITIS

Apis mellifica: Rote Zunge mit *beträchtlichem Ödem.*

Belladonna: Trockener Mund; die *Himbeerzunge* ist geschwollen, an den Rändern rot, heiß und schmerzhaft.

Cantharis: Rote mit *Bläschen* bedeckte Zunge; brennendes Gefühl; Schwierigkeiten beim Schlucken von Flüssigkeiten.

Lachesis muta: Geschwollene, brennende und zitternde Zunge mit Schmerzen an der Zungenwurzel, die Husten verursachen.

Mercurius solubilis: Zahnabdrücke auf der Zunge, oberflächliche Ulzerationen; *Hypersalivation;* schlechter Mundgeruch; geschwollenes, schwammiges, weißes Zahnfleisch; Adenopathien; Nachtschweiße.

GLUTENUNVERTRÄGLICHKEIT

Für ein an Zöliakie-Krankheit leidendes Kind werden die nachstehenden Mittel in Ergänzung zur Diät dazu beitragen, die schwierigen Jahre zu überstehen.

China rubra: Chronische Diarrhö, ohne Schmerzen, kräftezehrend, mit Abdominalballonierung; symptomatisches Mittel bei Diarrhö.

Lycopodium clavatum: Viel Darmgase; intelligentes, frühreifes, eigenwilliges, reizbares Kind; wichtigstes Basismittel.

Silicea: Voluminöse Stühle, tonähnlich, „in Kuhfladen“, Schwierigkeiten beim Herauspressen; hypotrophisches, demineralisiertes, mageres, intelligentes Kind, das Aufmunterung und Zuspruch braucht.

GONARTHROSE

Die wichtigsten symptomatischen Mittel

Siehe unter der Rubrik Rheumatismus: die wichtigsten Medikamente bei rheumatischen Schmerzen. Für die Lokalisation am Knie ist außerdem eines der nachstehenden Medikamente erforderlich.

Apis mellifica: Komplikation bei Hydrarthrose; geschwollenes und steifes Knie mit stechenden Schmerzen; Besserung durch Kälte.

Bryonia alba: Komplikation bei Hydrarthrose; steifes und schmerzhaftes Knie; Verschlimmerung der Schmerzen durch Bewegung, Besserung durch starken Druck.

Kalium carbonicum: Schmerzen im Knie, die in Wirklichkeit auf eine Hüftarthrose zurückzuführen sind.

Kalium jodatum: Geschwollenes Knie; Verschlimmerung der Schmerzen in der Nacht.

Ledum palustre: Geschwollenes und kaltes Knie; Besserung durch kalte Anwendungen.

Petroleum: Steifigkeit und Gelenkkrachen im Knie durch eine Meniskusverletzung.

Sulfur: Steifigkeit und *Gelenkkrachen* im Knie; rotes Knie mit Hydrarthrose.

Die wichtigsten Basismittel

Siehe Arthrose

GRIPPE

Arsenicum album: Wäßrige, wundmachende Koryza; fötide Diarrhö; angsterfüllte Agitation; Todesfurcht; „die Erschöpfung und Angst von Arsenicum album"; *gastrointestinale Form* der Grippe.

Bryonia alba: Reizbarer Patient, wünscht in Ruhe gelassen zu werden (Gelsemium); Zephalaea mit Verschlimmerung beim Husten und beim Bewegen der Augen; Trockenheit der Schleimhäute, insbesondere trockene Koryza, rissige Lippen, Durst; bitterer Geschmack im Mund; Muskelschmerzen, die durch die geringste Bewegung verschlimmert werden; eventuell pleurale Lokalisation des Virus oder bronchiale Komplikationen.

Eupatorium perfoliatum: *Knochenschmerzen;* allgemeine Gliederschmerzen mit dem *Gefühl, als ob die Knochen gebrochen seien;* Zephalaea mit Schmerzen der Augäpfel (Gelsemium); eventuell biliöse Komplikationen.

Gelsemium sempervirens: Die Symptome treten erst langsam in Erscheinung; *stumpfsinniges Aussehen des Kranken* mit Somnolenz, er wünscht in Ruhe gelassen zu werden (Bryonia); die Augenlider sind schwer; Niesen; Frösteln mit intensivem Zittern; die Zunge zittert; Fieber ohne Durst; *okzipitale Zephalaea;* Augenschmerzen (Eupatorium); *neurologische Lokalisation des Virus.*

Oscillococcinum 200: Wenn es sofort nach dem ersten Frösteln genommen wird, *ohne die charakteristischen Symptome abzuwarten,* hemmt es die Entwicklung der Grippe.

Rhus toxicodendron: Rotes Dreieck an der Zungenspitze; Lumbalgien, Myalgien, die durch Bewegung gebessert werden; *unaufhörliche Agitation, denn der Patient muß sich bewegen, um seine Schmerzen zu lindern* (Arsenicum album: angsterfüllte Agitation); Herpes; *muskuläre Lokalisation des Virus.*

GUILLAIN-BARRÉ-SYNDROM

Gelsemium sempervirens: Spinale Krankheitsanzeichen mit motorischer Paralyse und Störungen der Sensibilität; Respirations- und Deglutitionskrisen; Diplopie; der Patient sieht stumpfsinnig aus und wünscht in Ruhe gelassen zu werden.

GÜRTELROSE: siehe Herpes zoster

GYNÄKOLOGIE: siehe Abortus spontaneus, Amenorrhö, Brust, Dysmenorrhö, Entbindung, Fibrome, Kandidiasis, Leukorrhö, Menopause, Menorrhagie, Metrorrhagie, Ovarialzyste, Polypen (Uterus), Prämenstruelles Syndrom, Pruritus (vulvae), Salpingitis, Schwangerschaft, sexuelle Probleme.

HAARE: siehe Alopezie

HÄMATEMESIS

China rubra: Hämatemesis mit *Ohrensausen, Sehstörungen,* Erschöpfung, Lipothymien.

Ipecacuanha: Hämorrhagie von hellrotem Blut mit *Übelkeiten,* sauberer Zunge, Salivation; Leeregefühl im Magen.

Phosphorus: Hämatemesis mit Magenschmerzen, die durch eisgekühltes Wasser gebessert werden; Palpitationen, wenn der Patient auf der linken Seite liegt; Beklemmungen.

HÄMATOME

Arnica montana: Hämatome als Folge von Verletzungen der Kapillare.

Hamamelis virginiana: Hämatome venösen Ursprungs.

Lachesis muta: Spontane Hämatome anläßlich einer schweren Infektionskrankheit oder in der Menopause; das Medikament ist nach dem Gesamtbild der Symptome auszuwählen.

Phosphorus: Spontane Hämatome; das Medikament ist nach dem Gesamtbild der Symptome auszuwählen.

HÄMOPHILIE

Phosphorus: Als Adjuvansbehandlung bei allen klassischen Substitutivtechniken zu verwenden; es ermöglicht eine Reduktion der Dosen.

HÄMOPTYSE

Aconitum napellus: Hämoptyse von hellrotem Blut mit schnellem Puls, Palpitationen, *großen Beklemmungen* und Todesfurcht; Anfang einer akuten Fiebererkrankung.

China rubra: Hämoptyse mit *Ohrensausen, Sehstörungen,* Erschöpfung und Lipothymien.

Ferrum phosphoricum: Hämoptyse mit schmerzhaftem, spasmischem Husten und Hitzewallungen; kongestive Pneumopathie.

Ipecacuanha: Hämorrhagie von hellrotem Blut mit *Übelkeiten,* sauberer Zunge und Salivation; spasmischer Husten; Bronchitis.

Phosphorus: Blutige Expektoration mit Husten; Palpitationen, wenn der Patient auf der linken Seite liegt; Beklemmung; im Verlauf einer Pneumonie.

HÄMORRHAGIEN

Das wichtigste symptomatische Mittel: China rubra.

Die wichtigsten Mittel der hämorrhagischen Diathese: Arsenicum album, Lachesis muta, Phosphorus.

Nach der Lokalisation: siehe Epistaxis, Hämatemesis, Hämophilie, Hämoptyse, Menorrhagien, Metrorrhagien.

HÄMORRHOIDEN

Die wichtigsten symptomatischen Mittel

Acidum muriaticum: Sehr berührungsempfindliche Hämorrhoiden, die während der Miktion heraustreten (sogar das Benutzen von Toilettenpapier ist unerträglich); Hämorrhoiden der kleinen Kinder.

Acidum nitricum: Hämorrhoiden mit stechenden Schmerzen nach dem Stuhlgang (selbst wenn der Stuhl weich ist), blutende Analfissuren.

Aesculus hippocastanum: Dunkelrote Hämorrhoiden mit *Völlegefühl oder, als seien Nadeln im Rektum;* Lumbalgie mit klopfenden Schmerzen als Begleitsymptom; die Aesculus-Hämorrhoiden bluten selten.

Aloe socotrina: Traubenartig vorgetriebene Hämorrhoiden mit Unsicherheitsgefühl des Analsphinkters; die Schmerzen werden durch kalte Anwendungen gebessert; Katarrh des Rektum mit viel gallertartigem Schleim.

Collinsonia: Hämorrhoiden mit Schmerzen wie Nadelstiche (Aesculus) und Blutungen (Aesculus blutet selten); Hämorrhoiden durch Obstipation und während der Schwangerschaft.

Graphites: Hämorrhoiden mit Fissuren und brennenden Schmerzen; Obstipation mit knotigem, reichlichem Stuhl, der mit Schleim bedeckt ist.

Hamamelis virginiana: Stark blutende Hämorrhoiden mit *Druckgefühl* im Bereich der Venen.

Kalium carbonicum: Hämorrhoiden mit stechenden Schmerzen während des Hustens; Hämorrhoiden nach einer Entbindung.

Lachesis muta: Bläulichrote Hämorrhoiden, berührungsempfindlich, schmerzhaft beim Husten; Hämorrhoidalthrombose.

Lokal werden die Hämorrhoiden mit Salbe und Zäpfchen von *Aesculus composé* behandelt.

Die wichtigsten Basismittel

Lycopodium clavatum: Sehr berührungsempfindliche Hämorrhoiden; Patient mit sitzender Lebensweise und schwachem Muskelgewebe; „die Dyspepsie mit Flatulenz von Lycopodium".

Nux vomica: Innere, juckende Hämorrhoiden, die zur ständigen, aber erfolglosen Stuhlentleerung reizen; Obstipation, Blutungen; Folgen von supprimierten Hämorrhoiden (durch Sklerose oder chirurgischen Eingriff); *Patient mit sitzender Lebensweise, der den Genuß von Stimulantien übertrieben hat* (Kaffee, Wein, Alkohol); kongestives Gesicht; Dyspepsie, postprandiale Somnolenz; „die Reizbarkeit von Nux vomica".

Sepia: Hämorrhoiden mit dem Gefühl, als ob eine Kugel im Rektum sei; Veneninsuffizienz bei einer Person, die an hepatischen Beschwerden leidet; Frau, die mehrere Schwangerschaften gehabt hat; „die Psychasthenie von Sepia".

Sulfur: *Plethorischer Patient, dem immer zu warm ist;* Rötung der Haut und der Orifizia; besonders der Anus ist rot, pruriginös und nässend; Obstipation; „die Jovialität von Sulfur".

HARNGRIESS

Die homöopathische Behandlung ermöglicht die Eliminierung der Harnsteine in dem Ureter.

Die wichtigsten symptomatischen Mittel

Acidum oxalicum: Hemmt die Produktion der Oxalate; Bedürfnis zu urinieren, wenn man daran denkt.

Acidum phosphoricum: Weiße Ablagerungen im Urin (Phosphate).

Berberis vulgaris: Brodelnde Schmerzen in der Nierengegend, in der Harnröhre oder in den Oberschenkeln, wenn der Patient uriniert; ziegelrote Sedimente im Urin (Urate).

Sarsaparilla: Flockiger Urin; Schmerzen am Ende der Miktion; Harngrieß der Kinder.

Solidago virga aurea: Druckempfindlichkeit der Nierenlager; der Urin riecht schlecht, obwohl er klar ist. Phosphate im Urin.

Uva ursi: Trüber Urin mit brennenden Schmerzen nach der Miktion; grüner Urin; Blasenkatarrh.

Die wichtigsten Basismittel

Calcium carbonicum: Weiße Sedimente im Urin; fettleibiger Patient, der sich leicht erkältet und am Kopf schwitzt.

Lycopodium clavatum: Harnsäurelithiasis (rotes Sandsediment, haftet nicht an dem Behälter, der den Urin enthält); chronische oder sich wiederholende Harnwegsinfektion; „die Dyspepsie mit Flatulenz von Lycopodium".

Nux vomica: Nierenkolik mit spasmischen Schmerzen; „die Reizbarkeit von Nux vomica".

Phosphorus: Nierensteinkrankheit; hämorrhagische Diathese; „die sympathische Erstbegegnung von Phosphorus".

Sepia: Harnsäurelithiasis (rotes Sandsediment, haftet an dem Behälter, der den Urin enthält); chronische Harnwegsinfektion; „die Psychasthenie von Sepia".

Silicea: Sand im Urin; „der Mangel an Energie von Silicea".

Sulfur: Brennende Schmerzen in der Harnröhre während der Miktion; Harnsäurelithiasis; plethorischer, gichtischer, diabetischer Patient; „die Jovialität von Sulfur".
Siehe auch Nierenkolik.

HARNWEGSINFEKTION

Die wichtigsten klinischen Formen

Akute Zystitis

Cantharis: Ständiger, unerträglicher Drang zu urinieren, mit brennenden und schneidenden Schmerzen; sie sind besonders heftig vor, während und nach der Miktion; die Miktion erfolgt tropfenweise; Blut im Urin; eventuell Assoziation mit sexueller Erregung oder Rektaltenesmus.

Mercurius corrosivus: Tenesmus vesicalis noch heftiger als bei Cantharis; der tropfenweise fließende Urin ist blutig, albuminhaltig, manchmal grün (Uva ursi); brennende Schmerzen in der Harnröhre; Mercurius corrosivus ist ein heftiger Mercurius solubilis; er hat gleichfalls „den Mund von Mercurius solubilis".

Staphysagria: Schmerzen in der Blase und der Harnröhre, die während der Miktion aufhören, aber danach wieder auftreten; daher der ständige Drang zu urinieren; Empfindung, als ob Urintropfen im Kanal zurückgeblieben sind; die scheinbar harnbezüglichen Schmerzen sind in Wirklichkeit nervösen Ursprungs; Pseudozystitis nach den ersten geschlechtlichen Beziehungen; „die Verdrängung von Unlustgefühlen von Staphysagria".

Chronische Zystitis

Acidum benzoicum: Beim Harnlassen breitet sich ein sehr strenger, abstoßender Geruch aus; der Urin ist dunkelbraun; Zystitis bei einem Gichtkranken.

Chimaphila umbellata: Viel fadenziehender Schleim im Urin; Harnwegsinfektion des alten Prostatikers, der beim Harnlassen große Beschwerden hat; Gefühl, als ob sich ein Ball am Perineum befinde (Sepia); der Patient kann nur im Stehen, vornübergebeugt und mit gespreizten Beinen urinieren.

Equisetum hiemale: Schmerzen in der Blase, als ob sie übervoll wäre, keine Besserung durch die Miktion; Schmerzen am Ende der Miktion; Schmerzen bei Druck auf die Blase, Schleim im Urin; konkomitierende Enuresis.

Pareira brava: Ständiger Drang zum Urinieren, die Miktion erfolgt nur tropfenweise; der Patient muß sich auf allen vieren niederlassen, in dieser Stellung muß er stark pressen, um ein wenig Urin zu entleeren; Blasenschmerzen, die während der Miktion zur Eichel und zu den Oberschenkeln ausstrahlen; dunkler Urin, der Blut und Schleim enthält; Harnwegsinfektion, die eine Nierensteinkrankheit kompliziert.

Sarsaparilla: Heftige Schmerzen am Ende der Miktion; Emission von Sand, Eiter, Blut oder Luft; das Harnlassen ist leichter im Stehen als im Sitzen.

Uva ursi: Chronische Zystitis mit Schmutz, Eiter und Blut im Urin; brennende Schmerzen nach der Miktion; grüner Urin (Mercurius corrosivus); Dosierung: in tiefen Potenzen zu geben (von der Urtinktur bis DH3).

Pyelonephritis

Cantharis: Unerträglicher und ständiger Drang zum Urinieren mit brennenden und schneidenden Schmerzen in der Blase und im Nierenlager; sie sind besonders heftig vor, während und nach der Miktion; die Miktion erfolgt tropfenweise; Blut im Urin; sexuelle Erregung und Rektaltenesmus als mögliche Assoziation.

Terebinthina: Brennende Schmerzen in der Blase und im Nierenlager; spärlicher, dunkelbrauner Urin, der nach Veilchen riecht; Sediment wie Kaffeesatz mit Blut und Albumin; Tenesmus.

Die wichtigsten Basismittel der Harnwegsinfektionen

Sofern keine chirurgische Indikation vorliegt (Mißbildung, Enklavelithiasis, usw.), genügt die homöopathische Behandlung in den meisten Fällen der sich wiederholenden Harnwegsinfektionen. In gewissen älteren und hartnäckigen Fällen wird ein Antisepticum urinalis von Zeit zu Zeit hilfreich sein, um eine schwierige Phase zu überstehen.

Lycopodium clavatum: Harnsäurelithiasis; rotes Sediment im Urin (haftet nicht an dem Behälter, in dem sich der Urin befindet); der Urinstrahl kommt langsam; Frösteln während der Miktion; brennendes Gefühl in der Blase nach der Miktion; Schweregefühl der Blase (Sepia); der Urin riecht schlecht; „die Dyspepsie mit Flatulenz von Lycopodium".

Pulsatilla: Chronischer Blasenkatarrh mit dem zwingenden Drang zu urinieren, wenn der Patient auf dem Rücken liegt; Abgang von Urin beim Husten; „die Fragilität von Pulsatilla".

Sepia: Das am häufigsten verwendete Mittel; Schmerzen mit *Schweregefühl der Blase* während der Zystitis; *starker* und persistenter *Geruch* des Urins; rotes Sediment im Urin (haftet an dem Behälter, in dem sich der Urin befindet); Harnwegsinfektion der Schwangerschaft und des Prostatikers (mit dem Gefühl, auf einem Ball zu sitzen); Leberinsuffizienz, „die Psychasthenie von Sepia".

Zur Basisbehandlung kann man noch ein Biotherapeutikum hinzugeben wie zum Beispiel *Colibacillinum* oder noch besser ein Isotherapeutikum; man entnimmt es aus dem Urin des Kranken (isolierter Mikrobenstamm). Siehe auch Harngrieß, Prostata.

HAST: siehe Benehmen

HAUT UND HAUTANHANGSGEBILDE:

siehe Abszeß, Acne vulgaris, Acne rosacea, Alopezie, Dermatitis bullosa pratensis, Ekzem, Erysipel, Glutenunverträglichkeit, Hautinfektion, Herpes,

Herpes circinatus, Impetigo, Insektenstiche, Leiner-Krankheit, Lichen ruber planus, Mykose, Nägel, Narben, Pityriasis rosea Gibert, Prurigo, Pruritus, Psoriasis, Tierbisse, Traumen, Urtikaria, Verbrennungen, Verrucae, Vitiligo.

HAUTINFEKTION

Abszeß

Apis mellifica: Beginn eines Abszesses mit roséfarbenem Aussehen der Haut; stechende Schmerzen, die durch kalte Anwendungen gebessert werden.

Belladonna: *Beginn eines Abszesses;* die Haut ist rot, geschwollen und bei Berührung heiß; der Eiter hat sich noch nicht gebildet; klopfende Schmerzen.

Hepar sulfuris calcareum: Abszeß mit stechenden Schmerzen, Verschlimmerung durch Berührung *(die Haut ist bei Berührung hypersensibel)* und Luft (Verschlimmerung der Schmerzen, wenn man mit einem Blatt Papier dem Abszeß Kühlung zufächelt); übelriechender Eiter. Hepar sulfuris calcareum läßt einen beginnenden Abszeß verkümmern, wenn man es in der CH30-Potenz gibt (eine Dosis zweimal täglich, 48 Stunden lang). Die Abszeßöffnung und die Eiterausscheidung werden gefördert, wenn man es in einer tiefen Potenz gibt (DH3-Trituration). Bei diesem Medikament muß man sehr aufpassen, wenn der zu behandelnde Patient wiederholte Otitiden gehabt hat.

Lachesis muta: Bläulichroter Abszeß; Eiter mit Blut gemischt; Verschlimmerung durch Berührung.

Mercurius solubilis: Lokalisation an den Ganglien; „der Mund von Mercurius solubilis", „das Fieber von Mercurius solubilis".

Silicea: Sich lange hinziehende oder chronische Suppuration mit Infiltration der umgebenden Eiterungsbereiche und Fistelbildung; Vorhandensein eines Splitters oder Knochensplitters; Impffolgen; Silicea läßt Fremdkörper ausscheiden.

Siehe auch Zähne (Zahnabszeß).

Furunkel

Die im Kapitel **Abszeß** genannten Mittel sind auch bei Furunkeln anzuwenden. Bei Staphylokokken-Infektion ist Hepar sulfuris calcareum sehr oft indiziert.

Für sich wiederholende Furunkel kann man zu der Behandlung das Basismittel geben (nach dem Gesamtbild der Symptome auszuwählen); dies sind oft Calcium carbonicum, Lycopodium clavatum oder Silicea. Bevor man das Basismittel verschreibt, ist es von Vorteil, mit einigen Dosen Sulfur anzufangen, das für die allgemeine Neigung zur Furunkulose besonders indiziert ist (wenn ein Furunkel an einer Stelle abheilt, tritt ein weiterer an anderer Körperstelle auf).

Impetigo: siehe Impetigo.

Milzbrand

Anthracinum: Milzbrand mit blau-schwärzlicher Verfärbung und Entzündung des umgebenden Zellgewebes; unerträglich brennende Schmerzen; fötider Eiter; Gangrän; Septikämie; „anatomischer Stich".

Arsenicum album: Übelriechende Absonderung; brennende Schmerzen, die durch Wärme gebessert werden; Neigung zur Gangrän; die allgemeinen Zeichen setzen den Entschluß fest, vor allem „die Erschöpfung und Angst von Arsenicum album".

Lachesis muta: Bläulichrote Farbe; Hypersensibilität bei Berührung; Eiter-Blut-Mischung; Fieber mit geschwätziger Erregung.

Pyrogenium: Dissoziation von Puls und Temperatur; Gliederschmerzen (das Bett erscheint zu hart); Septikämie.

Tarentula cubensis: Milzbrand von scharlachrotem Aussehen mit hochgradigen brennenden Schmerzen; Septikämie.

Panaritium

Hepar sulfuris calcareum: Stechende Schmerzen, die durch Luft verschlimmert werden; die Haut ist berührungsempfindlich; „Nagelbettentzündung" (oberflächliche eitrige Ansammlung um den Nagel herum); nützlich sind die hohen Potenzen, um die Eiterausscheidung zu fördern.

Lachesis muta: Bläuliche oder bläulichrote Hautverfärbung um das Panaritium herum.

Silicea: Der Eiter hat sich gebildet, es besteht möglicherweise eine Knochenverletzung; Silicea fördert die Splitterentfernung.

Leicht zu Suppurationen geneigt

Die geringste Wunde eitert: Calcium carbonicum, Graphites, Hepar sulfuris calcareum, Mercurius solubilis, Petroleum, Phosphorus, Silicea, Sulfur. Diese Medikamente sind nach dem Gesamtbild der Symptome auszuwählen.

Siehe auch Akne, Erysipel, Impetigo, Ulcus cutaneum.

HEISERKEIT: siehe Laryngitis

HEMIPLEGIE

Adjuvansbehandlung, unter den nachstehenden Mitteln auszuwählen.

Barium carbonicum: Folgeerscheinungen von Hemiplegie bei einem atherosklerotischen Greis, der das Gedächtnis verloren hat und sich infantil benimmt.

Causticum: Chronische Folgeerscheinungen; tendinöse Deformationen: Verkürzung der Beugemuskeln; Vesikalsphinkterbeschwerden; Sprachschwierigkeiten; nervöse Erschöpfung bei einem Hemiplegiker.

Lachesis muta: Bläulichrote Zyanose der Wangen; hämorrhagische Diathese; Iktusfolgen bei Alkoholikern.

Opium: Während oder unmittelbar nach dem Iktus zu geben; dunkelrotes Gesicht; Miosis.

Siehe auch Iktus.

HEPATITIS DURCH VIREN

Arsenicum album: Brennende Schmerzen im epigastrischen Bereich oder im rechten Hypochondrium; der Patient kann weder den Anblick noch den Geruch von Speisen ertragen; *übelriechende Stühle;* Agitation; „die Erschöpfung und Angst von Arsenicum album".

Bryonia alba: Stechende Schmerzen im rechten Hypochondrium, Verschlimmerung durch die geringste Bewegung, Husten und Respiration, Besserung, wenn der Patient auf der rechten Seite liegt; Durst; bitterer Geschmack im Mund; Reizbarkeit.

Chelidonium majus: Ikterische Haut; Konjunktivalikterus; gelbe Zunge; die Schmerzen im rechten Hypochondrium strahlen auf der gleichen Höhe nach hinten und zur rechten Schulterblattspitze aus; die Stühle sind bleich und schwimmen auf dem Wasser; der Urin ist dunkel; Übelkeiten; Verlangen nach warmen Getränken.

Digitalis purpurea: Ikterus mit langsamem, intermittierendem Puls; große Leber; bleiche, diarrhöische Stühle.

Gelsemium sempervirens: Okzipital-Zephalaea mit Schwindelgefühlen; bleiche Stühle; Stumpfsinn; Verlangen, in Ruhe gelassen zu werden.

Lachesis muta: Schwerer Ikterus mit hämorrhagischer Neigung; Hypersensibilität des Abdomen (gegen Decken, Kleidungsstücke); Schwatzhaftigkeit, „die Gedankensprünge von Lachesis".

Lycopodium clavatum: Chronische Hepatitis mit atrophischer Leber; „die Dyspepsie mit Flatulenz von Lycopodium".

Mercurius solubilis: Ikterus; Schwierigkeit, sich auf die rechte Seite zu legen; „der Mund von Mercurius solubilis", „das Fieber von Mercurius solubilis".

Phosphorus: Nach der Toxikologie ist Phosphorus ein Medikament von Lipidinklusionen der Leber mit Atrophie; es entspricht vor allem der Zirrhose; es kann indiziert sein bei dem *schweren Ikterus und dem Ikterus, der die Zirrhose kompliziert.* In der Klinik trifft man selten die charakteristischen Symptome von Phosphorus an und zwar bei einem Patienten, der an gewöhnlicher Virushepatitis erkrankt ist; man kann es immerhin mit dem Medikament assoziieren, das durch die Symptome indiziert ist. Dies geschieht mit dem Ziel, den Kranken vor der Gefahr einer ernsten Hepatitis zu schützen. Symptome für die homöopathische Verschreibung: Ikterus; Durst und Verlangen nach eisgekühltem Wasser; Verlangen nach Salz; berührungsempfindliche Leber; kräftezehrende Diarrhö mit unfreiwilligen, bleichen, fötiden Stühlen; Purpura; verschiedene Hämorrhagien.

Podophyllum peltatum: Große kongestive Leber; Völlegefühl im rechten Hypochondrium, Besserung durch sanftes Reiben; der Kranke massiert sich ständig die Leber; profuse Diarrhö am frühen Morgen.

Sepia: Eines der am häufigsten verwendeten Hepatitismittel; Schmerzen im rechten Hypochondrium mit Besserung, wenn sich der Patient auf die rechte Seite legt; Übelkeit beim Anblick und beim Geruch von Speisen; *große Müdigkeit;* gelbes Gesicht und Ringe um die Augen; Hitzewallungen; gutes Mittel auch bei Hepatitisfolgen, besonders bei Asthenie, die durch körperliche Betätigung gebessert wird.

HERNIE

Hiatushernie

Argentum nitricum

Schmerzen im Epigastrium, die unter die linken „falschen" Rippen ausstrahlen, Verschlimmerung durch Süßigkeiten; Aufstoßen; die Träger der Hiatushernie haben oft „die Hast von Argentum nitricum" (AH).

Kalium carbonicum: Schmerzen im Epigastrium, Übelkeiten, saures Aufstoßen; Gefühl, als ob der Magen voll von Wasser sei.

Hernie inguinalis

Nux vomica: Der chirurgische Eingriff ist unerläßlich; Nux vomica sollte trotzdem gegeben werden, um nachteilige Folgen zu vermeiden.

Opium: Bevor man den Patienten mit eingeklemmtem Bruch in die Obhut der chirurgischen Abteilung gibt, sollte man ihm dieses Medikament unter die Zunge gleiten lassen.

HERPES

Die homöopathischen Mittel sind sehr wirksam, ganz gleich, um welchen Virus es sich handelt (I oder II).

Die wichtigsten symptomatischen Mittel

Mercurius solubilis: Bläschen, das sich zur *Suppuration* entwickelt; *Adenopathie;* „der Mund von Mercurius solubilis", „das Fieber von Mercurius solubilis".

Rhus toxicodendron: Ein von einem roten Infiltrat umgebenes Bläschen; *Pruritus* mit Besserung durch warme Anwendungen.

Nach der Lokalisation

Die beiden genannten Mittel sind immer nützlich, ganz gleich um welche Lokalisation es sich handelt: peribukkale, genitale oder korneale (im letzten Fall sollte vorsichtshalber ein Ophthalmologe zur Überwachung hinzugezogen werden).

Die wichtigsten Basismittel

Durch die Basisbehandlung werden die Krisen immer seltener oder sogar die Ausnahme (die Rückfälle erfolgen einzig und allein bei sehr großer Müdigkeit); zwei Mittel dominieren bei der herpetischen Krankheit, sie sind nach dem Gesamtbild ihrer Symptome auszuwählen.

Natrium muriaticum: Herpes labialis; Herpes febrilis; Herpes, nachdem man sich der Sonne ausgesetzt hat (im Gebirge oder am Meer).

Sepia: Herpes facialis oder genitalis; Herpes menstrualis; Hitzewallungen vor der Krise; „die Psychasthenie von Sepia".

HERPES CIRCINATUS

Berberis vulgaris: Zirzinäre Läsion, die Heilung geht von der Mitte aus und hinterläßt eine Pigmentverfärbung; durch Kratzen wird das Jucken schlimmer.

Hepar sulfuris calcareum: Herpes circinatus mit einer Infektion, der schon eine Infektion vorausging.

Sepia: Runde Eruption; die Heilung geht von der Mitte aus; je nach der Entwicklung erfolgt die Pigmentation.

Tellurium: Der übelriechende Herpes circinatus.

Die lokale Behandlung mit einem antimykotischen Präparat ist unerläßlich.

HERPES ZOSTER

Die wichtigsten symptomatischen Mittel

Arsenicum album: Brennende Schmerzen, die durch Wärme gebessert werden; angsterfüllte Agitation; präeruptives Stadium.

Mercurius solubilis: Bläschen mit Neigung zur Eiterung; Herpes zoster mit gastrischen Beschwerden; „der Mund von Mercurius solubilis".

Mezereum: Sehr pruriginöse Bläschen mit weißlichen Krusten; brennende und sehr heftige Schmerzen; Verschlimmerung durch Berührung; nachts und durch Bettwärme wird das Jucken verschlimmert.

Ranunculus bulbosus: Bläuliche Bläschen, die zu einem hornartigen Schorf schrumpfen; heftiger Juckreiz mit Verschlimmerung durch Berührung und Kleider; Ausschlag auf dem Rücken, Thorax oder in Augennähe.

Rhus toxicodendron: Bläschenausschlag mit rotem Infiltrat in der Umgebung; Pruritus, der durch Wärme gebessert wird.

Wenn man im Zweifel ist, ein „Rezept":
Arsenicum album CH30, eine Dosis alle vier Tage (fünf Dosen insgesamt);

die Tage ohne Dosis:
Ranunculus bulbosus CH9 und *Rhus toxicodendron CH9* im Wechsel, drei Streukügelchen dreimal täglich, drei Wochen lang.

Der Ausschlag kommt maximal heraus, in den ersten Tagen hat man möglicherweise größere Beschwerden, aber die Heilung erfolgt dann ohne schmerzhafte Folgeerscheinungen.

Die wichtigsten klinischen Formen

Herpes zoster ophthalmicus

Sowohl bei Herpes zoster periophthalmicus als auch bei Herpes zoster corneae sollte man vor allem an Ranunculus bulbosus und an Rhus toxicodendron denken (Symptome siehe oben).

Post-Zoster-Schmerzen

Falls Herpes zoster nicht gleich zu Beginn homöopathisch behandelt wurde, kann man auf eines der folgenden Mittel zurückgreifen.

Arsenicum album: Brennende Schmerzen, die durch warme Anwendungen gebessert werden.

Kalmia latifolia: Blitzartige Post-Zoster-Schmerzen, die die Tendenz haben, von oben nach unten zu ziehen, mit Taubheitsgefühl; Gesichts- und Interkostalneuralgie oder Neuralgie entlang einem Körperglied.

Mezereum: Brennende Schmerzen; Verschlimmerung bei Nacht und durch Berührung.

Prunus spinosa: Schmerzen in den Augäpfeln, als ob die Augen platzen wollten.

Ranunculus bulbosus: Stechende Schmerzen in der Brust, Verschlimmerung bei Wetteränderung, Bewegung und beim Einatmen.

Zincum metallicum: Post-Zoster-Neuralgie mit körperlicher und geistiger Erschöpfung.

HERZ

Die kardialen Läsionen können nicht homöopathisch behandelt werden. Indessen sollte man jedoch wissen, daß bei kardio-respiratorischen Störungen

– ganz gleich welcher Art – die regelmäßige Einnahme von *Naja tripudians* zum Wohlbefinden des Patienten beiträgt (zum Beispiel CH 12, einmal wöchentlich). Dadurch bessert sich der Allgemeinzustand. Es ist nicht zwingend notwendig, dafür die Symptome zu finden. Selbstverständlich ist die Indikation um so sicherer, wenn sie vorhanden sind (Herzklopfen hemmt das Sprechen, langsamer Puls, Hypotonie, Hustenreflex des kardialen Zustands). Siehe auch Extrasystolen.

HERZKLOPFEN: siehe Extrasystolen

HERZRHYTHMUSSTÖRUNGEN: siehe Extrasystolen

HERZSTILLSTAND: siehe Synkope, Lipothymie

HEUSCHNUPFEN: siehe Koryza (allergische)

HEXENSCHUSS: siehe Lumbago

HIATUSHERNIE: siehe Hernie

HITZEWALLUNGEN: siehe Menopause

HITZSCHLAG

Der Hitzschlag des Säuglings gehört vor allem in den Bereich der Rehydratation. Wenn der Fall nicht zu schwer ist, kann man – wenigstens für eine gewisse Zeit – eines der nachstehenden Medikamente verschreiben (in CH5, alle fünf Minuten bis zur Besserung).

Aconitum napellus: Trockene Haut, Agitation.

Belladonna: Transpiration, Mydriasis, Fieberdelirium, Konvulsionen.

HNO, Hals-, Nasen-, Ohren-Heilkunde:

siehe Angina, Epistaxis, Erkältung, Koryza, Koryza (allergische), Laryngitis, Mastoiditis, Ohrgeräusche, Otitis, Polypen, Rachenphlegmone, Rhinopharyngitis, Sinusitis.

HODGKIN: siehe Adenopathien

HORDEOLUM

Die wichtigsten symptomatischen Mittel

Apis mellifica: Hordeolum mit Palpebralödem; Schmerzen, die durch kalte Anwendungen gebessert werden.

Hepar sulfuris calcareum: Eiterndes Hordeolum.

Mercurius solubilis: Rote Augenlider mit Hordeolum und Ulzeration.

Staphysagria: Chalazion als Folge eines Hordeolums.

Sich wiederholende Hordeola

Unter den nachstehenden Mitteln auszuwählen (auf der Basis des Gesamtbildes ihrer Symptome); Calcium carbonicum, Graphites, Lycopodium clavatum, Natrium muriaticum, Psorinum, Pulsatilla, Sepia, Silicea, Sulfur, Thuja occidentalis.

HÜFTGELENKERKRANKUNG: siehe Koxarthrose

HUSTEN

Die wichtigsten symptomatischen Mittel (alle Ursachen zusammengefaßt)

Aconitum napellus: Trockener, kurzer Krupphusten, im Gesamtbild der *physischen und geistigen Agitation;* Fieber *nach einer Erkältung durch trockenes, kaltes Wetter;* „das unruhige Fieber von Aconit".

Antimonium tartaricum: Husten mit *viel Schleimanhäufung in der Brust,* die Bronchien sind obstruiert, der Schleim kommt nicht heraus; das verursacht grobes feuchtes Rasseln, man kann es schon aus einiger Entfernung hören; *Zyanose;* der Kranke kann keine Luft bekommen und erstickt fast; zwischen den Hustenanfällen ist er somnolent; die Zunge ist belegt.

Belladonna: Trockener und kurzer Husten mit trockenem Larynx; *die Kehle ist zugeschnürt* und rot; der Patient ist heiser und muß immerzu schlucken; ganz *plötzlich einsetzendes kongestives Fieber,* „das Fieberdelirium von Belladonna".

Bryonia alba: Trockener Reizhusten, *der bei der geringsten Bewegung* und durch Wärme *verschlimmert wird;* er scheint vom Magen zu kommen; Kopfschmerzen als Begleitsymptom; *der Patient hält sich beim Husten den Kopf,* um eine Kopfbewegung zu vermeiden; wegen der stechenden Schmerzen hält er sich die Brust (Drosera); Verschlimmerung durch die geringste Bewegung, Besserung durch absolute Ruhigstellung; häufiges Seitenstechen, das durch das Atmen verschlimmert wird, Besserung, wenn der Patient auf der schmerzhaften Seite liegt, denn der starke Druck mildert die Schmerzen; Trockenheit der Schleimhäute, großer Durst; möglicherweise Zornausbruch wegen der Krankheit.

Causticum: Husten mit dem Gefühl einer offenen Wunde im Larynx, Hüftschmerzen und Urinverlust; *der Schleim löst sich nicht;* Aphonie.

Cina: Heftiger, durch Würmer verursachter Reflexhusten; das Kind fürchtet sich vor Hustenparoxysmen; Knurren und Blubbern in der Speiseröhre nach dem Husten.

Coccus cacti: Krampfhusten mit Expektoration *reichlicher Schleimmengen,* sie sind transparent und fadenziehend, sehen wie Eiweiß aus und hängen in langen Fäden aus dem Mund herab.

Corallium rubrum: Unaufhörlicher Husten *wie ein Schnellfeuergewehr,* mit viel Schleim in den Nasenhöhlen; nach dem Anfall wird das Gesicht dunkelrot.

Drosera rotundifolia: Trockener, sich überstürzender, anfallartig auftretender *Bellhusten; die Hustenanfälle folgen so rasch aufeinander, daß der Patient kaum zu Atem kommen kann;* der Kranke hält sich die Brust (Bryonia) oder den Bauch; ausgelöst wird der Husten, wenn man sich hinlegt; dieser Husten ist begleitet von einem Kitzelgefühl im Larynx, Erbrechen und Nasenbluten; heftiger nach Mitternacht; Verschlimmerung durch Singen, Lachen, Wärme, Essen und Trinken (Bellhusten mit Besserung durch Trinken: Spongia tosta).

Ferrum phosphoricum: Trockener und kurzer Husten mit Hämoptyse; bevorzugte Lokalisation der Entzündung: Brust (und Ohren); „das wellenartige Fieber von Ferrum phosphoricum".

Hepar sulfuris calcareum: Krupphusten bei trockenem und kaltem Wetter (wie Aconit, aber er ist etwas weniger trocken); Besserung bei feuchter Witterung.

Ignatia amara: Nervöser Husten durch Widerwärtigkeiten; je mehr der Patient hustet, um so mehr spürt er ein Verlangen zu husten; „die widerspruchsvollen Symptome von Ignatia".

Ipecacuanha: Husten, der durch ein Kitzeln im Kehlkopf verursacht wird (Drosera rotundifolia), Steifwerden der Glieder während des Anfalls, der mit einer *Übelkeit* endet, ja sogar mit Erbrechen (ein wenig Schleim bringt keine Erleichterung); allergischer, „asthmaähnlicher" Husten oder Husten mit Asthma; *pfeifender Husten;* Konstriktionsgefühl in der Brust; Epistaxis, Hypersalivation, saubere Zunge.

Kalium bichromicum: Husten mit (schwieriger) Expektoration von *grünlichem, fadenziehendem, zähflüssigem und sehr dickem Schleim; Krusten in der Nase;* stechende und wandernde Schmerzen in der Brust; der Husten wird durch Schleim verursacht, der aus den oberen Luftwegen stammt (chronische Sinusitis zum Beispiel).

Lachesis muta: Trockener Husten, sobald man den Larynx berührt; Hustenreflex der kardialen Beschwerden; Erstickungsnot zum Zeitpunkt des Einschlafens.

Mercurius solubilis: Husten mit gelbem oder grünlichem Auswurf (Mercurius solubilis ist das Hauptmittel bei eiternden Schleimhäuten); „der Mund von Mercurius solubilis", „das Fieber von Mercurius solubilis".

Phosphorus: Husten mit Heiserkeit und Gefühl des Brennens zwischen den Schulterblättern; sehr schmerzhafter Larynx; Hämoptyse; unfreiwilliger Stuhl während des Hustens.

Pulsatilla: Husten mit wechselfarbigem Auswurf, mal farblos, mal gelb; loser Husten am Tage, trockener in der Nacht (bei Pulsatilla ist alles variabel); Verschlimmerung beim Betreten eines überheizten Raumes, Besserung an der frischen Luft; *Tränenfluß durch den Husten;* chronischer Husten als Folge von Masern.

Rumex crispus: Trockener Husten mit Kitzelgefühl im Larynx; Verschlimmerung durch das geringste Einatmen von kalter Luft.

Sanguinaria canadensis: Husten mit Rötung der Wangen, Besserung durch Aufstoßen; rostfarbiger Auswurf.

Spongia tosta: Bellhusten mit Besserung durch Trinken (Verschlimmerung durch Trinken: Drosera ratundifolia) und durch Essen; brennendes Gefühl im Larynx; häufig indiziert bei Kindern mit heiserem Husten, der mehr oder weniger chronisch ist (AH).

Die wichtigsten klinischen Formen

Trockener Husten

Aconitum napellus, Belladonna, Bryonia alba, Cina, Drosera rotundifolia, Ferrum phosphoricum, Hepar sulfuris calcareum, Ignatia amara, Lachesis muta, Pulsatilla, Rumex crispus, Spongia tosta.

Loser Husten ohne Auswurf

Antimonium tartaricum, Ipecacuanha, Causticum.

Loser Husten mit Auswurf

Coccus cacti, Corallium rubrum, Kalium bichromicum, Mercurius solubilis, Pulsatilla.

HYDRARTHROSE

Apis mellifica: Akuter Fall; stechende Schmerzen, die durch Kälte gebessert werden.

Byonia alba: Akuter Fall; stechende Schmerzen, die durch die geringste Bewegung verschlimmert werden; rote und heiße Artikulation.

Kalium jodatum: Erguß mit nächtlichen Schmerzen.

Sulfur: Subakuter oder chronischer Fall; nach der Wirkung von einem der oben genannten Mittel ist Sulfur zu geben, um den Fall zu beenden.

HYDROZELE

Man kann immerhin eines der nachstehenden Medikamente versuchen.

Apis mellifica: Hydrozele mit Zyste.

Arnica montana: Folge von einem Stoß.

Aurum metallicum: Hydrozele bei Kindern mit Hodenatrophie.

Graphites: Folge des Verschwindens einer Eruption.

Jodum: Nach dem Gesamtbild der Symptome auszuwählen.

Pulsatilla: Mit bläulicher Anschwellung.

Rhododendron: Mit Orchitis.

Silicea: Nach dem Gesamtbild der Symptome auszuwählen.

HYPERTONIE, ARTERIELLE: siehe Blutdruck

HYPOCHONDRIE

Aurum metallicum: Er möchte sterben; fühlt sich von seinen Angehörigen im Stich gelassen; „die Melancholie von Aurum".

Natrium muriaticum: Spricht nicht gerne über seine Symptome, aber denkt immer an sie; mag nicht, daß man ihn bedauert; denkt nur an seine Obstipation; Neigung zu Zwangsvorstellungen; „die seelische Distanz von Natrium muriaticum".

Nux vomica: Alles dreht sich um seine Verdauungssymptome und Hämorrhoiden; „die Reizbarkeit von Nux vomica".

* **Phosphorus:** Furcht vor Krankheiten, das geringste Symptom beunruhigt ihn; große Beklemmungen; Verlangen nach Gesellschaft; „die sympathische Erstbegegnung von Phosphorus".

Pulsatilla: Hat das Bedürfnis, bedauert zu werden; weint bei dem geringsten Anlaß; „die Fragilität von Pulsatilla".

Staphysagria: Alles dreht sich um seine genito-urinalen Symptome; nervöse Zystitis; „die Verdrängung von Unlustgefühlen von Staphysagria".

Sulfur: Hypochondrisches Syndrom nach der Suppression einer Eruption.

HYPOTHERMIE

Arsenicum album: Mit Agitation und „der Erschöpfung und Angst von Arsenicum album".

Camphora: Kollaps mit kalter Körperoberfläche bei Berührung, trotzdem lehnt es der Kranke ab, zugedeckt zu werden.

Carbo vegetabilis: Kollaps mit heißem Kopf und kaltem Körper; *Hypothermie vor dem Fieberanfall* (AH).

HYPOTONIE, ARTERIELLE: siehe Blutdruck

HYSTERIE

Actaea racemosa: Krise während der Regeln.

Asa foetida: Gefühl, als ob eine Kugel von der Kardia zur Kehle aufsteigt; Hysterie nach der Suppression einer Ausscheidung.

Crocus sativus: Hysterie mit affektbetonten Demonstrationen.

Ignatia amara: Gefühl eines Klumpens im Hals; *Atembeklemmung mit dem Bedürfnis, tiefe Seufzer auszustoßen;* Zephalaea mit dem Gefühl, als sei ein Nagel in den Kopf geschlagen; hysterische Paralyse; *Drang, bei seinen Mitmenschen Streit zu suchen;* paradoxe Symptome; *die Stimmung ist wechselhaft,* in Abhängigkeit von dem Milieu; Neigung, in der Einsamkeit immer wieder alte Erinnerungen an sich vorüberziehen zu lassen; *Abneigung gegen Kaffee und Gerüche* (Tabak, Parfums); „die widersprüchlichen Symptome von Ignatia“.

Lachesis muta: Hysterie in der Zeit der Menopause.

Moschus: *Medikament der hysterischen Krise;* theatralische Nervenkrise mit Singultus, Erstickungszuständen, Konvulsionen oder *Ohnmachtsanfällen;* unkontrollierbares Lachen; Übertreibung der Symptome; Palpitationen; Frösteln.

Nux moschata: Unwiderstehliche Somnolenz; trockener Mund ohne Durst.

Platina: Hochmütige, herablassende Wesensart; hohe Meinung von sich selbst; Nymphomanie.

Pulsatilla: Hysterie in der Pubertät, hat das ständige Bedürfnis, daß man sich mit ihr beschäftigt; wechselhafte Stimmung, die leicht vom Lachen zum Weinen umschlägt.

Tarentula hispanica: Mit dem Bedürfnis, zu tanzen und sich unaufhörlich zu bewegen; Anfälle, wenn man sie anschaut; Hyperästhesie; Besserung durch Musik.

Valeriana officinalis: Hysterischer Pseudorheumatismus mit dem Zwang, sich pausenlos zu bewegen; wechselhafte Stimmung.

IKTERUS: siehe Cholezystitis, Dyskinesie, biliäre, Hepatitis durch Viren

IKTUS (apoplektischer Insult)

Die nachstehenden Medikamente wirken bei drohendem Iktus (auf die Kongestion und den Spasmus); sie können jedoch auch im Paralysestadium verschrieben werden, um die Folgen zu begrenzen.

Glonoinum: Plötzlich *wird das Gesicht rot,* die Augen werden blutüberfüllt; der Kranke ist desorientiert, *er weiß nicht mehr, wo er sich befindet;* er klagt über *pochende Zephalaea;* sichtbares Klopfen der Karotiden, synchron mit dem Puls; Mydriasis; Hypertonie; Verschlimmerung durch Wärme.

Opium: Iktus mit stuporösem Schlaf oder *Koma; stertoröse Atmung, Miosis* (Veratrum viride: Mydriasis); das Gesicht ist dunkelrot mit *heißen Schweißen* bedeckt; der Kranke ist indifferent.

Strontium carbonicum: Prophylaktisch zu verwendendes Medikament bei einem hypertonischen, atherosklerotischen und durch Iktus bedrohten Patienten, besonders wenn sich bei Bewegungen eine zephalische Kongestion zeigt.

Veratrum viride: *Plötzlicher Blutandrang* zum Kopf und besonders akute Hirnkongestion; das Gesicht wird leichenblaß, die Augen sind injiziert; Okzipitalschmerzen, klopfende Karotiden; *Mydriasis* (Opium: Miosis); Hypotonie; langsamer Puls.

IMPETIGO

Neben der lokalen Behandlung und den üblichen Hygienevorschriften gibt man eines der nachstehenden Medikamente:

Graphites: Gelbliches Nässen wie Honig.

Hepar sulfuris calcareum: Eiterung der Haut, die sehr berührungsempfindlich ist; übelriechendes Nässen.

Mezereum: Bläschen, die sich schnell zu einer weißen Kruste entwickeln, unter der sich Eiter bildet; heftiges Jucken, das nachts und bei Wärme verstärkt ist.

IMPFKOMPLIKATIONEN

Folgende Antidote können die nachteiligen Wirkungen der Impfstoffe aufheben, ohne die Schutzwirkungen zu inhibieren:

Mezereum: Pruriginöse Eruption als Folge einer Impfung, der Schlaf wird behindert.

Silicea: Zephalaea, Übelkeiten, Diarrhö, Fieber; *Suppuration,* Axillarabszeß; der Patient fühlt sich „seit einer Impfung nicht mehr recht wohl". Frösteln, fötider Fußschweiß; „der Mangel an Energie von Silicea".

Thuja occidentalis: Asthma, Diarrhö, Schlaflosigkeit als Folge einer Impfung; „die Typologie von Thuja".

IMPOTENZ: siehe sexuelle Probleme

INDIGESTION: siehe Dyspepsie

INFEKTIONSKRANKHEITEN:

siehe Diphtherie, Erysipel, Fieber, Fieber mit Ausschlag, Grippe, Herpes, Herpes zoster, Masern, Mumps, Röteln, Scharlach, Varizellen.

INSEKTENSTICHE

Apis mellifica: Roséfarbenes Ödem mit stechenden Schmerzen; bei Personen, die gegen Insektengift allergisch sind, ist dieses Mittel *unmittelbar nach dem Insektenstich zu geben* und alle zwei oder fünf Minuten wiederzugeben; es ist dann ebenso wirksam wie eine Kortikosteroide-Injektion.

Ledum palustre: Medikament für *Stichwunden* und Insektenstiche; es ist Apis vorzuziehen, wenn der betroffene Bereich *bei Berührung kalt* ist. Ledum ist auch ein *prophylaktisches* Mittel gegen Insektenstiche; die Bienenzüchter werden viel weniger gestochen, wenn sie drei Streukügelchen Ledum CH9 nehmen, bevor sie sich mit ihren Bienenkörben beschäftigen.

Lokale Behandlung

Eine mit Urtinktur von Ledum palustre durchtränkte Kompresse auflegen.

INSOLATION: siehe Sonne

INTERKOSTALNEURALGIE: siehe Neuralgien

ISCHIAS

Ammonium muriaticum: Ischiasschmerzen, *Verschlimmerung, wenn der Patient sitzt,* Besserung, wenn er liegt; Gefühl, als seien die Sehnen zu kurz.

Arsenicum album: Brennende Schmerzen in der Nacht; Agitation, Asthenie.

Belladonna: Die Schmerzen treten ganz plötzlich auf und verschwinden ebenso schnell wieder; *Verschlimmerung durch Erschütterung.*

Bryonia alba: Verschlimmerung durch die geringste Bewegung; Besserung, wenn der Patient auf der schmerzhaften Seite liegt.

Causticum: Ischiadikuslähmung mit dem Gefühl, als ob die Sehnen zu kurz seien.

Colocynthis: Krampfartige Schmerzen in heftigen Paroxismen, *Besserung, wenn der Patient das Bein auf das Abdomen anzieht,* und durch Wärme; eventuell Ischiadikuslähmung ohne Muskelatrophie; Reizbarkeit durch den Schmerz.

Dioscorea villosa: Krampfartige Schmerzen, wenn sich der Patient bewegt; Verschlimmerung durch Vornüberbeugen, Besserung, wenn der Patient eine aufrechte Haltung einnimmt oder sich nach hinten lehnt.

Gnaphalium polycephalum: Alternieren von Schmerzen und Einschlafen der Gliedmaßen, Besserung, wenn der Patient sitzt.

Kalium jodatum: Die Schmerzen sind schlimmer in der Nacht, und wenn der Patient ausgestreckt liegt, vor allem auf der schmerzhaften Seite.

Magnesium phosphoricum: Krampfartige Schmerzen in heftigen Paroxysmen, Besserung durch starken Druck und Wärme; die gleichen Symptome wie bei Colocynthis, aber ohne die nervöse Konnotation.

Nux vomica: Intensive Lumbago; krampfartige Schmerzen; der Kranke muß sich in seinem Bett hinsetzen, um sich umzudrehen.

Plumbum metallicum: Ischiadikuslähmung mit Muskelkrämpfen und Amyotrophie; das Gehen ist schwierig und mühsam.

Rhus toxicodendron: Rheumatische Ischialgie, die den Patienten zum Gehen zwingen, um eine Erleichterung zu bekommen; Besserung durch Wärme; Verschlimmerung durch übermäßige körperliche Betätigung und durch feuchte Kälte.

Sulfur: Chronischer Ischias, Verschlimmerung durch Stehen und Gehen.

KANDIDIASE

Die wichtigsten symptomatischen Mittel

Candida albicans: Eventuell den nachstehenden Medikamenten in CH9 als „ätiologische" Behandlung hinzuzufügen.

Helonias dioica: Vaginalkandidiase; Rötung der genitalen Schleimhäute; weißliche Leukorrhöen wie geronnene Milch; Pruritus der Vulva; allgemeine Müdigkeit, Besserung durch Beschäftigung; Lumbalgien.

Mercurius solubilis: Zu verwenden nach der Erkennung von Kandidiase (bukkale, intestinale oder vaginale) mit *weißen Pseudomembranen*, selbst wenn andere Symptome nicht vorhanden sind.

Das wichtigste Basismittel

Sepia: Ist fast immer das Basismittel; milchige Leukorrhöen, Pruritus der Vulva; „die Psychasthenie von Sepia".

KARDIOLOGIE, KREISLAUFSTÖRUNGEN:

siehe Angina pectoris, Arteriitis, Blutdruck, Extrasystolen, Hämorrhoiden, Herz, Iktus, Periphlebitis, Phlebitis, Ulcus cutaneum, Varizen.

KATARAKT

Um die Weiterentwicklung einer Katarakt aufzuhalten, kann man eines der nachstehenden Medikamente geben (eine Regression ist keinesfalls zu erhoffen).

Causticum: Konkomitierend: Paralyse der motorischen Augennerven.

Conium maculatum: Traumatische Katarakt; intensive Photophobie; Tränenfluß.

Naphtalinum: Konkomitanz mit Chorioretinitis-Läsionen.

Natrium muriaticum: Periphere Katarakt mit sehr feinen unregelmäßig verteilten Streifen.

Phosphorus: Linsenkernstar mit dem Eindruck, als ob alles mit einem Schleier bedeckt sei; Besserung des Sehvermögens, wenn man die Augen mit der Hand beschattet.

Secale cornutum: Periphere Katarakt mit sehr feinen, unregelmäßig verteilten Streifen.

Sulfur: Halo um das Licht herum.

KATARRH: siehe Koryza

KELOIDE: siehe Narben

KETOSE, PERIODISCHE

Das wichtigste symptomatische Mittel

Senna: Azetonämischer Zustand mit Übelkeit, Erbrechen, Abdominalballonierung; Azeton im Urin; quasi-spezifisch.

Die wichtigsten Basismittel sind: Lycopodium clavatum, Phosphorus, Sepia. Sie sind nach ihren Allgemeinsymptomen auszuwählen.

KEUCHHUSTEN

Belladonna: Beginn des Keuchhustens; trockener Husten, der mit Niesen endet.

Carbo vegetabilis: Bei einem Kind, das zu husten anfängt und noch nicht die charakteristischen Krankheitssymptome hat, ist dieses Medikament in der Keuchhustenepidemiezeit auszuprobieren; eventuell trockener Husten, Heiserkeit am Abend, brennendes Gefühl in der Brust, Lufthunger.

Coccus cacti: Husten mit Schleim wie Eiweiß, hängt in langen Fäden aus dem Mund heraus; schleimiges Erbrechen.

Corallium rubrum: Dem Anfall geht ein Erstickungsgefühl voraus; während des Anfalls *wird das Gesicht dunkelrot;* Hustenanfälle mit ineinander übergehenden Paroxysmen; *Hustenstöße* wie das Schießen mit einem Schnellfeuergewehr; nachfolgende Erschöpfung.

Drosera rotundifolia: Kitzelgefühl im Larynx, Bellhusten mit heiserer Stimme; *die Hustenanfälle folgen so rasch aufeinander, daß der Kranke kaum zu Atem kommt;* die Anfälle enden mit der Wiederaufnahme einer tiefen Inspiration, genannt „Hahnenschrei“; der Kranke hält sich beim Husten die Brust oder den Bauch; der Husten wird ausgelöst, sobald er sich hinlegt und lang ausstreckt; Besserung durch Trinken; Epistaxis; Erbrechen.

Ipecacuanha: Erstickender Krampfhusten *endet mit Übelkeit,* Erbrechen von Schleim und Speisen; trotz des Erbrechens ist die Zunge sauber; *während des Anfalls wird der Körper des Kranken starr.*

Pertussinum: Das Biotherapeutikum bei Keuchhusten; es ist denjenigen Patienten zu geben, „die sich seit einem Keuchhusten nicht mehr wohl gefühlt haben“ und einen Husten nicht los geworden sind; es ist mit dem Basismittel zu verabreichen, das für die Symptome indiziert ist, oder kurz vorher.

KINDER

Die wichtigsten Medikamente, die sich besonders für Kinder eignen

Akute Krankheiten

Aconitum napellus: Plötzliche und heftige Entzündung, besonders der oberen Luftwege; „das unruhige Fieber von Aconit“.

Belladonna: Plötzliche und heftige Entzündung, besonders der oberen Luftwege; „das Fieberdelirium von Belladonna“.

Chamomilla vulgaris: Zimperliches und zänkisches Kind, läßt sich nicht untersuchen; es leidet weniger, wenn man es auf den Arm nimmt.

Cina: Von einer Wurmkrankheit befallenes und reizbares Kind, das nicht geliebkost werden will; im Gegensatz zu dem Chamomilla-Kind lehnt es ab, getragen zu werden.

Ferrum phosphoricum: Entzündungskrankheit, vor allem der Ohren oder der Brust; „das wellenartige Fieber von Ferrum phosphoricum“.

Podophyllum: Diarrhö mit Analprolaps.

Chronische Krankheiten

Barium carbonicum: Geistig zurückgebliebenes Kind, Kümmerwuchs, sehr schüchtern, während der Konsultation hält es die Hände vors Gesicht. Das Verhalten ist pueril.

Calcium carbonicum: Säugling mit großem, rundem Kopf und dickem Bauch; Kopfschweiß; die Fontanellen schließen sich erst spät; Rachitis; geringe Agitiertheit, bleibt artig an der Stelle, an die man ihn hinlegt.

Lycopodium clavatum: Intelligentes, stolzes, eigenwilliges, autoritäres und frühreifes Kind; es will immer Klassenprimus sein und hat auch sehr gute Erfolge; fühlt sich gekränkt, wenn es durch Zufall eine schlechte Note bekommt; erscheint älter als nach seinem wirklichen Alter.

Mercurius solubilis: Bösartiges, autoritäres und oft sehr intelligentes Kind; Typ des Bandenchefs; Drang, bösartig zu sein, zum Beispiel Tiere zu quälen; ißt gern Butter; hat oft Anginen.

Natrium muriaticum: Reserviertes Kind, wenig mitteilsam, hat wenig Freunde; erzählt nicht, was in der Schule passiert; innerlich gefühlsbetont, aber zeigt es nicht; am Strande ist es nervös.

Phosphorus: Zuerst ist das Kind sehr sympathisch, bei den Freunden sehr beliebt und erweist gern Gefälligkeiten; sehr ängstlich, groß, sportlich schlank; künstlerische Begabung; hämorrhagische Diathese.

Pulsatilla: Folgsames und weinerliches Kind, hat das dringende Bedürfnis, daß man sich mit ihm beschäftigt, wechselhafte Stimmung, ist sehr besorgt zu wissen, von den Eltern geliebt zu werden.

Silicea: Rachitisches, intelligentes Kind von kleinem Wuchs; braucht dringend einen Menschen, zu dem es Vertrauen haben kann und der ihm Mut macht, um Erfolg zu haben; fötide Fußschweiße.

Staphysagria: Schwererziehbares, leicht empörtes, empfindliches Kind; wirft demjenigen, der ihm Vorwürfe macht, Gegenstände ins Gesicht; Mangel an Selbstkontrolle.

Sulfur: Kind mit roter Gesichtsfarbe, schmutzig, unruhig, streitsüchtig, sehr phantasiebegabt; eventuell Kleptomane.

Die wichtigsten Kinderkrankheiten: siehe Pädiatrie

KLIMAKTERIUM: siehe Menopause

KNOCHENBRÜCHE: siehe Frakturen

KOLIK: siehe Abdominalkolik, Gallen(-stein)-Kolik, Nierenkolik

KOMA

Als Ergänzung zu der in Angriff genommenen Behandlung kann man eines der nachstehenden Mittel geben:

Apis mellifica: Koma im Verlauf einer Enzephalitis, einer Meningitis, eines Zerebralödems; der Kranke stößt *enzephalitische Schreie* aus, steckt den Kopf in das Kissen; *spärlicher Urin oder Anurie.*

Belladonna: Alternieren von Niedergeschlagenheit und Delirium, rotes und heißes Gesicht, Mydriasis; Koma im Verlauf einer Infektionskrankheit.

Glonoinum: Desorientiertheit, *der Kranke weiß nicht mehr, wo er sich befindet;* Klopfen der Karotiden, dunkelrotes und heißes Gesicht; drohender Iktus; Folge von Insolation.

Helleborus niger: Torpidität, Stumpfsinn, *Indifferenz;* vigiles Koma, auf Fragen wird nur langsam und ohne Reaktion geantwortet; automatische Bewegungen; *Stirnrunzeln,* starrer Blick, der Unterkiefer fällt herab.

Opium: *Dunkelrotes Gesicht* mit heißen Schweißen, halbgeöffneten Augen, Miosis, *stertoröse Atmung.*
Siehe auch Iktus.

KONDYLOME, ANAL-GENITALE

Cinnabaris: Crista galli, *rote* Kondylome, die leicht bluten; bevorzugte Lokalisation am *Präputium.*

Nitricum acidum = Acidum nitricum: *Leicht blutende* Kondylome, mit Analfissur, brennende Schmerzen wie von einem Splitter.

Staphysagria: Sehr berührungsempfindliche Kondylome.

Thuja occidentalis: Infiltrierter Patient; „die Typologie von Thuja".

KONJUNKTIVITIS

Die wichtigsten symptomatischen Mittel

Aconitum napellus: Konjunktivitis als Folge einer Erkältung oder, *nachdem man länger in den Schnee gesehen hat;* Hyperämie, rotes und heißes Auge; Medikament, das *nach der Exhärese eines Fremdkörpers* aus dem Auge indiziert ist; Konjunktivitis traumatischen Ursprungs.

Apis mellifica: *Allergische* Konjunktivitis mit *Chemosis;* Konjunktivitis während des Heuschnupfens; rosafarbenes Ödem der Augenlider.

Argentum nitricum: Granulöse Konjunktivitis mit starken mukopurulenten Absonderungen, Rötung und Ödem der Karunkula.

Arnica montana: Traumatischer Fall mit *subkonjunktivaler Hämorrhagie.*

Arsenicum album: Reichlicher Tränenfluß, brennende Schmerzen, die durch Wärme gebessert werden; weißes Ödem der Augenlider.

Belladonna: Injizierte, hyperämische, rote, *trockene, glänzende* Konjunktivitis; *starke Photophobie,* Mydriasis, okuläre Protrusion; im Verlauf einer akuten Fiebererkrankung; heftige Wirkung der Symptome; „das Fieberdelirium von Belladonna".

Euphrasia officinalis: Schleim auf der Kornea mit ständigem Blinzeln der Augenlider; reichlicher Tränenfluß, der ständig das untere Augenlid reizt; Besserung im Freien; *Konjunktivitis im Verlauf einer Koryza* mit nicht reizender Absonderung.

Hepar sulfuris calcareum: Subakute purulente Konjunktivitis, Chemosis, große Empfindlichkeit an der Luft; Hypopyon.

Mercurius solubilis: *Chronische Konjunktivitis* mit oberflächlichen Ulzerationen; reichliche, mukopurulente, *wundmachende* Absonderung; Photophobie; Verschlimmerung der Schmerzen in der Nacht; nachdem man sich einer Wärmequelle ausgesetzt hat.

Pulsatilla: Dicke, reichliche, *nicht wundmachende,* schleimig-eitrige Absonderung; subakute Konjunktivitis; Verschlimmerung in einem zu stark geheizten Raum.

Rhus toxicodendron: Phlyktäna-Konjunktivitis mit Chemosis; Tränenstrahl, wenn man die Augenlider voneinander löst; Iritis.

Die wichtigsten Basismittel

Bei wiederholter Konjunktivitis: *Natrium muriaticum, Pulsatilla, Sepia, Sulfur,* die Medikamente sind nach den allgemeinen Charakteristika auszuwählen.

KOPFSCHMERZEN: siehe Migräne und Zephalaea

KORNEA

Herpes: siehe Herpes

Ulzeration

Aconitum napellus: Ulzeration traumatischen Ursprungs; unerträgliche Schmerzen.

Argentum nitricum: Ulkus im Verlauf einer purulenten Konjunktivitis mit Entzündung der Karunkulae.

Conium maculatum: Oberflächliche Ulzeration mit Photophobie und intensivem Tränenfluß.

Hepar sulfuris calcareum: Konkomitanz mit einem Hypopyon.

Kalium bichromicum: Chronisches, *tiefes, indolentes* Ulkus (keine Entzündungsanzeichen, keine Schmerzen und auch keine Photophobie), sehr hart, mit grünlichem, dickem und fadenziehendem Schleim; geringe oder keine Photophobie.

Mercurius corrosivus: Tiefes, chronisches, phlyktänuläres und schmerzhaftes Ulkus mit wundmachender Sekretion; Photophobie; dieselben Symptome wie bei Mercurius solubilis, aber entschieden heftiger und mit größeren Schmerzen.

Mercurius solubilis: *Oberflächliches* Ulkus der Kornea mit *schleimig-eitrigem Sekret, das das untere Augenlid reizt.*

Nitricum acidum = Acidum nitricum: Oberflächliches Ulkus mit stechenden Schmerzen.

Silicea: Perforierendes Ulkus mit Fistel.

KORYZA, SCHNUPFEN

Die wichtigsten symptomatischen Mittel

Aconitum napellus: Medikament für den Beginn; *ganz plötzlich auftretende* Koryza unmittelbar nach einer Erkältung (bei trocken-kalter Witterung); *die Nase ist trocken;* „das unruhige Fieber von Aconit".

Allium cepa: Wundmachende Koryza, die Augensekretion ist reizlos, heftiges Niesen, respiratorische Beklemmung, rauhe Stimme, Schmerzen im Larynx; Verschlimmerung im Hause, Besserung im Freien.

Arsenicum album: Wäßrige brennende Absonderung, die die Oberlippe wund macht; heftiges Niesen erleichtert nicht; Besserung durch Wärme; Frösteln; „die Erschöpfung und Angst von Arsenicum album".

Arsenicum jodatum: Man findet die lokalen Symptome von Arsenicum album, aber erheblich stärker; die Absonderungen sind ätzender; Schmerzen in den Backenknochen; mögliche Kausalität: Koryza durch Südwind.

Belladonna: Medikament für den Anfang; trockene Koryza mit zephalischer Kongestion und Rötung des Rachens, Epistaxis; Halsschmerzen; mögliche Kausalität: Koryza nach dem Haarschneiden; „das Fieberdelirium von Belladonna".

Bryonia alba: Trockene Nase; großer Durst; Zephalaea mit Verschlimmerung durch die geringste Bewegung, sogar durch die Bewegung der Augen, Besserung durch starken Druck; *Zephalaea, wenn die Nase wieder trocken wird, nachdem sie vorher lief;* stechende Schmerzen in der Brust beim Husten.

Gelsemium sempervirens: *Koryza, die sich* nach einer Erkältung *erst langsam entwickelt; Zephalaea mit Stumpfsinn,* Benommenheit, Verlangen nach Alleinsein; wäßrige Absonderung.

Hepar sulfuris calcareum: Phase der Koryza mit gelber, übelriechender Absonderung, typisch ist der „Geruch nach altem Käse"; stechende Schmerzen, Niesen bei jedem Luftzug.

Kalium bichromicum: Phase der Koryza mit Schmerzen an der Nasenwurzel; grüner, gummibandartiger, fadenziehender Schleim; *Krusten in der Nase;* Entwicklung zur Stirnhöhlenentzündung.

Mercurius solubilis: Zunächst wäßrige, dann *eitrige und ätzende* Absonderung; mit Sinusitis frontalis und maxillaris; Schnupfen, der auf die Brust fällt; ein sich hinziehender Fall; „der Mund von Mercurius solubilis", „das Fieber von Mercurius solubilis".

Natrium muriaticum: Reichliche Absonderung; Geruchs- und Geschmacksverlust; *Herpes.*

Nux vomica: Koryza, die mit Niesen beginnt; *ausgeprägtes Frösteln trotz des Fiebers,* der Kranke friert, wenn er sich abdeckt; tagsüber läuft die Nase, nachts ist sie trocken und verstopft; Verschlimmerung am Morgen, Besserung im Freien; die Zunge ist hinten in der Mitte belegt; Reizbarkeit; mögliche Kausalität: Koryza nach einem Haarschnitt.

Pulsatilla: Koryza mit Sekreten, die hell bis gelb und nicht scharf sind; abends ist die Nase verstopft, morgens läuft sie; Verschlimmerung durch Wärme, Besserung im Freien; Geruchs- und Geschmacksverlust.

Sambucus nigra: Trockene und sehr verstopfte Nase; das Kind erwacht nachts mit Erstickungsnot und hustet; profuse Schweiße; es muß durch den Mund atmen.

Die wichtigsten Basismittel

Für wiederholte Koryza siehe: Erkältung

KORYZA (ALLERGISCHE) HEUSCHNUPFEN

Apis mellifica: Verstopfte Nase durch *Nasenschleimhautödem; Chemosis;* rosafarbenes Ödem der Augenlider; Pruritus; stechende Schmerzen, die durch kalte Anwendungen gebessert werden.

Arsenicum album: Wäßrige, brennende, wundmachende Absonderung, die von der Nase und den Augen kommt; weißes Ödem der Augenlider; heftiges Niesen, das keine Erleichterung bringt; brennendes Gefühl in der Nase; Asthma; Verschlimmerung in der Nacht; möglicherweise „die Erschöpfung und Angst von Arsenicum album".

Arsenicum jodatum: Die lokalen Symptome von Arsenicum album, aber heftiger.

Gelsemium sempervirens: Wäßrige Sekretion; Zephalaea mit Stumpfsinn; Somnolenz, schwere Augenlider; Verlangen nach Alleinsein.

Ipecacuanha: Heuschnupfen mit *Husten oder allergischem Asthma;* Übelkeit, saubere Zunge.

Mercurius solubilis: Gelbe oder grüne, wundmachende Sekretion; heftiges Niesen, besonders in der Sonne; „der Mund von Mercurius solubilis", „das Fieber von Mercurius solubilis".

Nux vomica: Nachts ist die Nase verstopft, tagsüber läuft sie; spasmisches Niesen, besonders morgens; der Patient muß jeden Morgen niesen, ohne Schnupfen zu haben; Hypersensibilität des Geruchssinns.

Pulsatilla: Nicht reizende Absonderung, mal hell, mal gelb; Geruchs- und Geschmacksverlust; abends ist die Nase trocken und verstopft, morgens läuft sie; Variabilität der Symptome; Verschlimmerung in einem geheizten Raum, Besserung im Freien.

Sabadilla: Scharfe, wäßrige Absonderung durch die Nase und die Augen (sie sind rot); *Anfälle von heftigem, spasmischem Niesen;* Schmerzen in den Sinussen; Kratzen im Hals; Verschlimmerung durch Blumendüfte und im Freien.

Sanguinaria canadensis: Die Nasen- und Augenschleimhäute sind trocken, geschwollen und brennen; Diarrhö am Ende der Koryza; *Nasenpolypen* (frühere Allergie); umschriebene Rötung der Wangen.

Die Basismittel

Sie sind unerläßlich, selbst und besonders in der akuten Periode. Neben den nachstehend genannten Symptomen wähle man sie nach den allgemeinen Charakteristika aus.

Calcium carbonicum: Nasenpolyposis, Koryza, die mit Diarrhö alterniert.

Jodum: Brennende Absonderung; Schmerzen der Stirnhöhlen; exzessive vitale Wärme.

Lachesis muta: Nasensekretion bessert die Zephalaea.

Lycopodium clavatum: Sehr verstopfte Nase.

Natrium muriaticum: Wiederholter allergischer Schnupfen mit reichlich wäßrigen Absonderungen, Geruchs- und Geschmacksverlust, Herpes.

Nux vomica: Neigung zu morgendlichem Niesen.

Phosphorus: Epistaxis, Hypersensibilität des Geruchssinns; Nasenpolypen.

Psorinum: Große Kälteempfindlichkeit; gut indizierte Medikamente, die aber schlecht wirken; morbide Alternanzen; Migränen.

Pulsatilla: Leichter Katarrh der Schleimhäute mit Geruchs- und Geschmacksverlust.

Silicea: Schmerzen des Septum.

Sulfur: Chronischer Katarrh; Nasenpolypen; exzessive vitale Wärme.

Die spezifische Desensibilisierung ist bei einer gut geführten homöopathischen Behandlung nicht unbedingt notwendig. Man kann sie wirksam durch die Verschreibung eines Isotherapeutikums ersetzen.

KOXARTHROSE

Was die Schmerzen im eigentlichen Sinne betrifft, so ist die Rubrik Rheumatismus nachzuschlagen: die wichtigsten Medikamente der rheumatischen Schmerzen (alle Affektionen zusammengefaßt).

Die Basisbehandlung der Koxarthrose (außer der Kinesiotherapie und den chirurgischen Fällen) wird mit Hilfe der nachstehenden Mittel durchgeführt.

Allium sativum: Schmerzen der Oberschenkelmuskeln, vor allem des Psoas-Iliakal-Muskels; Verschlimmerung bei der geringsten Bewegung; der Patient hat aber keine Schmerzen, wenn er seine Hüfte ganz behutsam mit der Hand mobilisiert.

Calcium carbonicum: Schmerzen, die durch Betätigung verschlimmert werden; die Füße sind kalt und feucht; Obesität.

Calcium phosphoricum: Taubheitsgefühl des unteren Gliedes, wenn der Patient sitzt.

Causticum: Schmerzen in der linken Hüfte beim Husten; Kontrakturen der Sehnen mit Steifheitsgefühl; Besserung bei feuchter Witterung und durch Bettwärme.

Colocynthis: Gefühl, als ob die Hüfte ausgekugelt sei; Muskelkontraktur; der Patient fühlt sich besser, wenn er den Oberschenkel zum Abdomen hin anzieht.

Kalium carbonicum: Hüftschmerzen, die zum Knie hin ausstrahlen; Eindruck, als ob das untere Glied lose sei.

Natrium sulfuricum: Bevorzugte Lokalisation in der linken Hüfte; Hüftschmerzen, die zum Knie hin ausstrahlen; Schmerzen, wenn man von einem Stuhl aufsteht oder sich nach vorn überbeugt; Verschlimmerung durch Feuchtigkeit.

Phosphorus: Neigung zur Osteonekrose.

Sulfur: Verschlimmerung beim Gehen (der Patient geht vornübergebeugt); die Füße brennen, der Patient neigt dazu, sie nachts aus dem Bett zu strecken.

KRAMPFADERN: siehe Varizen

KRÄMPFE: siehe Krampussyndrom

KRAMPUSSYNDROM

Cactus grandiflorus: Im Verlauf einer Arteriitis.

Camphora: Im Verlauf eines kardiovaskulären Kollaps.

Chamomilla vulgaris: Bei einem Patienten, der Schmerzen nicht ertragen kann.

Colocynthis: Besserung durch Wärme und wenn das betroffene Glied zusammengekrümmt wird; große Reizbarkeit durch den Schmerz.

Cuprum metallicum: Im Verlauf von Spasmen der Extremitäten oder eines choleriformen Syndroms.

Lycopodium clavatum: Nach den allgemeinen Charakteristika auszuwählen.

Magnesium phosphoricum: Dieselben Symptome wie bei Colocynthis ohne die nervöse Konnotation.

Nux vomica: Heftige Krämpfe; nach den allgemeinen Charakteristika auszuwählen.

Plumbum metallicum: Im Verlauf eines paretischen Syndroms mit Amyotrophie.

Secale cornutum: Im Verlauf eines akuten Arteriensyndroms mit kalten Gliedmaßen.

Sulfur: Nach den allgemeinen Charakteristika auszuwählen.

KRÄTZE: siehe Skabies

KREISLAUFSTÖRUNGEN: siehe Kardiologie

LÄHMUNG: siehe Paralysen

LAMPENFIEBER

Argentum nitricum: Das Lampenfieber verursacht folgende Symptome: *Große Eile* (bei der mündlichen Prüfung möchte der Kandidat als erster befragt werden), Gefühl, als ob man weiche Knie bekommt, Zittern, Diarrhö oder Drang zum Urinieren.

Gelsemium sempervirens: Das Lampenfieber verursacht *Stumpfsinn,* Zittern, Diarrhö.

Lycopodium clavatum: Lampenfieber bei einer intelligenten, stolzen Person, die einen Mißerfolg nicht ertragen kann; durch das Medikament kommt er in den vollen Besitz seiner Handlungsmöglichkeiten.

Silicea: Einer Person zu verschreiben, die man ermutigen muß, damit sie Erfolg hat.

LARYNGITIS

Um die therapeutische Diagnostik zu erleichtern, klassifizieren wir die Medikamente in drei Gruppen: der Laryngismus stridulus des Kindes, die akute Laryngitis und die chronische Laryngitis. Diese Klassifizierung muß indessen nicht als absolut betrachtet werden; so sollten gegebenenfalls alle drei Teile studiert werden.

Der Laryngismus stridulus

Aconitum napellus: Laryngitis stridula mitten in der Nacht, nach einer plötzlich aufgetretenen Erkältung; *trockener, kruppöser Husten,* roter, trockener Hals; *die Haut ist trocken;* das Kind ist unruhig; „das unruhige Fieber von Aconit".

Belladonna: Trockener, roter Hals; Konstriktionsgefühl am Larynx; Schluckschmerzen; „das Fieberdelirium von Belladonna".

Lachesis muta: Laryngitis stridula mit *Berührungsempfindlichkeit des Larynx;* violette Schleimabsonderungen; Schmerzen, die beim Schlucken von warmen Flüssigkeiten verschlimmert werden.

Sambucus nigra: Erstickungshusten mit Schleim im Larynx und expiratorischer Dyspnö; das Kind fährt nachts aus dem Schlaf hoch, in Schweiß gebadet, blaurot im Gesicht und mit großer *Atemnot;* die Nase ist trocken und verstopft; Spasmus und Ödem des Larynx.

Die akute Laryngitis

Allium cepa: Im Verlauf einer Koryza hat der Patient das Gefühl von einem Larynxriß mit respiratorischer Beklemmung und Heiserkeit; Verschlimmerung beim Einatmen von kalter Luft.

Apis mellifica: Larynxödem mit Dyspnö; Gefühl, als ob jeder Atemzug der letzte sei.

Carbo vegetabilis: *Heiserkeit ohne Schmerzen,* aber mit brennendem Gefühl in der Brust; Verschlimmerung am Abend; Phosphorus hat ein ähnliches Bild, aber mit Schmerzen.

Drosera rotundifolia: Heiserkeit mit Kitzel im Larynx (Gefühl von einem Krümel oder einer Feder); heisere Stimme; Bellhusten des Nachts mit Epistaxis, spasmischer Atemnot und Erbrechen; Verschlimmerung durch Essen und Trinken (das Gegenteil: Spongia).

Ferrum phosphoricum: Laryngitis mit kongestiven Fieberzuständen und Epistaxis; „das wellenartige Fieber von Ferrum phosphoricum".

Jodum: Konstriktionsgefühl des Larynx mit Heiserkeit; Krupphusten; Larynxschmerzen, die beim Husten schlimmer werden; der Patient hält sich beim Husten die Kehle.

Phosphorus: Heiserkeit vor allem abends; sehr schmerzhafter und berührungsempfindlicher Larynx; *brennendes Gefühl im Larynx hemmt das Sprechen;* Aphonie.

Spogia tosta: Heiserkeit; trockener, brennender, schmerzhafter und berührungsempfindlicher Larynx; heiserer, kruppöser *Bellhusten;* inspiratorische Dyspnö; der Husten bessert sich durch Essen und Trinken (das Gegenteil: Drosera).

Die chronische Laryngitis

Argentum metallicum: Heiserkeit, Aphonie; Wundheitsgefühl des Larynx, Verschlimmerung durch Sprechen und Husten; der Husten wird durch Lachen schlimmer; reichlicher, leicht löslicher Schleim; stechende Schmerzen in der Brust; chronische Laryngitis der Sänger.

Argentum nitricum: Chronische Heiserkeit; Splittergefühl in der Kehle (Hepar sulfuris calcareum); *ständiges Räuspern;* „die Hast von Argentum nitricum".

Arnica montana: Heiserkeit nach Überbeanspruchung der Stimme (Rhus Toxicodendron).

Arum triphyllum: Bitonale Stimme; beim Sprechen oder Singen *verliert der Patient leicht die Kontrolle über seine Stimmbänder;* gerade wenn er versucht, deutlicher zu sprechen oder lauter zu singen, wird er heiser; dieses Medikament sollten Lehrer, Sänger, Redner und Schauspieler, deren Stimme leicht ermüdet, vor ihren Vorträgen nehmen.

Causticum: Chronische Laryngitis als Folge einer trockenen Erkältung; *verschlimmerte Heiserkeit am Morgen;* trockener Husten mit Besserung, wenn man ein wenig kaltes Wasser trinkt; Aphonie durch *Parese der Stimmbänder.* Wundheitsgefühl im Larynx.

Hepar sulfuris calcareum: Chronische Laryngitis mit Splittergefühl im Hals (Argentum nitricum); Krupphusten bei der geringsten kalten Luft; Verschlimmerung durch Zugluft.

Rhus toxicodendron: Heiserkeit nach längerer Beanspruchung der Stimme (Arnica); Besserung in dem Maße, wie die Person spricht; Verschlimmerung der Heiserkeit durch Feuchtigkeit.

Selenium: Heiserkeit der Sänger, wenn sie zu singen beginnen (Arum triphyllum: im Verlauf des Singens).

Sulfur: Chronische Laryngitis; Aphonie; Schleim in der Brust; nach dem Gesamtbild der Symptome auszuwählen.

Sich wiederholende Laryngitis: siehe Erkältung (Neigung, sich leicht zu erkälten).

LATERALSKLEROSE, AMYOTROPHISCHE

Um das Fortschreiten der Krankheit zu verlangsamen, kann man eines der beiden nachstehenden Medikamente verschreiben:

Cuprum metallicum: Wenn die Krämpfe das Bild beherrschen.

Plumbum metallicum: Wenn die Amyotrophie vorherrscht; Elektivwirkung von Plumbum auf das Cornu anterius der Medulla.

LAUNENHAFTIGKEIT: siehe Benehmen (wechselhafte Stimmung)

LEBENSMITTELVERGIFTUNG

Arsenicum album: Vergiftung durch verdorbene Speisen, Gastroenteritis mit Übelkeit, Erbrechen beim Anblick oder beim Geruch von Speisen; brennende Schmerzen im Magen oder im Abdomen; *entsetzlich stinkende Diarrhö.*

Carbo vegetabilis: Die Fermentation mit Ballonierung der oberen Bauchhälfte verursacht konstriktive Schmerzen und Dyspnö; vorübergehende Erleichterung durch Aufstoßen.

Pyrogenium: Dissoziation von Puls und Temperatur; wegen der sehr starken Gliederschmerzen erscheint das Bett zu hart; außerordentlicher Gestank aller Sekretionen, insbesondere der Diarrhö.

LEBERZIRRHOSE

Aurum metallicum: Mit „der Melancholie von Aurum".

Lachesis muta: Ekchymosen, die Zunge zittert; „die Gedankensprünge von Lachesis".

Lycopodium clavatum: Leberatrophie; „die Dyspepsie mit Flatulenz von Lycopodium". In sehr tiefer Dilution zu geben (CH4 oder 5).

Phosphorus: Biliäre Zirrhose oder Zirrhose durch Alkohol mit der Neigung zu Blutungen. Phosphorus stoppt die Entwicklung einer nicht dekompensierten Alkoholzirrhose, und zwar in dem Maße, wie der Patient aufhört, sich zu vergiften, und wenn der Prothrombinspiegel von über 60% zurückgeht.

LEINER-KRANKHEIT

Die wichtigsten symptomatischen Mittel

Hepar sulfuris calcareum: Rote, sich progressiv ausbreitende Ausschläge; berührungsempfindliche, übelriechende Haut; vor der Verschreibung muß man sich vergewissern, daß keine beginnende Otitis besteht.

Mezereum: Dicke und weiße Krusten, vor allem auf der behaarten Kopfhaut; nachfolgende Schuppung.

Sulfur: Rote, runzlige Haut; der Säugling verträgt kein Waschen mit Wasser; vor der Verschreibung muß man sich vergewissern, daß keine beginnende Otitis besteht.

Die wichtigsten Basismittel

Nachdem der Ausschlag verschwunden ist, gibt man dem Säugling ein nachstehend aufgeführtes Mittel.

Calcium carbonicum: Schädigung der behaarten Kopfhaut; nach dem Gesamtbild der Symptome auszuwählen.

Medorrhinum: Schädigung der Gesäßgegend.

LEISTENBRUCH: siehe Hernia inguinalis

LEUKORRHÖEN

Die wichtigsten symptomatischen Mittel

Acidum nitricum: Ulzeration des Gebärmutterhalses mit ätzenden, grünlichen oder braunen, übelriechenden Leukorrhöen; Genitalkondylome.

Alumina: Transparente, gelbschleimige und *reichlich fließende* Leukorrhöen, „so reichlich, daß sie bis zu den Fersen hinablaufen". Sie sind kräftezehrend und fließen nur tagsüber.

Borax: Die dickflüssigen Leukorrhöen sehen wie Eiweiß aus; Gefühl, als ob heißes Wasser an den Oberschenkeln herabliefe.

Helonia dioica: Leukorrhöen mit Uterusprolaps, Eindruck, den Uterus zu spüren, große Müdigkeit.

Hepar sulfuris calcareum: Metritis mit purulenten Leukorrhöen, die die Vulva reizen.

Jodum: Die Leukorrhöen reizen die Oberschenkel und machen die Wäsche löchrig; Entzündung des rechten Ovariums.

Kalium bichromicum: Gelbe oder grüne, sehr dickflüssige, fadenziehende Leukorrhöen.

Kresotum: *Scharfe, juckende,* mit Blut vermischte, ätzende und übelriechende *Leukorrhöen;* sie machen die Wäsche gelb oder steif. *Die kleinen Schamlippen sind geschwollen;* brennende Schmerzen der Vagina beim Urinieren; Leukorrhöen während der Schwangerschaft.

Mercurius solubilis: Grünliche, mit Blut vermischte und wundmachende Leukorrhöen, die die Genitalschleimhäute reizen; Verschlimmerung in der Nacht; *Metritis oder Ulzeration des Gebärmutterhalses;* Leukorrhöen der kleinen Mädchen.

Die wichtigsten Basismittel

Neben den lokalen Symptomen (die hier beschrieben sind) muß man sie nach ihren allgemeinen Charakteristika auswählen.

Calcium carbonicum: Milchige Leukorrhöen; Leukorrhöen der kleinen Mädchen.

Calcium phosphoricum: Leukorrhöen wie Eiweiß.

Graphites: Leukorrhöen wie Gelee, besonders reichlich morgens, in Güssen.

Lilium tigrinum: Wäßrige, wundmachende, braune Leukorrhöen; Gefühl, als ob die Organe des kleinen Beckens nach unten gedrückt würden mit Retroversio uteri.

Pulsatilla: Cremige, nicht reizende Leukorrhöen; sie fließen, wenn die Person lang ausgestreckt liegt; Leukorrhöen der kleinen Mädchen.

Sepia: Milchige oder gelbe, pruriginöse Leukorrhöen wie Wasser; *Gefühl, als ob die Organe des kleinen Beckens nach unten gedrückt würden;* Basismittel bei *Kandidiasis;* Leukorrhöen nach Geschlechtsverkehr; Leukorrhöen während der Schwangerschaft.

Sulfur: Gelbliche, wundmachende, brennende, hartnäckige Leukorrhöen.

Thuja occidentalis: Grünliche Leukorrhöen mit großer Empfindlichkeit der Vagina; Metritis; anal-genitale Kondylome.
Siehe auch Kandidiasis, Salpingitis.

LICHEN RUBER PLANUS

Die wichtigsten symptomatischen Mittel

Anacardium orientale: Pruriginöse Papeln mit einem nabelförmigen Zentrum.

Antimonium crudum: Hyperkeratosische Läsionen.

Arsenicum album: Trockene, runzlige, schuppige und sehr pruriginöse Papeln; dicke Haut; akuter Lichen mit allgemeinen Symptomen; „die Erschöpfung und Angst von Arsenicum album".

Arsenicum jodatum: Das gleiche Bild wie bei Arsenicum album, aber mit einer größeren Anzahl von Hautschuppen.

Kalium arsenicosum: Konfluierende Papeln; trockene und schuppige Haut mit unerträglichem Juckreiz, der durch Wärme verschlimmert wird (der Juckreiz bei Arsenicum album wird durch Wärme gebessert).

Mercurius solubilis: Schorfiger und wässernder Lichen cutaneus; *Lichen der Schleimhäute,* vor allem Lichen buccalis.

Staphysagria: Lichen mit Pruritus, ändert seine Lokalität in dem Maße, wie man sich kratzt.

Sulfur jodatum: Inveterierter Fall; rote Papeln mit Pruritus; Verschlimmerung durch Wärme.

Die wichtigsten Basismittel

Die psychischen Symptome erscheinen mit der Eruption gleichzeitig. Einer von zwei Lichen-ruber-planus-Fällen hat affektive Ursachen. Wenn man dies berücksichtigt, sollte man vor allem die Möglichkeit studieren, folgende Mittel zu verschreiben: Aurum metallicum, Calcium carbonicum, Lycopodium clavatum, Natrium muriaticum, Sepia, Silicea, Sulfur.

LIPOTHYMIE

Aconitum napellus: Lipothymie im Verlauf eines Fieberzustands, wenn der Kranke versucht, sich in seinem Bett hinzusetzen; sein Gesicht ist rot, wenn er ausgestreckt liegt, es wird blaß, wenn er sich setzt; „das unruhige Fieber von Aconit".

Arsenicum album: Während des Fiebers, Lipothymie bei der geringsten Bewegung; „die Erschöpfung und Angst von Arsenicum album".

China rubra: Lipothymie wegen des Verlustes von wichtigen Körperflüssigkeiten (Hämorrhagie, Diarrhö, usw.).

Coffea: Durch eine mit großer Freude verbundenen Emotion.

Gelsemium sempervirens: Nach einem Zornesausbruch.

Lachesis muta: Im Verlauf eines Anfalls mit Palpitationen und Präkordialschmerzen, oder durch ein heißes Bad.

Moschus: Theatralische Lipothymie bei dem geringsten Anlaß.

Nux vomica: Wegen eines Geruchs; nach den Mahlzeiten.

Pulsatilla: In einem geschlossenen Raum.

LUMBAGO

Die wichtigsten symptomatischen Mittel

Actaea racemosa: Lumbalschmerzen, die von einer uterinen Affektion verursacht sind.

Bryonia alba: Stechende Schmerzen und Lumbalsteifheit; *Verschlimmerung bei der geringsten Bewegung* (der Patient hält sich beim Gehen die Lenden); Besserung durch starken Druck.

Colocynthis: Heftige, krampfartige und sehr lokalisierte Schmerzen; die Ursache ist eine Muskelkontraktur; Besserung durch Wärme und starken Druck.

Dulcamara: Lumbago durch Feuchtigkeit.

Kalium carbonicum: Lumbalgie mit Ausstrahlung zum Gesäß und Schwächegefühl in der Lendengegend; Lumbalgie während der Schwangerschaft, nach der Geburt oder nach einer schweren und verschleppten Krankheit; Asthenie; Gefühl, als ob die unteren Gliedmaßen versagen würden; starke Transpiration.

Nux vomica: *Der Patient muß sich zunächst im Bett hinsetzen, um sich dann umdrehen zu können;* Lumbalgie am Morgen beim Erwachen.

Rhus toxicodendron: *Lumbalsteifheit* und Schmerzen; Verschlimmerung zu Beginn der Bewegung, *Besserung bei längerer Bewegung, auf einer harten Unterlage* (Brett, Rückenlehne) und durch Wärme; Verschlimmerung bei feuchter Witterung.

Ruta graveolens: Lumbalgie wie nach einem Knochenbruch; Empfindung, als ob man geschlagen worden sei; Verschlimmerung am Morgen; Besserung, wenn man auf dem Rücken liegt.

Die wichtigsten Basismittel

Bei chronischer und wiederholter Lumbalgie gibt man eines der nachstehenden Medikamente:

Calcium fluoratum: Chronische Lumbago, Verschlimmerung zu Beginn der Bewegung, Besserung bei längerer Bewegung (Rhus toxicodendron); Besserung durch Wärme.

Calcium phosphoricum: Schmerzen im Sakroiliakalgelenk.

Lycopodium clavatum: Lumbalgie begleitet von „der Dyspepsie mit Flatulenz von Lycopodium".

Natrium muriaticum: Lumbalgie wie nach einem Knochenbruch, Besserung auf einer harten Unterlage (Rhus toxicodendron, Sepia); „die seelische Distanz von Natrium muriaticum".

Phosphorus: Brennende Schmerzen der Wirbelsäule.

Sepia: Besserung der Lumbalgie auf einer harten Unterlage (Natrium muriaticum, Rhus toxicodendron); Schwächegefühl in der Lendengegend; „die Psychasthenie von Sepia".

Sulfur: Lumbalgie, die den Patienten zwingt, vornübergebeugt zu gehen; Verschlimmerung durch Aufrechtstehen.

Siehe auch Arthrose.

LUNGE: siehe Asthma, Bronchitis, Husten, Pleuritis, Pneumonie, atypische, virale Pneumonien

LYMPHANGITIS

Zusätzlich zur Wundbehandlung, der Ausgangsbasis der Infektion, kann man eines der nachstehenden Medikamente auswählen:

Anthracinum: Schwerer Milzbrand mit Lymphangitis; Septikämie.

Apis mellifica: Roséfarbenes Ödem; stechende und brennende Schmerzen, die durch kalte Anwendungen gebessert werden.

Arsenicum album: Lymphangitis um einen Milzbrand herum; brennendes Gefühl, das durch Wärme gebessert wird; Asthenie, Agitation; „die Erschöpfung und Angst von Arsenicum album".

Belladonna: Rote, bei Berührung heiße Haut; „das Fieberdelirium von Belladonna".

Bryonia alba: Lymphangitis der Brust, sie ist induriert, heiß und schmerzhaft.

Bufo: Lymphangitis, die sich aus einem Panaritium mit Adenopathie auf die oberen Gliedmaßen zu entwickelt.

Hepar sulfuris calcareum: Lymphangitis, die sich aus einer kleinen eitrigen Wunde entwickelt; Hypersensibilität bei Berührung.

Lachesis muta: Bläulichrotes Aussehen; große Berührungsempfindlichkeit; schlechter Allgemeinzustand; Neigung zu Hämorrhagien.

Mercurius solubilis: Beträchtliche Adenopathien; „der Mund von Mercurius solubilis", „das Fieber von Mercurius solubilis".

Pyrogenium: Lymphangitis mit Dissoziation von Puls und Temperatur.

Vipera redi: Entzündung der Venen und Kapillaren; Schmerzen der unteren Gliedmaßen mit dem Gefühl, als ob sie wie zum Bersten anschwellen; Verschlimmerung, wenn die Beine herabhängen.

MAGEN: siehe Dyspepsie, Erbrechen, Gastritis, Gastroenteritis, Hernie (Hiatushernie), Übelkeit, Ulcus gastroduodeni

MAGEN-DARMKATARRH: siehe Gastroenteritis

MAGENSCHLEIMHAUTENTZÜNDUNG: siehe Gastritis

MANIE

Die Homöopathie wirkt nur in gewissen Fällen und besonders prophylaktisch, um die Anfälle seltener werden zu lassen.

Hyoscyamus niger: Streitsüchtiges, eifersüchtiges, erotisches und *geschwätziges* Delirium; der Kranke zieht sich aus, hält die Anwesenden zum Narren, schneidet Grimassen und lacht; *er hat Furcht, vergiftet zu werden;* brummelt vor sich hin, macht Karphologiebewegungen.

Phosphorus: Er zieht sich aus, *gerät in Ekstase.*

* **Stramonium:** Der Kranke ist in einem Zustand von Angst und Agitation; Aphonie; Verlangen zu beißen, zu beten; auditive und visuelle Halluzinationen; *Verlangen nach Licht* und Gesellschaft; Durst; *die Augen sind starr und vorgequollen.*

MANISCH-DEPRESSIVES SYNDROM: siehe Depression

MASERN

Belladonna: Rote Eruption; *hohes Fieber,* das ganz plötzlich aufgetreten ist, mit *Durst;* kongestiver Zustand; Zephalaea, Mydriasis; *schon aus einer gewissen Entfernung kann man die strahlende Hitze der Wangen spüren;* der Kranke ist dösig und brummelt vor sich hin oder wird vom Fieberdelirium heimgesucht; Fieberkonvulsionen können hinzutreten; Verschlimmerung durch die Pulsschläge.

Pulsatilla: Mehr *roséfarbene* als rote Eruption; *kein Durst; nicht sehr hohes Fieber;* Otitis; *Katarrh der Schleimhäute* (Ophthalmie, Koryza); Nachwirkungen von Masern.

Sulfur: Bei einem sthenischen Patienten kann eine Dosis in der CH30-Potenz gegeben werden, um Masern, die nicht herauskommen, sichtbar werden zu lassen. Wenn man am Ende der Masernkrankheit eine weitere Dosis gibt, erscheint für etwa ein oder zwei Stunden erneut ein sehr flüchtiger Rash.

Für die asthenischen Patienten siehe die Rubrik Fieber mit Hautausschlägen.

MASTOIDITIS

Aurum metallicum: Knochennekrose; fötide Otorrhö; Ohrensausen mit *zephalischer Kongestion.*

Capsicum annuum: Geschwollener Mastoid und Berührungsempfindlichkeit; Knochennekrose; brennende Schmerzen in den Ohren.

Silicea: Chronische Otorrhö mit Nekrose des Mastoid; Ohrensausen.

MASTOSE: siehe Brust

MELANCHOLIE: siehe Depression *(Aurum)*

MÉNIÈRE-SYNDROM

Chininum sulfuricum: Ohrensausen mit Schwerhörigkeit, Frösteln, Schwindel; große Sensibilität der Rückenwirbel.

Cocculus indicus: Schwindelgefühle mit Übelkeit; Schwerhörigkeit; Gefühl, als ob sich im Hinterkopf abwechselnd etwas öffne und schließe; Verschlimmerung beim Fahren im Wagen.

Glonoinum: Ohrensausen, Taubheit; klopfendes Gefühl der Arterien im Bereich der Ohren; das äußere Ohr ist rot; der Patient weiß nicht mehr, wo er ist.

Natrium salicylicum: Ohrensausen, Taubheit; Schwindelanfall bei dem Versuch, aus dem Bett aufzustehen.

Phosphorus: Zu verschreiben bei zephalischer Kongestion oder Hämorrhagie; andere Symptome des Medikaments sind auszusuchen (Epistaxis, Durst, usw.).

Silicea: Entzündung des Labyrinths; Schwindel, Ohrensausen.

MENINGITIS, VIRALE

Aconitum napellus: Beginn der Meningitis mit „dem unruhigen Fieber von Aconit".

Apis mellifica: Stupor; enzephalitische Schreie; Ungeschicklichkeit; Anurie.

Belladonna: Anfangsstadium; Plötzlichkeit und Heftigkeit der Symptome; Konvulsionen; klopfende Zephalaea; Mydriasis; Licht- und Geräuschempfindlichkeit; Zähneknirschen; „das Fieberdelirium von Belladonna".

Bryonia alba: Die Zephalaea wird durch die geringste Bewegung verschlimmert; krankhafte Kaubewegung; kongestives Gesicht; Stupor; Durst.

Gelsemium sempervirens: Koma; Okzipitalzephalaea; Diplopie; grobe Aussprüche.

Helleborus: Mentaler Torpor, Reaktionslosigkeit des Patienten; Indifferenz; gerunzelte Stirn; starrer Blick; Mydriasis; der Unterkiefer fällt herab; automatische Bewegungen mit dem Kopf oder mit einem Glied; Oligurie oder Anurie.

Stramonium: Starrer Blick mit vorstehenden Augen; Mydriasis; panische Schreie; Konvulsionen; Verlangen nach Licht und Gesellschaft; Anurie.

MENOPAUSE

Lachesis muta: Paßt für Frauen in den Wechseljahren und auch für die, die sich seit der Menopause nicht mehr recht wohl fühlen; *Hitzewallungen mit Schweißausbrüchen; Hyperästhesie der Haut* (wenn die Hitzewallungen auftreten, wirft die Frau die Laken und Bettdecken fort); *großer Lufthunger; spon-*

tane Ekchymosen, Hämorrhagien; Agitation, Zungenfertigkeit seit dem Eintritt des Klimakteriums; Besserung der Beschwerden, wenn die Regeln wieder einsetzen; „die Gedankensprünge von Lachesis".

Sanguinaria canadensis: Hitzewallungen mit umschriebener Rötung der Wangen.

Sepia: Hitzewallungen mit Transpiration, Müdigkeit und Lipothymie; Verschlimmerung durch Emotionen; Traurigkeit, Gleichgültigkeit; „die Psychasthenie von Sepia".

Sulfur: Hitzewallungen, vor allem am Kopf und an den Extremitäten; großer Lufthunger; Leeregefühl im Magen; zu geben, wenn die typischen Symptome der oben genannten Medikamente nicht vorhanden sind.

MENORRHAGIEN

China rubra: Schwächung wegen der Hämorrhagie; blasses Gesicht; Ohrensausen.

Ipecacuanha: Hellrotes Blut mit ständiger Übelkeit.

Sabina: Hellrotes Blut gemischt mit Blutklumpen; die Schmerzen sind den Entbindungsschmerzen ähnlich.

MENSTRUATION: siehe Amenorrhö, Dysmenorrhö, Menorrhagien

MERALGIA PARAESTHETICA: siehe Neuralgie

METRITIS

Mercurius solubilis: Akuter Fall mit uterinen Schmerzen und grünlichen, wundmachenden, sanguinolenten Leukorrhöen; „der Mund von Mercurius solubilis", „das Fieber von Mercurius solubilis".

Sepia: Milchige oder gelbliche, pruriginöse Leukorrhöen; Gefühl, als ob die Organe des kleinen Beckens nach unten gedrückt würden; „die Psychasthenie von Sepia".

Thuja occidentalis: Chronischer Fall mit dickflüssigen, grünlichen Leukorrhöen; Konkomitanz mit uterinen Polypen oder anal-genitalen Kondylomen; „die Typologie von Thuja".

METRORRHAGIEN

Ambra grisea: Blutverlust aus dem geringsten Anlaß (Betätigung, Auspressen von hartem Stuhl).

Belladonna: Hämorrhagien mit heißem Blut.

Calcium carbonicum: Metrorrhagien bei der geringsten geistigen Erregung.

China rubra: Schwächung wegen der Hämorrhagie; blasses Gesicht; Ohrensausen.

Ipecacuanha: Mit Schmerzen in der Umbikalgegend und ständiger Übelkeit.

Lachesis muta: Während der Menopause.

Sabina: Metrorrhagien in Paroxismen, Verschlimmerung bei der geringsten Bewegung; dünnflüssiges Blut mit Klümpchen gemischt; uterine Schmerzen von der Schamgegend bis zum Kreuzbein; drohender Abort.

Trillium pendulum: Metrorrhagien mit leuchtend-rotem Blut alle zwei Wochen; Verschlimmerung bei der geringsten Bewegung; heftige Schmerzen, als ob die Lendengegend auseinanderbrechen wollte, Besserung durch festes Schnüren des Beckens; Lipothymien.

MIGRÄNEN UND ZEPHALAEAE (Zephalalgien)

Die homöopathischen Mittel sind oft die gleichen, trotz des noso-ätiologischen Unterschieds.

Die wichtigsten symptomatischen Mittel

Aconitum napellus: Nachdem man sich einem kalten und trockenen Wind ausgesetzt hat, tritt ganz plötzlich ein Stirnkopfschmerz auf mit kräftiger arterieller Kongestion; Schweregefühl; das Gesicht ist rot, wenn der Kranke ausgestreckt liegt, es ist blaß, wenn er leicht aufgerichtet im Bett sitzt; Schwindelgefühle, wenn er sich von der horizontalen Lage erhebt; Angst; „das unruhige Fieber von Aconit".

Actaea racemosa: Gefühl, als ob das Gehirn vergrößert sei, der Kopf in einer Wolke sei und sich am Scheitel öffnen würde; Besserung durch Kälte; Beschwerden hysterischer Natur, Schwatzhaftigkeit; Gefühl, als ob man durch den Schmerz verrückt würde; wenn der Patient physisch leidet, ist sein geistiges Gleichgewicht besser; Menstruationskopfschmerzen; unregelmäßige Regeln mit uterinen Krämpfen; *je stärker die Monatsblutung ist, um so mehr nehmen die Kopfschmerzen zu und um so ausgeprägter sind die psychischen Beschwerden;* Dorsalgie superior (von D1 bis D3).

Argentum nitricum: Zephalaea, die emotionale Ursachen hat, mit dem Gefühl, als ob der Kopf zu groß sei oder in einem Schraubstock; Besserung durch einen festen Verband; „die Hast von Argentum nitricum".

Belladonna: *Klopfende Zephalaea,* synchron mit dem Puls, ganz plötzlich aufgetreten, mit Rötung des Gesichts und der Lippen; die Hitze strahlt aus, Mydriasis; *Verschlimmerung durch Erschütterung,* Geräusch, Licht, oder Kopfneigung nach vorne; Besserung, wenn der Kopf rückwärts gelehnt ist.

Bryonia alba: Verschlimmerung der Zephalaea bei der geringsten Bewegung, bereits die Augenbewegung genügt; Zephalaea durch den Husten (der Patient hält sich beim Husten den Kopf); Besserung durch starken Druck und Ruhe.

China rubra: Zephalaea, wenn die Monatsblutung stark und kräftezehrend war; auch im Fall von Anämie; klopfende Zephalaea mit Empfindlichkeit der behaarten Kopfhaut bei leichter Berührung (Ferrum metallicum); Besserung durch starken Druck.

Cocculus indicus: Okzipital-Zephalaea (Gelsemium) mit dem Gefühl, als ob sich etwas im Hinterkopf abwechselnd öffne und schließe; *Schwindelgefühl,* Gefühl der Leere im Kopf; Verschlimmerung durch Bewegung (in einem Beförderungsmittel) oder beim Anblick von Bewegungen; Ameisenlaufen und Parese, die Spasmophilie auslösen; *geistiger Torpor;* Verschlimmerung während der Regeln.

Cyclamen europaeum: Ophthalmische Migräne mit verschiedenfarbigem Flimmern und schwarzen Flecken, Schwindel, vor allem während der Regeln.

Ferrum metallicum: Zephalaea mit kongestiven Wallungen bei einem anämischen Patienten; Hämmern (Natrium muriaticum); große Empfindlichkeit der behaarten Kopfhaut (China rubra); pseudoplethorisches Aussehen: bei einer Anstrengung wird der Kranke rot, aber in Wirklichkeit hat er eine Anämie.

Gelsemium sempervirens: Zephalaea, vorangegangene Augenbeschwerden; *okzipitale Lokalisation* (Cocculus indicus); Konkomitanz mit zervikalen Schmerzen; dunkelrotes Gesicht; geistiger Stupor, *Verlangen, in Ruhe gelassen zu werden; herabfallende Augenlider;* Zittern; Besserung, wenn der Kopf hochgehalten wird; die Zephalaea endet mit einer reichlichen Emission von hellem Urin (Ignatia); „der Stumpfsinn von Gelsemium".

Glonoinum: Heftige Hyperämie, vor allem als Folge einer *Insolation* (die auch schon vor mehreren Jahren passiert sein kann, AH), oder eines Hitzschlags; drohender Iktus; *wellenartiger Blutandrang zum Kopf;* pulsierende Zephalaea, das Klopfen der Karotiden erfolgt synchron mit dem Puls, Gefühl, als ob der Kopf zu groß sei, *Gedankenverwirrung* (der Kranke erkennt nicht den Ort, an dem er sich befindet); Verschlimmerung durch Wärme, Emotionen und Sonne; Besserung, wenn er sich abdeckt, und im Freien.

Ignatia amara: Zephalaea als Folge einer Widerwärtigkeit, sie endet mit einer reichlichen Emission von hellem Urin (Gelsemium); Zephalaea, als ob ein Nagel in den Kopf geschlagen sei (Nux vomica, Thuja); *Verschlimmerung durch Gerüche,* vor allem durch Tabak und Kaffee; „die widerspruchsvollen Symptome von Ignatia".

Iris versicolor: *Beginn mit Sehstörungen* (Phosphen, Schleier vor den Augen, Amaurose); Stirnkopfschmerz mit Übelkeiten; Konkomitanz mit brennendem Gefühl im Verdauungskanal (Mund, Speiseröhre, Magen); *saures und bitteres Erbrechen;* Migräne an Ruhetagen.

Kalium bichromicum: Stirnkopfschmerz, vorangegangene Sehstörungen; Knochenschmerzen, die sich an bestimmten Stellen wie Punkte festsetzen; Schmerzen, die durch Essen gebessert werden (Sepia).

Melilotus alba: Klopfende, kongestive Zephalaea mit Völlegefühl im Kopf; die Augen sind von Blut injiziert, das Gesicht ist rot, die Füße sind kalt; die Zephalaea endet mit Nasenbluten oder anderen Blutungen.

Phosphorus: Kongestive Zephalaea mit dem Gefühl brennender Hitze, die die Wirbelsäule heraufzukommen scheint (vor allem zwischen den Schulterblättern); Hypersensibilität gegen Gerüche während der Migräne; Hunger vor oder nach der Migräne; Beklemmungs- und Angstzustände; Verlangen nach Gesellschaft; allgemeine Neigung zu Hämorrhagien.

Sanguinaria canadensis: Kongestive Zephalaea mit Blutandrang zum Kopf; Hitzewallungen; schlaffe temporale Venen; *umschriebene Röte der Wangen;* die Zephalaea beginnt im Hinterkopf, strahlt nach vorn aus und setzt sich schließlich *über dem rechten Auge* fest; dazu Pseudohunger und Abneigung gegen Speisen; galliges Erbrechen; Besserung durch Aufstoßen; periodische Zephalaea (alle acht Tage); Blutandrang in die Handflächen und Fußsohlen.

Spigelia anthelmia: Die Zephalaea beginnt am Hinterkopf, strahlt nach vorn aus und setzt sich schließlich *über dem linken Auge* fest; leichte Kopfschmerzen am Morgen, maximale zu Mittag, und im Verlauf des Nachmittags nimmt die Intensität ab; Palpitationen.

Zincum metallicum: Zephalaea im Verlauf eines Fiebers mit Hautausschlag, der nicht so recht herauskommt.

Die wichtigsten Basismittel

Aurum metallicum: Kongestive Wallungen, rotes Gesicht im Verlauf eines organischen Hypertonie-Syndroms oder eines melancholischen Syndroms; horizontale Hemianopsie; Verschlimmerung in der Nacht.

Calcium phosphoricum: Zephalaea durch geistige Arbeit bei Jugendlichen in der Wachstumsperiode; Schmerzen vor allem im Bereich der Knochensuturen.

Lachesis muta: Klopfende Zephalaea, die links lokalisiert ist oder sich von links nach rechts entwickelt; Gefühl, als ob der Kopf platzen würde, bläulichrote Wangen; Gefühl, als ob die Augen nach hinten gezogen würden; Verschlimmerung beim Erwachen (die Zephalaea beginnt während des Schlafs); Zephalaea, nachdem man sich der Sonne ausgesetzt hat (Glonoinum); Schwindelgefühl mit Verschlimmerung beim Schließen der Augen; Besserung durch nasale Absonderung oder durch die Monatsblutung; Menopause; „die Gedankensprünge von Lachesis".

Lycopodium clavatum: Klopfende Zephalaea mit Hemianopsie (der Patient sieht nur die linke Hälfte der Gegenstände); Zephalaea, wenn der Patient die genaue Tischzeit verpaßt; „die Dyspepsie mit Flatulenz von Lycopodium".

Natrium muriaticum: Hämmernde Zephalaea (Ferrum metallicum), vorausgegangen sind Sehstörungen, Tränenfluß, Durst; Verschlimmerung am Strande und in der Sonne; Landkartenzunge; Herpes; „die seelische Distanz von Natrium muriaticum".

Natrium sulfuricum: Zephalaea mit Hypersalivation, bitterem Geschmack im Munde, galligem Erbrechen und galliger Diarrhö; Folge von Schädeltrauma. Gutes Medikament, um einen Migränefall zu beginnen, wenn Natrium muriaticum indiziert ist; verhindert eine Verschlimmerung (AH).

Nux vomica: Zephalaea mit dem Gefühl, als ob ein Nagel in den Kopf geschlagen sei (Ignatia, Thuja), der Patient ißt und trinkt im Übermaß, auch zuviel Alkohol, Tabak und Kaffee; rote Wangen; belegte Zunge hinten in der

Mitte; Gicht; Hämorrhoiden; spasmische Obstipation; „die Reizbarkeit von Nux vomica“.

Psorinum: *Vor der Migräne fühlt sich der Patient außerordentlich wohl und hat Heißhunger;* auch während der Migräne hat er Hunger. Wenn man diese Symptome – oder eines von ihnen – feststellt, ist Psorinum systematisch zu geben; das genügt oft, um den Fall abzuschließen (AH); anderenfalls muß man das Basismittel geben und dabei das Gesamtbild der chronischen Symptome berücksichtigen. Alternieren von Migräne mit Ekzem.

Pulsatilla: Kongestive Stirnkopfschmerzen mit Tränenfluß; Zephalaea, nachdem man zu fett gegessen oder sich den Magen überladen hat; Verschlimmerung durch geistige Arbeit und Wärme; „die Fragilität von Pulsatilla“.

Sepia: Klopfende Zephalaea über der linken Augenhöhle, Besserung im Dunkeln und durch Essen (oder mit Abneigung gegen Speisen); *schwere Augenlider,* Ringe um die Augen, fahler Teint, *Asthenie;* ausgesprochen prämenstruelles Syndrom; katameniale Zephalaea; „die Psychasthenie von Sepia“.

Silicea: Chronische Zephalaea am Morgen mit okzipitaler Lokalisation und Frösteln; *Besserung, wenn man den Kopf warm einwickelt;* Demineralisation; übelriechender Fußschweiß; intelligenter Patient, aber ohne Selbstvertrauen; „der Mangel an Energie von Silicea“.

Sulfur: Hitzegefühl am Vertex; klopfende, periodische Zephalaea; Übermaß an vitaler Wärme; Hypertonie; Diabetes; Ideen von Größe und Erhabenheit; Verlangen nach fetten Speisen, Süßigkeiten und Alkohol; verschiedene Eruptionen; „die Jovialität von Sulfur“.

Thuja occidentalis: Gefühl von einem Nagel im Kopf (Ignatia, Nux vomica); Verschlimmerung durch Tee; „die Typologie von Thuja“.

Die wichtigsten klinischen Formen der Zephalaeae und Migränen

Zephalaeae der Studierenden: Calcium phosphoricum, Natrium muriaticum.

Menstruationszephalaeae: Actaea racemosa, China rubra, Glonoinum, Sepia.

Ophthalmische Migränen: Cyclamen, Gelsemium sempervirens, Iris versicolor, Kalium bichromicum, Natrium muriaticum.

Siehe auch Sinusitis.

MILCHSCHORF

Die wichtigsten symptomatischen Mittel

Je nach dem Symptom, das vorherrscht, gibt man eines der nachstehenden Medikamente (im Zweifelsfall kann man sie assoziieren):

Hepar sulfuris calcareum: Übler Geruch der behaarten Kopfhaut.

Mezereum: Nässende Eruption; Pruritus.

Rhus toxicodendron: Eruption mit einer umgebenden roten Entzündung.

Die wichtigsten Basismittel

Anschließend gibt man einige Dosen von einem der nachstehenden Mittel, um das Terrain zu behandeln.

Calcium carbonicum: Dralles, blasses, pausbäckiges und ruhiges Kind.

Lycopodium clavatum: Aufgewecktes Kind, das seinem Alter voraus ist.

Sulfur: Rotes, unruhiges, joviales Kind.

MILZBRAND: siehe Hautinfektion

MITTELOHRENTZÜNDUNG: siehe Otitis

MONONUCLEOSIS INFECTIOSA

Die wichtigsten Mittel des Mononukleose-Syndroms

Kalium bichromicum: Grüne Schleimfäden auf den Mandeln; Ulzerationen.

Mercurius solubilis: Adenopathien; „der Mund von Mercurius solubilis", „das Fieber von Mercurius solubilis".

Phytolacca americana: Dunkelroter Rachen; Schmerzen an der Zungenwurzel, die zu den Ohren ausstrahlen, wenn der Patient schluckt; Myalgien.

Um die Nachwirkungen der Asthenie zu bekämpfen, sind dem Patienten die Basismittel zu geben. Dies sind oft *Natrium muriaticum* oder *Sepia.*

MUMPS

Belladonna: Roter und geschwollener Ohrspeicheldrüsenbereich; „das Fieberdelirium von Belladonna".

Lachesis muta: Hypersensibilität bei Berührung des Ohrspeicheldrüsenbereichs.

Mercurius solubilis: Schwellung der Parotis; „der Mund von Mercurius solubilis".

Phosphorus: Pankreatische Metastase.

Pulsatilla: Metastasen (Oophoritis, Orchitis, Mammitis).

Rhus toxicodendron: Parotitis mit rotem Dreieck auf der Zungenspitze; Herpes.

Siehe auch Meningitis, virale.

MUND: siehe Aphten, Kandidiase, Gingivitis, Glossitis, Zähne

MUSKELKRÄMPFE: siehe Krampus-Syndrom

MYKOSE

Hautmykose, Pityriasis versicolor

Arsenicum album: Schuppige Läsionen.

Sepia: Runde Flecken von zirzinärem Aussehen.

Darmmilzbrand

Mercurius solubilis: Diarrhö mit Tenesmus; „der Mund von Mercurius solubilis".

Mykose unguicularis: siehe Nägel

Vaginalmykose: siehe Kandidiase

MYXÖDEM

Zur hormonalen Substitutionsbehandlung kann man eines der nachstehenden Medikamente hinzufügen.

Calcium carbonicum: Kropf; Bradypsychismus; verschiedene Befürchtungen; vorzeitige und reichliche Monatsblutungen; Transpiration der behaarten Kopfhaut.

Graphites: Ängstlicher, trauriger, unentschlossener Patient; dickleibig, fröstelnd; die Regeln sind spärlich und verspätet.

Thuja occidentalis: Nachlassen der geistigen Funktionen; Neigung zu verschiedenen Wucherungen; „die Typologie von Thuja".

NACHTANGST: siehe Pavor nocturnus

NÄGEL

Antimonium crudum: Verdickte, *brüchige Nägel, die nicht nachwachsen;* Mykose unguicularis.

Causticum: Warzen an und unter den Nägeln.

Conium maculatum: Gelbe Nägel.

Graphites: Verdickte, verformte, eingewachsene, rissige und *brüchige Nägel (aber sie wachsen nach);* Mykose unguicularis.

Silicea: Weiße Flecken auf den Nägeln.

Thuja occidentalis: Eierschalennägel, wellige (horizontal) und geriffelte (vertikal) Nägel.

NARBEN

Causticum: Narbe, die schmerzhaft wird, besonders eine alte Brandwunde; eine Wunde, die nicht heilen will.

Graphites: Keloiden; alte, erhöhte Narben; prophylaktisch bei Verwundungen oder nach einem chirurgischen Eingriff zu geben, und wenn man weiß, daß der Kranke zu Keloid-Narben neigt.

Lachesis muta: Eine Narbe öffnet sich, wird rot, blutet und wird schmerzhaft.

Silicea: Keloiden; nach den allgemeinen Charakteristika zu verschreiben.

NASENSCHLEIMHAUTENTZÜNDUNG: siehe Koryza

NEPHRITIS, AKUTE

Im Fall einer akuten Nephritis kann man sich nicht ausschließlich auf eine homöopathische Behandlung beschränken, und zwar wegen der Gefahr eines Irrtums in der Wahl des Simile. Bestimmte Medikamente wären zwar schon allein wirksam, aber vorsichtshalber verbindet man sie mit der klassischen Behandlung. Dieses Verfahren wird dazu beitragen, Komplikationen zu verhüten.

Aconitum napellus: Nephritis a Frigore; Medikament für den Anfang mit spärlichem, heißem, schmerzhaftem Urin; Agitation, „das unruhige Fieber von Aconit".

Apis mellifica: Schlagartig aufgetretenes Ödem, an den Augenlidern lokalisiert oder generalisiert; kein Durst; Oligurie oder Anurie; Albuminurie; Atemnot; es ist das typische Medikament bei Glomerulonephritis; wenn man im Zweifel ist, welches Medikament man verordnen soll, dann gibt man systematisch Apis mellifica zusätzlich zur klassischen Behandlung.

Arsenicum album: Ödem; Oligurie, brennender Urin, Albuminurie; Durst mit Verlangen nach kaltem Wasser in kleinen Mengen (Apis hat keinen Durst), blasse, wachsartige Haut; Abmagerung, Asthenie, Agitation (während Apis apathisch ist); „die Erschöpfung und Angst von Arsenicum album".

Mercurius corrosivus: Spärlicher, dunkler, blutiger, albuminöser Urin; Tenesmus; Nachtschweiß; „der Mund von Mercurius solubilis", „das Fieber von Mercurius solubilis"; bei Mercurius corrosivus findet man sie wieder; dieses Medikament ist dem Tubulonephritis-Syndrom am ähnlichsten.

Serum anguillae: Albuminurie und Oligurie ohne Ödem; in tiefer Potenz zu verwenden (DH 3).

In bezug auf die *Pyelonephritis* siehe Harnwegsinfektion.

NEPHRITIS, CHRONISCHE

Bei chronischer Niereninsuffizienz kann man zusätzlich zur Behandlung eines der nachstehenden Medikamente geben.

Arsenicum album: Blasse, wachsartige Haut; Ödem; erhöhte Urea; Albuminurie; Abmagerung.

Phosphorus: Albuminurie; Hämaturie; Retinitis.

Plumbum metallicum: Albuminurie; Zylindrurie; Hämaturie. Die Urindichte ist unterhalb des Normalen; Hypertonie; Anämie; Muskelatrophie.

NEPHROTISCHES SYNDROM

Zusätzlich zur klassischen Nachkontrolle kann man eines der folgenden Medikamente geben.

Die wichtigsten symptomatischen Mittel

Apis mellifica: Ödem; Albuminurie; Oligurie; kein Durst.

Arsenicum album: Albuminurie; Durst; Blässe (mit oder ohne Anämie); Asthenie; Frösteln; Agitation.

Phosphorus: Bei Komplikationen des purpuraähnlichen Types.

Die wichtigsten Basismittel

Das Basismittel des Patienten ist unerläßlich. Am häufigsten findet man folgende:

Calcium carbonicum: Apathie, Langsamkeit; wiederholte Infektionen der Luftwege; Kopfschweiß; Dickleibigkeit.

Natrium muriaticum: Anämie, Abmagerung, Verlangen nach Salz; „die seelische Distanz von Natrium muriaticum".

Silicea: Alles eitert leicht; übelriechender Fußschweiß; „der Mangel an Energie von Silicea".

NEPHROLOGIE, UROLOGIE: siehe Harngrieß, Harnwegsinfektion, Nephritis, Nephrotisches Syndrom, Nierenkolik, Polypen (Vesica), Prostatahypertrophie

NERVÖSE ERSCHÖPFUNG: siehe Depression

NEURALGIEN

Zervikobrachialneuralgie: Zu verwenden sind die Medikamente, die unter der Rubrik Ischias empfohlen sind.

Gesichtsneuralgie

Aconitum napellus: Akute, schlagartig auftretende, unerträgliche Schmerzen mit Ameisenlaufen; Folge einer trockenen Erkältung; Agitation, Angst und Beklemmung.

Belladonna: Heftige und klopfende Schmerzen; Anfang und Ende treten ganz plötzlich ein; rotes Gesicht; Mydriasis; Muskelzucken; Verschlimmerung durch Bewegung und durch die Zuckungen.

China rubra: Schlimmer durch die geringste Berührung, besser durch starken Druck.

Colocynthis: Krampfartige Schmerzen, die durch Wärme und starken Druck gebessert werden; Reizbarkeit wegen der Schmerzen.

Dulcamara: Gesichtsneuralgie durch feuchtes Wetter; Gefühl von lokaler Kälte.

Magnesium phosphoricum: Das gleiche Bild wie bei Colocynthis, ohne die nervöse Konnotation.

Mezereum: Gesichtsneuralgie mit tiefsitzenden Schmerzen und Verschlimmerung durch Essen und nachts; Neuralgie nach der Suppression einer Eruption.

Spigelia anthelmia: Heftige Schmerzen mit Tränenfluß; Verschlimmerung durch Bewegung und Geräusche; als Zahnschmerzen erscheinen sie nur, in Wirklichkeit stehen sie im Zusammenhang mit einer Gesichtsneuralgie.

Verbascum thapsus: Schmerzen im zygomatischen Bereich; zermalmendes Gefühl im Kiefergelenk, als ob die Nerven mit Zangen zusammengequetscht würden, mit Tränenfluß und Rhinorrhö; die Anfälle kommen immer zu einer bestimmten Zeit wieder.

Interkostalneuralgie

Belladonna: Heftige und klopfende Schmerzen; Anfang und Ende erfolgen ganz plötzlich; Verschlimmerung durch Bewegung und durch die Zukkungen.

Bryonia alba: Stechende Schmerzen, die durch absolute Ruhigstellung und starken Druck gebessert werden; Verschlimmerung durch die Respiration, durch Husten und Bewegung.

Ranunculus bulbosus: Verschlimmerung durch Berührung, Kleiderdruck, Atmung, Gewitter; Folge von Herpes zoster.

Siehe auch Ischias.

NEUROLOGIE: siehe Enzephalitis, Epilepsie, Fieberkrämpfe, Guillain-Barré-Syndrom, Meningitis virale, Neuralgien, Paralysen, Poliomyelitis, Schwindel

NEUROM

Hypericum perforatum: Vom Neurom aus ziehen die Schmerzen den Nerv entlang aufwärts.

NIERENKOLIK

Die Verschreibung von klassischen Antispasmodika ist nicht logisch – ausgenommen sind Fälle mit hochakuten Schmerzen –, denn diese Medikamente verhindern die Progression des verantwortlichen Nierensteins. Die homöopathische Behandlung ist weniger spektakulär und nicht so direkt in der Wirkung, aber sie ermöglicht die Eliminierung von allen Nierensteinen, die nicht in der Niere eingeschlossen sind. Mit der homöopathischen Behandlung wird auch der Harngrieß ausgeschieden. Man wird übrigens feststellen, daß sich der Sitz des Schmerzes progressiv zum kleinen Becken hin verlagert. Eines der nachstehenden Mittel ist in tiefer Dilution zu geben (CH4 oder 5) und häufig zu wiederholen (alle 15 Minuten, oder alle 60 Minuten, je nach der Intensität der Schmerzen). Im Zweifelsfall läßt man zehn Streukügelchen der Medikamente, die indiziert erscheinen, in einem großen Glas Wasser auflösen und gibt einen Kaffeelöffel voll nach dem gleichen Rhythmus.

Belladonna: Plötzlicher und unvermuteter Anfall; Verschlimmerung durch die Zuckungen; spärlicher Urin mit Tenesmus.

Berberis vulgaris: Brodelnde Schmerzen im Nierenlager, die zum Abdomen, zur Blase und zur Harnröhre ausstrahlen; Tenesmus, ziegelrotes Sediment im Urin.

Calcium carbonicum: Nierenkolik bei einem Calcium-carbonicum-Patienten (siehe Materia medica).

Colocynthis: Schmerzen mit Erleichterung, wenn sich der Patient zusammenkrümmt, durch Wärme oder starken Druck; Reizbarkeit durch die Schmerzen.

Dioscorea villosa: Krampfartige Schmerzen, die zu den Hoden ausstrahlen, Besserung, wenn man sich gerade aufrichtet oder nach hinten beugt.

Lycopodium clavatum: Schmerzen, die zur Blase ausstrahlen; roter Sand im Urin (Urate); Schädigung vor allem auf der rechten Seite.

Magnesium phosphoricum: Krampfartige Schmerzen mit Erleichterung, wenn sich der Patient zusammenkrümmt, durch Wärme und durch starken Druck; das gleiche Bild wie bei Colocynthis ohne die nervöse Konnotation.

Nux vomica: Linkslage nicht möglich; ständiges Bedürfnis zu urinieren; die Miktion erfolgt tropfenweise; Schmerzen strahlen zu den Genitalorganen aus.

Ocimum canum: Nierenkolik mit beträchtlichem Erbrechen; roter Sand im Urin nach der Krise.

Pareira brava: Ständiger Harnzwang, Schmerzen entlang dem Harnleiter; sie strahlen zur Eichel, zur Leistengegend und zum Oberschenkel aus; um zu urinieren, nimmt der Patient eine genu-pektorale Stellung ein; Hämaturie.

Sarsaparilla: Nierenkolik, die durch Migration eines Nierensteins oder durch Urinschlamm verursacht ist; Urethralschmerzen am Ende der Miktion; Hämaturie.

Solidago virga aurea: Empfindlichkeit der Nierenlager bei Druck; Dysurie; der Urin riecht schlecht, obwohl er klar ist.

OBSESSION

Arsenicum album: Peinliche Sorgfalt; Geiz; der Arsenicum-album-Patient ist gut gekleidet, er hat sorgfältig geführte Krankenblätter; gewählte Sprache.

Hyoscyamus niger: Obsessionelle Eifersucht.

Ignatia amara: Neigung zum Wiederkäuen; Zwang, sich mit anwesenden Personen zu streiten; „die widersprüchlichen Symptome von Ignatia".

Natrium muriaticum: Wichtigstes Medikament bei Zwangsneurose (AH); Neigung zum Wiederkäuen und zur Verifikation; der Patient schließt sich sehr von der Außenwelt ab, „die seelische Distanz von Natrium muriaticum".

Staphysagria: Ständig sexuelle Vorstellungen; Neigung zur mehr oder weniger unterdrückten Empörung; „die Verdrängung von Unlustgefühlen von Staphysagria".

Thuja occidentalis: Im Gegensatz zu den üblichen Darstellungen ist es nicht „*das*" Medikament der Obsession (AH); die „fixen" Ideen, von denen die Materiae medicae sprechen, entsprechen besonders der Tatsache, daß sich der Geist wegen seiner *Langsamkeit* auf ein bestimmtes Thema „fixiert"; bei dem Myxödem findet man eine ähnliche Verlangsamung der geistigen Funktionen; „die Typologie von Thuja".

OBSTETRIK: siehe Brust (-abszeß), Depression (postnatale), Entbindung, Schwangerschaft

OBSTIPATION

Einige symptomatische Mittel bei Obstipation

Es ist sehr schwierig, die Obstipation mit Homöopathie zu behandeln, denn die meisten Mittel der Materia medica könnten passen. Darüber hinaus verursacht „die Pille am Abend" eine Irritation oder Erschlaffung des Darmes, hindert die Beobachtung der spontanen Symptome, und die Suppression hat einen Nozebo-Effekt. Trotzdem gebe ich hier einige Indikationen, die in frischen Fällen zum Erfolg führen.

Alumina: Der Patient muß für die Defäkation große Anstrengungen machen, selbst für einen weichen Stuhl; die Stühle sind tonartig und adhärent; Trockenheit der Intestinalschleimhaut; Obstipation der Kinder.

Bryonia alba: Wegen der Trockenheit der Intestinalschleimhaut besteht überhaupt kein Bedürfnis zur Stuhlentleerung; Zephalaea, wenn der Patient verstopft ist.

Collinsonia: Obstipation und Hämorrhoiden, die während der Schwangerschaft bluten.

Graphites: Umfangreiche, mit Schleim bedeckte Stühle; Analfissur mit Analschmerzen nach dem Stuhlgang.

Ignatia amara: Obstipation auf Reisen; „die widersprüchlichen Symptome von Ignatia".

Lycopodium clavatum: Spasmische Obstipation, analspasmusartig; Konkomitanz mit Hämorrhoiden; „die Dyspepsie mit Flatulenz von Lycopodium".

Nux vomica: *Die Bedürfnisse zur Stuhlentleerung sind nur scheinbar und wirkungslos,* verursacht sind sie durch die Unregelmäßigkeit der Peristaltik mit dem Eindruck, als ob der Darm niemals geleert worden sei; Konkomitanz mit Hämorrhoiden; Patient sitzender Lebensweise; eventuell „die Reizbarkeit von Nux vomica“.

Opium: Wegen Darmträgheit besteht überhaupt kein Bedürfnis zur Stuhlentleerung; harte, trockene und schwarze Kotballen.

Platina: Obstipation auf Reisen; die Stühle haften am Rektum.

Silicea: Fehlende Expulsivkraft des Rektums; der Stuhl kommt heraus und geht dann teilweise wieder zurück.

Sulfur: Komplementärmittel der Nux-vomica-Wirkung; Eindruck, als ob der Darm niemals geleert sei; Alternieren von Diarrhö und Obstipation; Rötung und Brennen des Anus; Hämorrhoiden; plethorischer Patient; „die Jovialität von Sulfur“.

ODONTALGIE: siehe Zähne

ÖSOPHAGITIS

Arsenicum album: Brennende Schmerzen im Verlauf einer Gastritis; Übelkeit; saures Erbrechen; „die Erschöpfung und Angst von Arsenicum album“.

Cantharis: Die Kehle brennt wie Feuer; obwohl man starken Durst hat, ist es unmöglich, etwas zu trinken.

Iris versicolor: Ösophagitis und Brennen im ganzen Verdauungskanal mit Hyperazidität.

Lycopodium clavatum: Brennende Eruktationen; „die Dyspepsie mit Flatulenz von Lycopodium“.

Mercurius corrosivus: Heftige Entzündung mit dem gleichen Mund wie „der Mund von Mercurius solubilis“.

Phosphorus: Brennen in der Speiseröhre; Durst, Verlangen nach eisgekühltem Wasser; Regurgitation von Speisen.

Rhus Toxicodendron: Ösophagitis mit Schmerzen zwischen den Schultern beim Schlucken.

Robina: Ösophagitis wegen sehr saurem Erbrechen im Verlauf von Stirnkopfschmerzen.

Sulfuricum acidum = Acidum sulfuricum: Ösophagitis bei chronischem Alkoholismus.

OHRENSAUSEN: siehe Ohrgeräusche

OHRGERÄUSCHE

Actaea racemosa: Starkes Ohrensausen, der Patient hat den Eindruck, verrückt zu werden.

Causticum: Die Töne hallen im Kopf als Echo wider (Phosphorus); Ohrensausen mit Taubheit, Paralyse des achten Schädelbasispaares.

China rubra: Rauschen in den Ohren mit temporaler Zephalaea nach einer Hämorrhagie.

Chininum sulfuricum: Ohrensausen mit Taubheit, Frösteln, Schwindel.

Glonoinum: Rauschen in den Ohren, das von einer zephalischen Kongestion herrührt; das Herzklopfen wird im Kopf wahrgenommen; möglicherweise die Folge einer Insolation.

Graphites: Ohrensausen mit Schwerhörigkeit und Besserung durch Geräusche.

Kalium jodatum: Ohrensausen im Verlauf einer Koryza mit Stirnhöhlenschmerzen.

Lachesis muta: Ohrensausen, das durch einen Katarrh der Eustachischen Röhre verursacht ist, und zwar wenn die Absonderung unzeitig aufhört: Gefühl, als ob das Ohr verstopft sei.

Phosphorus: Die Töne hallen im Kopf als Echo wider (Causticum); Taubheit in bezug auf die menschliche Stimme; Palpitationen; Schwindel.

Sanguinaria canadensis: Ohrensausen zur Zeit der Menopause mit Rötung der Wangen und klopfender Zephalaea.

Sulfur: Ohrgeräusche mit Blutandrang zu den Ohren; die Ohren sind rot.

Siehe auch Ménière-Syndrom.

OPHTHALMOLOGIE: siehe Chalazion, Glaukom, Herpes, Hordeolum, Katarakt, Konjunktivitis, Kornea, Retina

ORCHITIS

Aconitum napellus: Harter, geschwollener, schmerzhafter Hoden; „das unruhige Fieber von Aconit".

Belladonna: Harter und zusammengezogener Hoden; „das Fieberdelirium von Belladonna".

Clematis erecta: Harter, zusammengezogener, schmerzhafter Hoden; Verschlimmerung durch Bettwärme; Orchitis mit Irritation der Urethra; Folge von Gonorrhö.

Hamamelis virginiana: Sich hinziehende Orchitis mit empfindlichem, heißem und geschwollenem Hoden; Skrotumschweiß; Varikozele.

Pulsatilla: Akute Orchitis mit großem, schmerzhaftem und zusammengezogenem Hoden; Entzündung des Samenstrangs und Epididymitis; Mumps-Orchitis-Metastase oder Folge von Gonorrhö.

Rhododendron: Chronische Orchitis mit Neigung zur Atrophie; Empfindung, als seien die Hoden wie gequetscht; Epididymitis.

Spongia tosta: Harter und geschwollener Hoden; Empfindung von lokaler Hitze; chronische oder sich hinziehende Orchitis.

OTITIS

Die wichtigsten symptomatischen Mittel bei akuter Otitis

Aconitum napellus: Folge einer Erkältung; *heftige Schmerzen;* rotes Trommelfell; *ganz plötzlich auftretende Beschwerden, Verschlimmerung in der Nacht;* hohes Fieber mit trockener Haut; „das unruhige Fieber von Aconit".

Arsenicum album: Übelriechende und wundmachende Absonderung; brennende Schmerzen.

Belladonna: Plötzlich auftretende, heftige, klopfende Schmerzen; rotes Trommelfell; Verschlimmerung der Schmerzen durch Geräusche; hohes Fieber; „das Fieberdelirium von Belladonna".

Capsicum annuum: Vereiterte Otitis; prophylaktisch für Mastoiditis.

Chamomilla vulgaris: Heftige, unerträgliche Schmerzen, *Erleichterung, wenn das Kind getragen wird;* heißer Kopfschweiß; rote Wange auf der Seite der Otalgie.

Ferrum phosphoricum: Kongestives Trommelfell; Katarrh der Eustachischen Röhre; „das wellenartige Fieber von Ferrum phosphoricum".

Hepar sulfuris calcareum: Übelriechende Mittelohrvereiterung; kleine Bläschen im Gehörgang, die durch den Eiter verursacht sind; Verschlimmerung durch Zugluft und Berührung.

Mercurius solubilis: Mittelohrvereiterung; gelbe Otorrhö, Verschlimmerung in der Nacht; Schwerhörigkeit; „der Mund von Mercurius solubilis", „das Fieber von Mercurius solubilis".

Pulsatilla: Katarrhalische Otitis mit rotem Trommelfell; zugleich vereiterte Otitis mit *dickflüssigem,* gelbem oder gelb-grünlichem *Eiter,* auf jeden Fall *nicht reizend;* Gefühl, als ob das Ohr verstopft sei; das äußere Ohr ist heiß und rot; Folge von Masern.

Rhus toxicodendron: Bläschen auf dem Trommelfell; rotes Dreieck auf der Zungenspitze.

Die wichtigsten klinischen Formen

Die katarrhalische Otitis

Üblich sind folgende Medikamente: Aconitum napellus, Belladonna, Ferrum phosphoricum, Pulsatilla.

Die vereiterte Otitis

In der Materia medica sind vor allem folgende Medikamente zu studieren: Arsenicum album, Hepar sulfuris calcareum, Mercurius solubilis, Pulsatilla.

Katarrh der Eustachischen Röhre

Ferrum phosphoricum: Im Verlauf einer akuten Otitis (siehe oben).

Kalium muriaticum: Chronischer Katarrh der Eustachischen Röhre mit Ohrgeräuschen, Schwerhörigkeit, Knacken im Ohr, wenn man durch die Nase atmet; die Zunge ist mit einem dicken, weißen Belag überzogen.

Mercurius dulcis: Mittelohrkatarrh mit Verdickung und Retraktion des Trommelfells, Schwerhörigkeit.

Pulsatilla: Chronischer Katarrh mit Schwerhörigkeit; das Medikament ist nach den allgemeinen Charakteristika auszuwählen.

Silicea: Chronischer Katarrh der Eustachischen Röhre mit Pruritus.

Die klebrige Otitis

Mercurius dulcis: Mittelohrkatarrh mit Verdickung und Retraktion des Trommelfells, Schwerhörigkeit; Katarrh der Eustachischen Röhre.

Die wichtigsten Basismittel

Wiederholte Otitis

Am häufigsten werden folgende Medikamente verwendet (sie sind nach ihren allgemeinen Charakteristika auszuwählen): Calcium carbonicum, Lycopodium clavatum, Pulsatilla, Tuberculinum.

Die chronische Otitis

Aurum metallicum: Fötide Otorrhö mit Schädigung der Gehörknöchelchen; Geräuschempfindlichkeit, Schmerzen des Processus mastoideus.

Kalium bichronicum: Purulente Otorrhö mit *sehr dickflüssigem Eiter.*

Psorinum: Fötide Otorrhö mit Zephalaea.

Silicea: Chronische Trommelfellperforation; *Ostitis;* chronische Suppuration; Pruritus der Eustachischen Röhre; Knacken in den Ohren; Gehörüberempfindlichkeit. In älteren Fällen fast immer systematisch zu geben; wenn das Ohr nach ein oder zwei Jahren wieder trocken geworden ist, kann man eine Trommelfelltransplantation durchführen.

Sulfur: Bei einem Patienten, der zu Ekzemen neigt; das Medikament ist nach den allgemeinen Charakteristika auszuwählen.

Tellurium: Otorrhö, die Hautbläschen hervorruft.

Siehe auch Mastoiditis.

OTORRHÖ: siehe Otitis

OVARIALZYSTE

Apis mellifica: Ovarialzyste mit stechenden Schmerzen, die zu den Oberschenkeln ausstrahlen, Berührungsempfindlichkeit; Dysmenorrhö, möglicherweise Amenorrhö.

Colocynthis: Ovarialschmerzen, die die Kranke zwingen, sich zusammenzukrümmen und auf ihr Ovarium zu drücken.

Jodum: Schmerzen, als wäre ein Keil in das Ovarium getrieben.

Lachesis muta: Berührungsempfindliches Ovarium; Besserung durch unvermutetes Eintreten der Regeln, die hämorrhagisch sein können; Menopause; „die Gedankensprünge von Lachesis".

Platina: Metrorrhagien mit schwarzen Blutklümpchen; Hypersensibilität der Organe bei Vaginalberührung.

Thuja occidentalis: Konkomitanz mit anal-genitalen Kondylomen; „die Typologie von Thuja".

OVARIUM: siehe Ovarialzyste

PÄDIATRIE: siehe Affektkrampf, Analprolaps, Bronchitis (Bronchialasthma), Diarrhö, Enuresis, Fieber, Fieberkrämpfe, Fieber mit Eruptionen, Fünfte Krankheit, Gastroenteritis, Hitzschlag, Kandidiasis, Ketose, periodische, Keuchhusten, Leiner-Krankheit, Masern, Milchschorf, Mumps, Pavor nocturnus, Prurigo, Rachitis, Rhinopharyngitis, Röteln, Scharlach, Sechste Krankheit, Tics, Varizellen, Wurmkrankheit, Zähne (Dentition des Kindes).

PALPITATIONEN: siehe Extrasystolen

PANARITIUM: siehe Hautinfektion

PANKREATITIS

Argentum nitricum: Schmerzen im Epigastrium, sie strahlen zum linken Hypochondrium aus; sehr volltönendes Aufstoßen; affektive Diarrhö; „die Hast von Argentum nitricum".

Arsenicum album: Fettige und sehr stinkende Stühle; kachektischer, unruhiger, ängstlicher und peinlich genauer Patient.

Belladonna: Akute Pankreatitis; heftige und plötzliche epigastrische Schmerzen, die durch die Zuckungen verschlimmert werden, Besserung, wenn der Patient auf dem Bauch liegt.

Jodum: Fettige und weißliche Diarrhö; obwohl der Patient gut ißt, ist er mager; er macht sich Sorgen, wenn er nicht ißt; Wärme kann er nicht ertragen.

Iris versicolor: Brennende Schmerzen im ganzen Verdauungskanal, vor allem im pankreatischen Bereich; fettige und brennende Stühle; Konkomitanz mit ophthalmischen Migränen.

Mercurius solubilis: Akute Pankreatitis; „der Mund von Mercurius solubilis".

Phosphorus: Chronische Pankreatitis; fette Stühle, die nicht verdaute Speisen enthalten; fötide, weißliche, kräftezehrende Diarrhö; brennende Schmerzen fast überall, vor allem in den Händen, in der Brust, zwischen den Schultern; großer Durst und Verlangen nach kaltem Wasser; Neigung zu Hämorrhagien. Dieses Medikament ist als erstes zu verschreiben, wenn kein charakteristisches Symptom vorliegt.

Pulsatilla: Mumps-Metastase; Fettgeschmack im Munde; keine zwei Stühle sind sich ähnlich.

Spongia tosta: Weiße Stühle; Hitzegefühl im Abdomen.

PARALYSEN

Die wichtigsten symptomatischen Mittel

Zusätzlich zur Behandlung der Ursache kann man folgende Indikationen berücksichtigen.

Aconitum napellus: Paralyse a Frigore; Taubheitsgefühl und Ameisenlaufen.

Causticum: *Lokalisierte Paralysen* (Stimmbänder, Augenlider, Gesicht, Harnblase, usw.); *progressive und chronische Paralysen;* Paralysen, nachdem man sich trockener Kälte ausgesetzt hat; Folgen von Hemiplegie.

Cocculus indicus: Hysterische Parese; funktionelle Störungen der Spasmophilie.

Conium maculatum: Paralyse mit progressiver und *aszendenter* Entwicklung; Zittern.

Gelsemium sempervirens: Paralyse der Zentren und motorischen Nerven; Koordinationsverlust der Bewegungen; *intensives Zittern;* Okularparalyse mit *Diplopie;* große geistige Betroffenheit; Medikament der beginnenden Poliomyelitis; postdiphtherische Paralyse, Guillain-Barré.

Phosphorus: Paralyse durch fettige Degeneration der Nervenzellen; Gefühl lokaler Hitze.

Plumbum metallicum: Paralyse mit *Amyotrophie, Muskelkontrakturen,* Neuralgien; Prädomination im Bereich der Extensoren.

Die wichtigsten Lokalisationen

Gesicht: Aconitum napellus (rezente Paralyse), Causticum (chronische Paralyse).

Larynx: Causticum, Gelsemium sempervirens.

Augenlider (Ptosis): Causticum, Conium maculatum, Gelsemium sempervirens.

Radiusparalyse: Plumbum metallicum.

Ischiasparalyse: Causticum, Plumbum metallicum.

Vesikalsphinkter: Causticum (unfreiwilliger Urinverlust), Conium maculatum (intermittierender Strahl), Gelsemium sempervirens (intermittierender Strahl).

PARANOIA

Die Homöopathie kann auf die Paranoia – im eigentlichen Sinne dieses Begriffs – nicht einwirken. Der homöopathischen Behandlung gelingt es aber oft, die einfachen paranoiden Eigenarten zu zügeln.

Nux vomica: *Aggressiv durch Ärger;* ungeduldig, jähzornig, heftig, autoritär, eifersüchtig, rachsüchtig, pedantisch; die Zornesausbrüche sind häufig, aber sie sind auch schnell wieder vergessen; verschiedene Maßlosigkeiten (gut essen und trinken, Kaffee, Alkohol, Tabak); Impuls zu töten.

Platina: Maßloser Stolz; die anderen erscheinen ihm verachtenswert; elegante oder auffällige Art, sich zu kleiden; Impuls zu töten.

Staphysagria: Anfälle von Aufsässigkeit bei einem verklemmten Patienten; sehr empfindlich, *ist wegen Nichtigkeiten beleidigt;* wirft der Person, die ihm Vorwürfe macht, Gegenstände ins Gesicht; Rumination von sexuellen Vorstellungen.

Sulfur: Egoist, das Ich ist hypertrophiert, neigt zu philosophieren; sehr verschwenderisch (nichts ist ihm schön genug); Kleptomane.

PARASITOSE: siehe Alopezie, Herpes circinatus, Kandidiasis, Mykose, Skabies, Wurmkrankheit

PARODONTOSE: siehe Zähne

PAROTITIS: siehe Mumps

PAVOR NOCTURNUS

Cina: Unruhiges, zänkisches Kind mit Wurmbefall, will nicht, daß man sich um seine Belange kümmert, knirscht mit den Zähnen.

Kalium bromatum: Pavor nocturnus, Zähneknirschen, Somnambulismus; unruhiger Patient (vor allem mit den Händen), somnolent, Gedächtnisschwund.

Stramonium: Das Kind schläft nur mit einem Licht ein, denn es fürchtet sich vor der Dunkelheit; während des Schlafes schreit es laut auf, weil es von schrecklichen Visionen gequält wird; wenn jemand anwesend ist, beruhigt es sich; am Tage ist es unruhig und launisch; es beißt anwesende Personen, stottert, schlägt den Kopf gegen den Fußboden oder gegen die Wände und weint nicht, wenn es sich weh tut.

PELADE: siehe Alopezie (Phosphorus)

PELVISSPONDYLITIS, RHEUMATISCHE

Aurum metallicum: Schmerzen, die nachts schlimmer werden.

Bryonia alba: Serummedikament; Lenden- und Sakroiliakalsteifheit; Verschlimmerung durch die geringste Bewegung; Anamnese von Iritis.

Calcium phosphoricum: Sakroiliakale Lokalisation; Syndesmophyt.

Causticum: Steifheit; Besserung bei feuchter Witterung.

Natrium muriaticum: Rheumatische Steifheit; das Medikament ist nach den allgemeinen Charakteristika auszuwählen.

Streptococcinum: Zu verschreiben für Patienten, die an einer rheumatischen Pelvisspondylitis leiden und in deren Anamnese ziemlich oft eine Streptokokken-Krankheit verzeichnet ist.

PERIARTHRITIS

Bryonia alba: *Gelenkbänderschädigung;* stechende Schmerzen, die durch die geringste Bewegung verschlimmert werden, Besserung durch starken Druck und kalte Anwendungen.

Calcium fluoricum: Gewissermaßen als „Rezept" zu verschreiben, wenn eine periartikulare Kalzifikation vorliegt.

Causticum: Chronischer Fall; die Artikulation ist blockiert; Sehnenkontraktur.

Chelidonium majus: Periarthritis der Schulter im Zusammenhang mit einem Gallensteinleiden.

Natrium muriaticum: Rezidiv einer Periarthritis; Sehnenkontrakturen.

Rhus toxicodendron: Schädigung der periartikularen *Sehnen;* Schmerzen, die durch Bewegung und warme Anwendungen besser werden; Folgen von Überbeanspruchung der Artikulation.

Ruta graveolens: Schädigung des *Periost* und der Beugesehnen; bevorzugte Lokalisation am Handgelenk.

PERIKARDITIS

Zusätzlich zur klassischen Behandlung kann man folgende Medikamente auswählen:

Aconitum napellus: Palpitationen mit Präkordialangst, vollem und hartem Puls; Dyspnö; „das unruhige Fieber von Aconit".

Arsenicum album: Palpitationen, Dyspnö mit Verschlimmerung in der Nacht; Ödem; Folge einer unterdrückten Eruption.

Bryonia alba: Stechende Schmerzen in der Herzgegend, Verschlimmerung durch Atmung und Bewegung; trockener Mund, starker Durst; Bryonia hilft der Resorption des Exsudats.

Colchicum autumnale: Prophylaktisches Mittel, wenn es im Verlauf eines rheumatischen Fiebers verschrieben wird; Beklemmung in der Präkordialgegend; Fieber; Exsudat; unregelmäßiger Puls.

Spigelia: Stechende Schmerzen in der Präkordialgegend, sie strahlen zum linken Oberarm aus, Verschlimmerung durch Bewegung; Dyspnö; die Palpitationen sind so heftig, daß die Herzschläge durch die Kleider sichtbar sind; Angstgefühle.

Sulfur: Dyspnö, Hitzewallungen; hilft das Exsudat zu resorbieren.

PERIPHLEBITIS

Arnica: Periphlebitis nach einer übertrieben langen Wanderung oder nach einer Kontusion; das Bett erscheint zu hart.

Hamamelis virginiana: Druckgefühl im Bereich der Venen, sie sind hart, knotig, *schmerzhaft, berührungsempfindlich,* entzündlich; Varizen, venöse Kongestion.

Lachesis muta: Violette Haut; *Entwicklung zum varikösen Ulkus;* Hyperästhesie der Haut; die Schwere der Bettlaken wird schlecht ertragen.

Phosphorus: Assoziation mit Purpura.

Pulsatilla: Schmerzhafte und entzündliche Varizen; Verschlimmerung, wenn die Beine herabhängen (Vipera redi); *Zyanose.*

Vipera redi: Venenentzündung mit *Ödem;* Schmerzen der unteren Gliedmaßen, als ob sie platzen würden; Verschlimmerung, wenn die Beine herabhängen (Pulsatilla), Besserung, wenn das Bein hochgelegt wird.

PHARYNGITIS: siehe Rhinopharyngitis

PHLEBITIS

Die antikoagulante Behandlung bleibt primordial. Man kann ein Medikament der Rubrik PERIPHLEBITIS hinzufügen.

PHOBIEN

Argentum nitricum: *Phobien aller Art* (Furcht vor leeren Räumen, vor Menschenansammlungen, Furcht, aus dem Hause zu gehen, Höhenangst, Klaustrophobie); *verschiedene Impulse* (Beispiel: Impuls, während einer Theateraufführung zu schreien), *mit der Furcht, den Impulsen nachzugeben;* der Patient hat Furcht vor seinem eigenen Unterbewußtsein (AH); *Antizipationsangst;* Eruktationen oder affektive Diarrhöen; *schwankender Gang;* „die Hast von Argentum nitricum".

Natrium muriaticum: Phobo-obsessioneller Kranker; oft das Basismittel eines Patienten, verbessert durch Argentum nitricum (AH); „die seelische Distanz von Natrium muriaticum".

Phosphorus: Furcht vor Krankheiten; ist bei dem geringsten Symptom beunruhigt; große Angst; Verlangen nach Gesellschaft; „die sympathische Erstbegegnung von Phosphorus".

Siehe auch Furcht.

PITYRIASIS ROSEA GIBERT

Arsenicum album: Roséfarbene, pruriginöse Ovalärflecken mit einigen Schuppen.

PITYRIASIS VERSICOLOR: siehe Mykose

PLEURITIS

Zusätzlich zur klassischen Behandlung kann man eines der nachstehenden Medikamente geben, um die Liquorresorption zu beschleunigen.

Apis mellifica: Erguß; Dyspnö; kein Durst.

Bryonia alba: Pleuralentzündung mit oder ohne Erguß; Verschlimmerung der Schmerzen durch Husten, Atmen, Bewegung; *der Kranke legt sich auf die schmerzhafte Seite, um eine kleine Erleichterung zu haben;* trockener Husten; Durst.

Sulfur: Pleuritis, die sich lange hinzieht, oder bei der die oben genannten Mittel schlecht wirken; Hitzegefühl in der Brust.

PNEUMONIE

Initialphase: Aconitum napellus, Belladonna, Ferrum phosphoricum (siehe Fieber, Fieberinvasionsmittel).

Zustandsphase

Antimonium tartaricum: Grobes, feuchtes Rasseln in der Brust, aber was die Bronchien verstopft, kann nicht ausgehustet werden; daher kommt es zu einer Dyspnö, Zyanose und Somnolenz.

Bryonia alba: Trockener Husten; Durst; *stechende Schmerzen in der Brust, verschlimmert durch Atmung und Bewegung,* Besserung, wenn der Patient auf der schmerzhaften Seite liegt.

Chelidonium majus: Pneumonie mit Komplikationen der Galle und Schmerzen an der rechten unteren Schulterblattspitze.

Lycopodium clavatum: Hepatisation; *Klopfen der Nasenflügel;* Verdauungssymptome.

Phosphorus: Hepatisation; Auswurf mit Blutstreifen; *Verschlimmerung, wenn der Patient auf der linken Seite liegt;* Schweregefühl auf der Brust, Hitzegefühl in der Brust; brennende Handflächen; Durst, Verlangen nach eisgekühltem Wasser.

Sanguinaria canadensis: Hepatisation; *rostbrauner Auswurf;* brennendes Gefühl in der Brust, in den Handflächen und an den Fußsohlen.

PNEUMOPATHIE, ATYPISCHE VIRALE

Mercurius solubilis: Der Husten wird nachts schlimmer; Speichel mit Blut; Konkomitanz mit Gallensymptomen; der Patient kann nicht auf der rechten Seite liegen; „der Mund von Mercurius solubilis", „das Fieber von Mercurius solubilis".

Phosphorus: Der Patient kann sich nicht auf die linke Seite legen; schmerzhafter Larynx; Schweregefühl auf der Brust, brennendes Gefühl in der Brust. Durst, Verlangen nach eisgekühltem Wasser.

POLIOMYELITIS

Mit *Gelsemium sempervirens* sind in der *Invasivphase* unbestreitbare Erfolge beobachtet worden.

POLYARTHRITIS RHEUMATICA

Die homöopathischen Mittel bringen bei der rheumatischen Polyarthritis unbestreitbare Ergebnisse mit negativem Befund der spezifischen Entzündungstests und Normalisierung der VS, besonders, wenn die Behandlung schon zu Beginn der Erkrankung erfolgt ist. Die Medikamente sind nach der Lokalisation und den objektiven Symptomen auszuwählen.

Die wichtigsten symptomatischen Mittel

Apis mellifica: Wichtiges Medikament bei Entzündung der serösen Häute und bei Erguß.

Aurum metallicum: Medikament bei Osteolyse; ist nicht die Wirkung der Goldsalze in der klassischen Medizin eine unerwartete Applikation des Ähnlichkeitsprinzips?

Causticum: Deformation der Sehnen.

Jodum: Akute Stoßschmerzen.

Die wichtigsten Basismittel

Natrium muriaticum: Sehnenverkürzung mit Kontrakturen; das am häufigsten verwendete Basismittel bei Patienten, die an rheumatischer Polyarthritis leiden (AH).

Streptococcinum: Bei einigen Patienten kann die rheumatische Polyarthritis durch eine Mikrobenallergie verursacht werden.

POLYPEN

Die wichtigsten Lokalisationen

Larynx

Phosphorus: Wenn es länger verschrieben wird, reicht es vollauf aus, um die Larynxpolypen zu beseitigen; ein chirurgischer Eingriff wird meistens vermieden.

Nase

Calcium carbonicum: Nasenpolypen mit Geruchsverlust.

Kalium bichromicum: Polypen mit Nasenkatarrh, dickflüssigen Sekretionen, schwerlöslichen Krusten und Sinusitis.

Phosphorus: Leicht blutende Polypen.

Sanguinaria canadensis: Nasenpolypen; die Nasenschleimhaut ist trocken und geschwollen.

Teucrium marum: Nasenpolypen mit atrophischer Rhinitis.

Rektum

Acidum nitricum: Nach der Ablation zu geben, wenn eine nachfolgende Degeneration zu erwarten ist.

Phosphorus: Das gebräuchlichste Mittel.

Uterus

Sanguinaria canadensis: Das gebräuchlichste Mittel.

Vesica

Acidum nitricum: Blutende Polypen.

Die wichtigsten Basismittel
(auszuwählen nach dem Gesamtbild ihrer allgemeinen Charakteristika).

Calcium carbonicum: Große gestielte Polypen des Ohres, der Nase, des Uterus, der Blase; dickleibiger Patient, der am Kopf schwitzt und sich leicht erkältet.

Phosphorus: Leicht blutende Polypen; Nasen-, Ohren-, Larynxpolypen; hämorrhagische Diathese; „die sympathische Erstbegegnung von Phosphorus".

Sulfur: Nasenpolypen, die sich seit langem auf einem allergischen Fundus entwickeln.

Thuja occidentalis: Nasen- und Uteruspolypen; „die Typologie von Thuja".
Siehe auch anal-genitale Kondylome.

PRÄMENSTRUELLES SYNDROM

Die wichtigsten symptomatischen Mittel

Conium maculatum: Geschwollene, schmerzhafte Brüste vor den Regeln; Verschlimmerung durch die geringste Bewegung und durch Gehen; starkes Bedürfnis, die Brüste fest an sich zu drücken.

Lac caninum: Geschwollene und gespannte Brüste vor den Regeln; Verschlimmerung durch die geringste Erschütterung.

Die wichtigsten Basismittel

Calcium carbonicum: Geschwollene Brüste vor den Regeln; vorzeitiger und sehr reichlicher Menstruationsfluß; dickleibige Patientin, die am Kopf schwitzt und sich leicht erkältet.

Pulsatilla: Weinerlichkeit vor den Regeln; spärlicher und verspäteter Monatsfluß; „die Fragilität von Pulsatilla".

Sepia: Geschwollene Brüste vor den Regeln; Hitzewallungen; Pedanterie, Zwang, vor den Regeln alles zu ordnen; „die Psychasthenie von Sepia".

PROKTOKOLITIS, HÄMORRHAGISCHE, ULZERIERTE
siehe Diarrhö (klinische Formen)

PROSTATAHYPERTROPHIE

Die wichtigsten symptomatischen Mittel

Chimaphila umbellata: Große Prostata mit dem Gefühl, als ob sich am Perineum ein Ball befinde; der Patient muß stark pressen, um zu urinieren, und zwar stehend, vornübergebeugt und mit gespreizten Beinen; *Schleim im Urin.*

Conium maculatum: Hypertrophische und *harte* Prostata; Schweregefühl am Perineum; intermittierender Urinstrahl.

Sabal serrulata: Prostatahypertrophie mit *Dysurie;* Genitalschmerzen während des Koitus.

Selenium: Prostatahypertrophie mit Samenverlust ohne Erektion.

Staphysagria: Große Prostata mit dem Zwang, ständig zu urinieren; *Urethraschmerzen, die während der Miktion aufhören;* Empfindung, als ob ein Tropfen Urin nach der Miktion in der Urethra zurückgeblieben sei.

Die wichtigsten Basismittel

Barium carbonicum: Große Prostata bei einem atherosklerotischen Greis.

Lycopodium clavatum: Große Prostata; Harnwegsinfektion; „die Dyspepsie mit Flatulenz von Lycopodium".

Sepia: Große Prostata mit dem Gefühl, als ob man auf einem Ball sitze; Harnwegsinfektion; „die Psychasthenie von Sepia".

Thuja occidentalis: Gefühl, als ob ein Tropfen Urin nach der Miktion in der Urethra zurückgeblieben sei; Anamnese: Gonorrhö; „die Typologie von Thuja".

PROSTATITIS

Mercurius dulcis: Akute Entzündung der Prostata, die an Umfang zugenommen hat; Dysurie; „der Mund von Mercurius solubilis".

Pulsatilla: Schmerzhafte Prostatitis mit Hitzegefühl am Perineum, Pollakiurie.

Silicea: Prostataabszeß.

Thuja occidentalis: Prostatitis als Folge einer Gonorrhö.

PRURIGO

Rhus toxicodendron: Kleine pruriginöse Bläschen; wenn die Affektion zur Chronizität neigt, ist das Basismittel des Patienten hinzuzufügen.

PRURITUS

Anal

Alumina: Mit Trockenheit der Schleimhaut.

Apis mellifica: Unerträglicher Juckreiz mit Analödem; Besserung durch kalte Anwendungen.

Carbo vegetabilis: Analpruritus durch Wurmbefall; stomachale und intestinale Fermentation mit Ballonierung und Dyspnö.

Chelidonium majus: Mit biliärer Dyskinesie; Schmerzen an der rechten unteren Schulterblattspitze.

Cina: Analpruritus durch Wurmbefall mit Agitation, Husten und nicht zu befriedigendem Hunger.

Graphites: Mit Analfissur.

Sulfur: Pruritus ani mit Brennen; Verschlimmerung durch Kratzen und Bettwärme; roter Anus, Eruption, Hämorrhoiden.

Kutan sine materia
(in bezug auf die anderen Formen von Pruritus cutaneus: siehe die entsprechenden Dermatosen).

Arsenicum album: Pruritus mit Besserung durch warme Anwendungen; der Patient kratzt sich bis zum Bluten; Pruritus nach dem Verschwinden einer Eruption.

Mezereum: Pruritus senilis; nächtliche Verschlimmerung.

Natrium sulfuricum: Pruritus beim Umkleiden.

Psorinum: Fettige, schmutzig aussehende Haut; fröstelnder Kranker, hat immer Hunger.

Staphysagria: Juckreiz wechselt immer den Platz; wenn sich der Patient an einer Stelle kratzt, läßt der Juckreiz nach, aber er erscheint wieder an anderer Stelle.

Sulfur: Pruritus mit Besserung durch kalte Anwendungen; gegebenenfalls „die Jovialität von Sulfur".

Pruritus vulvae

Caladium seguinum: Während der Schwangerschaft; oder durch Würmer in der Vagina.

Cantharis: Heftiger Juckreiz mit sexueller Erregung während der Menopause.

Graphites: Pruritus vulvae vor den Regeln.

Kreosotum: Juckreiz, der durch scharfe, ätzende Leukorrhöen verursacht ist.

Platina: Mit Hypersensibilität der Geschlechtsorgane bei Berührung; Vaginismus.

Sepia: Vor allem bei Kandidiase der Vagina; milchige oder gelbliche Leukorrhöen; wichtigstes Basismittel.

Staphysagria: Nach einer Schikane.

PSORIASIS

Die wichtigsten symptomatischen Mittel

Arsenicum album: Trockene, dicke, schuppende oder mehlartige Haut.

Arsenicum jodatum: Große Hautschuppen.

Graphites: Die Haut ist induriert, runzlig, trocken und schimmert honiggelb.

Petroleum: Schmutzige, trockene, rissige Haut; Verschlimmerung im Winter.

Die wichtigsten Basismittel

Calcium carbonicum: Nach den allgemeinen Charakteristika auszuwählen.

Lycopodium clavatum: Fersenfissuren; „die Dyspepsie mit Flatulenz von Lycopodium".

Natrium muriaticum: Eruption am Haarrand und in den Gelenkfalten; „die seelische Distanz von Natrium muriaticum".

Sepia: Runde Eruptionen; „die Psychasthenie von Sepia".

Sulfur: Rote Eruptionen; während der Behandlung ist es in allen Fällen von Psoriasis fortlaufend zu geben; „die Jovialität von Sulfur".

PSYCHASTHENIE

Sepia: Das wichtigste Medikament; der Patient wacht morgens müde auf, hat keine Lust aufzustehen und zur Arbeit zu gehen; erst, wenn er sich eine oder zwei Stunden lang betätigt hat, geht es ihm besser.

PSYCHIATRIE: siehe Angst, Benehmen, Depression, Furcht, Hypochondrie, Hysterie, Lampenfieber, Manie, Obsession, Paranoia, Phobien, Psychasthenie, Schizophrenie, sexuelle Probleme

PURPUREA

Lachesis muta: Purpura bei schweren septischen Krankheiten; bläulichrote Integumente, Hypersensibilität im Kontakt mit dem Bettlaken, geschwätziges Delirium.

Phosphorus: Während man die ätiologische Untersuchung weiterführt, kann man Phosphorus geben, es wird viele gutartige Fälle auflösen und die anderen leichter machen; Medikament für rheumatoide Purpura, Zirrhose, Hämophilie.

Acidum sulfuricum: Purpura bei einem Alkoholiker.

PYELONEPHRITIS: siehe Harnwegsinfektion

PYORRHÖ: siehe Zähne (Parodontose)

PYROSIS: siehe Ösophagitis

QUINCKESCHES ÖDEM

Apis mellifica: Genügt in den meisten Fällen; gleich zu Beginn des Ödems in CH5 zu geben und alle Stunden bis zur Heilung zu wiederholen.

Sulfur: In hartnäckigen Fällen eine Dosis in CH30 zu geben.

RACHENPHLEGMONE

Die wichtigsten symptomatischen Mittel

Hepar sulfuris calcareum: Drohende Phlegmone oder Phlegmone im ersten Beginn; Schmerzen wie Splitter im Hals.

Mercurius solubilis: Ein etwas späteres Stadium als das von Hepar (gegebenenfalls kann man diese beiden Medikamente nacheinander geben); der Eiter ist gebildet, und Mercurius solubilis ist imstande, ihn ausscheiden zu lassen; Adenopathien; „der Mund von Mercurius solubilis“, „das Fieber von Mercurius solubilis“.

Silicea: Zu geben, wenn sich die Öffnung – nach ausgeschiedenem Eiter – nicht wieder schließt.

Die wichtigsten Basismittel

Barium carbonicum: Phlegmonenrezidiv bei der geringsten Erkältung; große Mandeln, die die Atmung behindern; Varikositäten auf den Mandeln.

Calcium jodatum: Tonsillenkrypten.

RACHITIS

Calcium carbonicum: Kind mit großem Kopf und dickem Bauch, die Fontanellen sind offen, Kopfschweiß, es dauert lange, bis es gehen lernt, ziemlich passiv.

Silicea: Kind mit großem Kopf und dickem Bauch, die Fontanellen sind offen, schwitzt am Kopf und *am Hals,* vor allem sehr starker *Fußschweiß;* lernt erst spät gehen; *der Blick ist lebhaft und intelligent,* dies unterscheidet es vom Calcium-carbonicum-Kind.

Dennoch kann in schweren Fällen Vitamin D verabreicht werden.

RAYNAUD-SYNDROM

Camphora: Kalte und weiße Finger.

Lachesis muta: Bläuliche Finger.

Pulsatilla: Zyanose der Finger; nach den allgemeinen Charakteristika (Leitsymptomen) auszuwählen.

Secale cornutum: Kalte und taube Finger.

Sepia: Kalte Extremitäten; nach den allgemeinen Charakteristika (Leitsymptomen) auszuwählen.

REISEKRANKHEITEN

Cocculus indicus: Übelkeiten; Hinterhauptkopfschmerzen; Schwindel durch Bewegungen oder beim Anblick von Bewegungen; Diarrhö; *Verschlimmerung im Freien* und durch Essen.

Petroleum: Okzipitalzephalaea; Schwindel; Leeregefühl im Magen; Übelkeiten; Besserung durch Essen.

Tabacum: Übelkeiten mit Hypersialorrhö; Schwindel mit Besserung, wenn man die Augen schließt; Leere im Magen; Diarrhö; Bedürfnis, den Bauch zu entblößen; kalte Schweiße; *Besserung im Freien.*

RETINA

Apis mellifica: Papillenödem.

Aurum metallicum: Chorioretinitis mit horizontaler Hemianopsie, nur die untere Hälfte der Gegenstände ist sichtbar.

Gelsemium sempervirens: Seröses Exsudat der Retina. *Diplopie.* Großes Lichtbedürfnis. Netzhautablösung. Chorioretinitis, Retinitis bei chronischer Nephritis. Mögliche Konkomitanz: Glaukom, Strabismus, Ptosis.

Lachesis muta: Blutige Extravasation auf die Retina.

Phosphorus: Atrophie der Retina mit Amaurose. *Mouches volantes,* Halluzinationen durch die Sehstörungen. Retinitis bei chronischer Nephritis. Chorioretinitis. Besserung des Sehvermögens, wenn man die Augen mit der Hand beschattet. Konkomitanz mit Myopie, Optikusneuritis, Glaukom. Hämorrhagische Diathese.

Pulsatilla: Dilatation der Retinagefäße.

RHEUMATISMUS

Die wichtigsten Medikamente bei rheumatischen Schmerzen
(alle Affektionen zusammengefaßt)

Apis mellifica: Entzündungsrheumatismus mit stechenden Schmerzen, Besserung durch kalte Anwendungen, Verschlimmerung durch Berührung; *Ge-*

lenksteifheit; geschwollene Artikulation; roséfarbene Haut; Synovialerguß (Bryonia). Fieber ohne Durst.

Belladonna: Entzündungsrheumatismus mit roter Schwellung, hohem Fieber, Durst; tritt ganz plötzlich auf; Verschlimmerung durch die Muskelzuckungen. „Das Fieberdelirium von Belladonna".

Bryonia alba: Stechende Schmerzen mit Rötung, Steifheit, Schwellung, Erguß (Apis). Verschlimmerung durch die geringste Bewegung, *der Patient hat Linderung durch absolute Ruhigstellung.* Verschlimmerung durch Wärme; Besserung durch starken Druck (China) oder durch Liegen auf der schmerzhaften Seite, was dem starken Druck gleichkommt, ferner durch Transpiration und Ruhe. Bevorzugte Lokalisation: *Ligamenta* (Sehnen: Rhus toxicodendron), Lendengegend, Knie. Reizbarkeit, der Patient „beschimpft seine Schmerzen".

Causticum: Gelenksteifheit mit *Deformation der Sehnen,* sie sind verkürzt und zusammengezogen; ziehende Schmerzen. Besserung bei feuchter Witterung und durch Wärme; Verschlimmerung bei schönem trockenem Wetter.

Chamomilla vulgaris: Unerträgliche Schmerzen, als ob die Glieder abgestorben seien; objektiv gesehen sind die Schmerzen gar nicht so stark, aber dem Kranken erscheinen sie unerträglich; er „möchte lieber sterben als die Schmerzen ertragen". Verschlimmerung in der Nacht, durch Wärme und durch Zorn.

China rubra: Entzündungsrheumatismus in der Zustandsphase; geschwollene Artikulation, *extrem berührungsempfindlich;* starker Druck bessert (Bryonia), während leichte Berührung verschlimmert.

Dulcamara: Rheumatische Schmerzen durch feuchtes Wetter. Muskelentzündung (Rhus toxicodendron). Alternieren mit anderen Beschwerden wie Diarrhö, irgendeinem Katarrh der Schleimhäute, einer Gesichts-, Urtikaria-, Verruzaneuralgie.

Kalmia latifolia: Blitzartige Schmerzen, *die von oben nach unten wandern,* mit Einschlafen der Glieder. Verschlimmerung durch Bewegung, und wenn sich der Patient vornüberbeugt. Im Wechsel mit Herzbeschwerden.

Ledum palustre: Schmerzen, die von unten nach oben wandern (das Gegenteil von Kalmia latifolia). Gelenkschwellung, die *bei Berührung kalt ist,* blasse, geschwollene Integumente. Gichtknoten. Verschlimmerung durch

Wärme, *Besserung durch ein kaltes Bad,* und wenn man das kranke Gelenk aufdeckt. Bevorzugte Lokalisation am Knie. Rheumatismus beim Alkoholiker.

Phytolacca americana: Rheumatoide, reißende *Schmerzen,* sie schießen wie elektrische Schläge in die Extremitäten. Steifigkeit. Treten vor allem nach einer Angina auf. Dunkelroter Rachen, Mandelödem, Zungenschmerzen, die zu den Ohren ausstrahlen; Verschlimmerung in der Nacht, durch Bewegung und Feuchtigkeit.

Pulsatilla: Wandernder Rheumatismus, *die Schmerzen treten von Gelenk zu Gelenk umherirrend auf, sie ändern auch ihre Merkmale* (mal leicht, mal stark). Geschwollene und rote Artikulationen. Verschlimmerung durch Wärme. Rheumatismus, nachdem man durchnäßt worden ist, vor allem, nachdem man nasse Füße bekommen hat.

Ranunculus bulbosus: Stechende, rheumatoide Schmerzen, vorwiegend im Bereich der Interkostalmuskeln. Schmerzen nach Herpes zoster. Verschlimmerung durch Bewegung (Respiration eingeschlossen).

Rhus toxicodendron: Rheumatische Steifigkeit (mehr als Schmerzen) mit Schwellung, Verschlimmerung beim Anfangsstadium von Bewegungen (das „Entrosten"), Besserung bei längerer Bewegung (der Patient bewegt sich unaufhörlich, um Erleichterung von seinen Schmerzen zu finden). Bei einem dritten Stadium können sich die Schmerzen wegen Ermüdung wieder verschlimmern. Bevorzugte Lokalisation an den *Sehnen* (Ligamenta: Bryonia alba) und auch an den Muskeln (Dulcamara). Besserung durch warme Anwendungen, Verschlimmerung durch feuchte Kälte. Lumbalgien, die sich auf einer harten Unterlage bessern. Schmerzen des Kiefergelenks. Folgen von Muskelüberanstrengungen.

Ruta graveolens: Schmerzen mit Zerschlagenheitsgefühl, als ob alle Knochen gebrochen seien, Muskelkater. Besonders betroffen sind die *Sehnen* (sie sind steif und schmerzhaft, mit Kontrakturen) und das *Periost.* Bevorzugte Lokalisation am *Handgelenk.* Knochentrauma. Besserung durch Bewegung.

Valeriana officinalis: Nervöser Pseudorheumatismus; plötzlich auftretende krampfartige Schmerzen. Besserung durch Gehen, Verschlechterung durch Sitzen und Stehen. Hysterischer Zusammenhang mit einem eigentümlichen Ohnmachtsanfall bei dem geringsten Schmerz.

Nach der klinischen Diagnostik

sind außerdem folgende Rubriken nachzuschlagen: Arthrose, Gicht, Gonarthrose, Hydrarthrose, Ischias, Koxarthrose, Lumbago, Periarthritis, Polyarthritis rheumatica, Spondylarthritis, ankylosierende, Tendinitis.

Sonderfall bei akutem Entzündungsrheumatismus

Der akute Gelenkrheumatismus muß schulmedizinisch behandelt werden, ausgenommen, wenn man hinsichtlich der therapeutischen Diagnostik absolut sicher ist.

Bei kurzdauernden Arthralgien gebe man Apis mellifica, Belladonna, Bryonia alba, Pulsatilla.

RHINITIS: siehe Koryza

RHINOPHARYNGITIS

Die wichtigsten symptomatischen Mittel

Für eine beginnende Rhinopharyngitis schlage man in der Rubrik Fieber nach: die wichtigsten Medikamente des Invasionsfiebers. In der Zustandsphase gebe man nachstehende Mittel:

Kalium bichromicum: Grünlicher, fadenziehender, dickflüssiger Schleim. Krusten in der Nase. Roter Pharynx, Zäpfchenödem. Sinusitiskomplikationen.

Mercurius solubilis: Gelbgrünliche, wundmachende Absonderung. Verschlimmerung in einem überheizten Raum. Roter Rachen. „Der Mund von Mercurius solubilis", „das Fieber von Mercurius solubilis".

Pulsatilla: Mukopurulente, nicht wundmachende Absonderung. Verschlimmerung in einem überheizten Raum. Geschmacks- und Geruchsverlust.

Die wichtigsten Basismittel

Calcium carbonicum: Kind mit rundem Kopf und dickem Bauch, Kopfschweiß, sehr ruhig, erkältet sich leicht; es dauert lang, bis es gehen lernt.

Lycopodium clavatum: Das Kind erscheint älter als es ist; es ist intelligent, frühreif und neigt zu periodischer Ketose.

Natrium muriaticum: Mageres Kind mit engem Thorax, wenig mitteilsam, fühlt sich am Strande nicht wohl. „Die seelische Distanz von Natrium muriaticum“.

Pulsatilla: Rhinopharyngitis mit gelber, nicht scharfer Absonderung. Neigung zu otitischen Komplikationen. Leicht erziehbares, anhängliches Kind mit häufigem Stimmungswechsel; es hat das Bedürfnis, daß man sich mit ihm beschäftigt. „Die Fragilität von Pulsatilla“.

Silicea: Kleines, mageres, intelligentes Kind mit lebhaftem Auge; es schwitzt am Kopf, am Hals und an den Füßen (der Geruch ist sehr stark).

Tuberculinum: Bei hartnäckigen Fällen im Wechsel mit einem der oben genannten Basismittel zu geben, oder um die Behandlung zu beginnen.

Mit der Basisbehandlung erlebt man anschaulich, wie die Rhinopharyngitis-Anfälle progressiv verschwinden. Ohne Fieber kann allerdings in den ersten Monaten noch eine helle Absonderung andauern.

Siehe auch Erkältung (Neigung, sich leicht zu erkälten).

RIPPENFELLENTZÜNDUNG: siehe Pleuritis

RÖTELN

Pulsatilla ist das Medikament, das üblicherweise die Symptome von Röteln deckt.

Mercurius solubilis wird gegebenenfalls wegen der Adenopathien hinzugefügt.

SALPINGITIS

Mercurius solubilis: Akute Salpingitis mit mukopurulenten Leukorrhöen. „Das Fieber von Mercurius solubilis“.

Thuja occidentalis: Chronische Salpingitis mit nicht scharfen, gelb-grünlichen Leukorrhöen.

Siehe auch Leukorrhöen.

SCHARLACH

Scharlach ist selten geworden. Diese Krankheit kann man homöopathisch behandeln. Vorbedingung ist jedoch, daß man absolut sicher ist, das Simile gut ausgewählt zu haben.

Ailanthus glandulosa: Schwere Form mit purpurrotem, lividem Exanthem; Prostration, Zervikaladenopathien, livider, geschwollener Rachen.

Ammonium carbonicum: Schwere Form mit Somnolenz, nachts verstopfter Nase und dunkelrotem Rachen.

Apis mellifica: Granulöser Ausschlag in Chagrinleder-Haut; kein Durst.

Arsenicum album: Im Desquamationsstadium zu geben. Das Medikament ist auch indiziert bei schwerem Scharlach mit Petechien und einhergehender Nephritis.

Arum triphyllum: Schwerer Scharlach. Wegen des unerträglichen Kribbelns reibt sich der Kranke die Lippen wund, bis Blut kommt.

Belladonna: Hellrotes, bei Berührung glattes Exanthem in Plaquen. Himbeerzunge. Roter, schmerzhafter Rachen mit Schwierigkeiten bei der Deglutition. Hohes Fieber, „das Fieberdelirium von Belladonna". Auch prophylaktisch zu geben, wenn Contagium vermutet wird.

Lachesis muta: Schwerer Scharlach mit Ekchymosen.

Rhus toxicodendron: Adynamische Form.

Wenn der Ausschlag schlecht herauskommt: siehe Fieber mit Eruptionen.

SCHIEFHALS

Lachnantes: Steifheit, Dislokationsgefühl, Frösteln zwischen den Schulterblättern. Konkomitanz mit einer Erkrankung des Rachens.

Nux vomica: Schiefhals a Frigore, Verschlimmerung bei Berührung.

Rhus toxicodendron: Rheumatischer Schiefhals, Besserung durch Bewegung.

SCHIZOPHRENIE

Die Homöopathie wirkt auf die Anfangsformen, auf die Grenzfälle, auf die „Borderline-Psychose". Die hohen Dilutionen (CH 30) sind jeden Tag zu wiederholen.

Acidum phosphoricum: In den apathischen Phasen.

Phosphorus: Große Angstzustände, Dysmorphophobie, Exaltation, Zwang, im Dunkeln zu sein.

Staphysagria: Im Verlauf von aggressiven Phasen zu verwenden.

SCHLAF: siehe Pavor nocturnus, Schlaflosigkeit, Somnambulismus

SCHLAFLOSIGKEIT

Die wichtigsten symptomatischen Mittel

Für eine gelegentliche und vorübergehende Schlaflosigkeit ist dasjenige Medikament das beste, *das für die anderen Symptome* der bestehenden Störungen *indiziert ist.* Es ist besser, das Gesamtbild der Symptome seit dem Beginn der Schlaflosigkeit zu berücksichtigen, als von den Mitteln bei Schlaflosigkeit auszugehen: wenn der Patient wegen rheumatischer Schmerzen, eines Geisteszustandes, einer fieberhaften Erkrankung usw. nicht schläft, dann muß man die entsprechenden Symptome studieren. Trotzdem folgen einige Indikationen (die Liste ist keinesfalls erschöpfend).

Aconitum napellus: Schlaflosigkeit als Folge eines Schreckens.

Argentum nitricum: Schlaflosigkeit durch Befürchtungen zu scheitern, zum Beispiel bei Kindern zum Schulanfang.

Arnica montana: Schlaflosigkeit nach einer Anstrengung oder einem Trauma; das Bett erscheint hart.

Chamomilla vulgaris: Schlaflosigkeit des reizbaren und kapriziösen Kindes.

Coca: Schlaflosigkeit in großer Höhe.

Coffea: Schlaflosigkeit mit übermäßigem Gedankenzustrom, physischer Agitation. Schlaflosigkeit durch Erregung als Folge einer guten Nachricht. Schlaflosigkeit nach dem Genuß einer Tasse Kaffee.

Gelsemium sempervirens: Schlaflosigkeit als Folge einer schlechten Nachricht.

Ignatia amara: Schlaflosigkeit als Folge eines Ärgers mit respiratorischer Beklemmung. „Die widersprüchlichen Symptome von Ignatia".

Nux vomica: Schlaflosigkeit nach Mißbrauch von Anregungsmitteln.

Stramonium: Das wichtigste Medikament bei Pavor nocturnus des Kindes und bei Furcht vor der Dunkelheit. Das Kind schläft nur, wenn ein Licht an ist (gutes Symptom, wenn es sich um eine spontane Bitte des Kindes handelt und nicht durch die Eltern diese Gewohnheit entstanden ist).

Die wichtigsten Basismittel

Bei einer chronischen Schlaflosigkeit bietet das Basismittel (das nach dem Gesamtbild der Symptome des Patienten auszuwählen ist) die beste Chance.

Wenn der Patient seit langem Hypnotika oder klassische Tranquilizer nimmt, muß man bei Beginn der homöopathischen Behandlung die bisherige Behandlungsweise fortsetzen lassen. Man bittet den Patienten aber, die klassischen Schlafmittel je nach dem Fortschritt unmerklich zu reduzieren. Der Erfolg hängt von dem Grad der Motivation ab: das einfache Faktum „kein Schlafmittel zu nehmen" genügt oft, um Angstgefühle und Schlaflosigkeit auszulösen.

SCHLAFWANDELN: siehe Somnambulismus

SCHLUCHZEN: siehe Affektkrampf

SCHLUCKAUF: siehe Singultus

SCHNUPFEN: siehe Koryza

SCHUPPENFLECHTE: siehe Psoriasis

SCHWANGERSCHAFT

Das wichtigste Schwangerschaftsmittel

Sepia: Chloasma. Übelkeiten beim Erwachen und beim Geruch von Speisen. Leeregefühl im Magen, keine Besserung durch Essen. *Erbrechen,* einschließlich der „unstillbaren Erbrechen". Schwangerschaftsobstipation. Sensibilität der Abdominalmuskeln. Neigung zu Varizen und Hämorrhoiden. Traurigkeit, Müdigkeit; „die Psychasthenie von Sepia". Dieses Medikament gibt man am häufigsten bei der Schwangerenvorsorgeuntersuchung. Es ist auch das Hauptmittel bei *postnataler Depression* und für Frauen, die schon mehrfach schwanger waren.

Nach den Symptomen

Abdominalschmerzen: siehe auch Falsche Wehen.

Arnica montana: Empfindung, als ob der Fötus quer im Abdomen liegt; Schmerzen durch die Bewegungen des Fötus.

Bellis perennis: Gefühl, als ob der Uterus zusammengedrückt ist. Schmerzen der Abdominalmuskeln.

Nux vomica: Mit häufigem Zwang zum Wasserlassen.

Sepia: Mit allen Symptomen des Medikaments. Siehe auch den Anfang der Rubrik.

Blasenbeschwerden

Causticum: Abgang von Urin beim Husten, Lachen, Gehen.

Pulsatilla: Die Blase ist durch die Schwangerschaft empfindlich.
Siehe auch Harnwegsinfektion.

Dyspnö

Nux vomica: Dyspnö mit Druckgefühl nach oben.

Entbindungsangst: *Actaea racemosa.*

Falsche Wehen: *Caulophyllum.*

Hämorrhoiden

Collinsonia: Obstipation, Blutungen, stechende Schmerzen wie von Nadeln.

Lumbalgie

Kalium carbonicum: Lendenschmerzen, sie zwingen die Frau, sich hinzulegen.

Müdigkeit

Arnica montana: Müdigkeit durch die Bewegungen des Fötus. Empfindung, als ob der Fötus quer im Abdomen liegt.

Helonias dioica: Große Müdigkeit. Die Frau ist „sich bewußt", daß sie einen Uterus hat.

Kalium carbonicum: Müdigkeit wegen der Lendenschmerzen.

Sepia: Nach dem Gesamtbild der Schwangerschaftssymptome auszuwählen. Siehe auch den Anfang dieser Rubrik.

Salivation: *Kreosotum.*

Singultus

Cyclamen europaeum: Singultus nach den Mahlzeiten.

Sodbrennen: *Capsicum annum.*

Übelkeiten

Cocculus indicus: Übelkeit und Schwindel im Wagen oder beim Anblick von Bewegungen.

Ignatia amara: Leeregefühl im Magen, Besserung durch tiefes Einatmen; Verschlimmerung durch Tabakgeruch. „Die widersprüchlichen Symptome von Ignatia".

Ipecacuanha: Ständige Übelkeiten, die durch Erbrechen nicht gebessert werden. Intensive Salivation. Gefühl von Magenrelaxation.

Sepia: Übelkeiten beim Erwachen und beim Geruch von Speisen. Leeregefühl im Magen, keine Besserung durch Essen. „Unstillbares" Erbrechen. Siehe auch die anderen Symptome von Sepia am Anfang der Rubrik.

Varizen

Bellis perennis: Schwangerschaftsvarizen, sie erschweren das Gehen.

Hamamelis virginiana: Vulvavarizen. Varizen der unteren Gliedmaßen mit Druckgefühl.

Zahnkaries: *Kreosotum.*

Vorgeburtliche Bio-Eugenik

Das Prinzip besteht darin, die schwangere Frau so zu behandeln, daß sie ein gesundes und widerstandsfähiges Kind zur Welt bringt. Wenn man diese Einstellung befürwortet, gibt man einmal monatlich eine Dosis (in CH30) von jedem der nachstehenden Biotherapeutika: *Psorinum, Medorrhinum, Luesinum, Tuberculinum* bis zum Ende der Schwangerschaft. Siehe auch Entbindung (Vorbereitung auf die Entbindung), Abortus spontaneus.

SCHWINDEL-ANFÄLLE, -GEFÜHLE

Gleichgewichtsstörungen beim Gehen

Argentum nitricum: Schwankender Gang auf der Straße. Der Patient bleibt lieber zu Hause. Schwindelgefühl beim Gehen mit geschlossenen Augen. Zittern. „Die Hast von Argentum nitricum".

Phosphorus: Schwankender Gang mit zephalischer Kongestion und Mouches volantes.

Schwindel im eigentlichen Sinne, Drehschwindel

Borax venata: Schwindel beim Heruntergehen einer Treppe.

Bryonia alba: Gefühl, als ob sich der Kopf im Kreis drehe. Neigung, nach hinten zu fallen. *Verschlimmerung bei der geringsten Bewegung,* vor allem wenn man von einem Sitzplatz aufsteht oder man sich aus einer liegenden Position erhebt. Gefühl, als ob man im Bett versinke.

Cocculus indicus: Schwindel mit Übelkeiten durch Bewegungen und beim Anblick von Bewegungen. Verschlimmerung im Freien.

Conium maculatum: Schwindel, wenn man den Kopf auf die Seite dreht, im Liegen die Augen bewegt und sich im Bett umdreht. Gefühl, als ob sich das Bett im Kreise drehe; Besserung, wenn man die Augen schließt.

Cyclamen europaeum: „Transparenter" Schwindel, der Kranke sieht Gegenstände fest an einer bestimmten Stelle und gleichzeitig in drehender Bewegung.

Natrium muriaticum: Schwindel durch Ermüdung der Augen und geistige Arbeit.

Nux vomica: Schwindelanfälle mit Verdauungsbeschwerden (Flatulenz, Obstipation, Portalstase). Verschlimmerung durch Alkohol und Kaffee. „Die Reizbarkeit von Nux vomica".

Theridion curassavicum: Schwindel bei jedem Geräusch; Verschlimmerung, wenn man die Augen schließt.

Höhenschwindel

Argentum nitricum: Mit weichen Knien, möglicherweise mit dem Gefühl, von der Leere angezogen zu werden. „Die Hast von Argentum nitricum".

Calcium carbonicum: Schwerfälliger Mensch, schwitzt am Kopf, erkältet sich leicht.

Siehe auch Ménière.

SEHNENENTZÜNDUNG: siehe Tendinitis

SEXUELLE PROBLEME

Ohne eine psychotherapeutische Unterstützung oder eine Umstellung im Leben des Patienten (allgemeine Verhaltensweisen, persönliche Symptome, familiäre Harmonie, Gefühlsleben) ist die homöopathische Behandlung von sexuellen Störungen zwecklos. Die folgenden psychotherapeutischen Indikationen mögen zu dieser Umstellung einen Beitrag leisten.

Abstinentia sexualis

Conium maculatum: Klassisches Medikament, das bei Abstinenzlern indiziert ist.

Geschlechtstrieb, fehlender oder wenig ausgeprägter

Graphites: Schwerfälliger, apathischer Mensch, der gegen den Koitus Abneigung hat.

Platina: Steht in dem Ruf, das beste Mittel bei Nymphomanie zu sein, das ist übertrieben. Es kann auch ein Mittel bei Frigidität sein. Hochmütiger Mensch mit dem Gefühl, anderen gegenüber weit überlegen zu sein.

Pulsatilla: Hat Angst vor dem anderen Geschlecht, lehnt die geschlechtlichen Beziehungen zu Beginn der Ehe ab. „Die Fragilität von Pulsatilla".

Sepia: Fehlender oder wenig ausgeprägter Geschlechtstrieb. Minderwertigkeitsgefühl. Aversion gegen die Familie. „Die Psychasthenie von Sepia".

Ejaculatio praecox

Argentum nitricum: „Die Hast von Argentum nitricum".

Lycopodium clavatum: Nach dem Gesamtbild der Symptome auszuwählen.

Selenium: Samenabgang ohne Erektion im Zusammenhang mit einer Prostatahypertrophie.

Erektionsstörungen

Cantharis: Priapismus.

Graphites: Die Erektion geht zu schnell vorüber.

Lycopodium clavatum: Die Erektion ist unmöglich oder unvollständig.

Sexuelle Erregung

Caladium seguinum: Sexuelle Erregung trotz Erektionsschwierigkeiten.

Calcium phosphoricum: Sexuelle Erregung während der Menstruation oder der Stillzeit.

Cantharis: Während einer Urinal- oder Intestinalkrankheit.

Lachesis muta: Heftige sexuelle Erregung, vor allem in der Menopause.

Lilium tigrinum: Die Person muß immer tätig sein, um an etwas anderes zu denken.

Phosphorus: Während des Fiebers.

Platina: Hypersensibilität der Geschlechtsorgane. Hochmütiger Mensch. Frühzeitige Entwicklung des Geschlechtstriebes. Sexuelles Verlangen bei einer Wöchnerin. Homosexualität.

Pulsatilla: Sexuelle Erregung während der Menstruation. „Die Fragilität von Pulsatilla".

Sabadilla: Sexuelle Erregung durch Würmer.

Staphysagria: Permanente sexuelle Vorstellungen. Neigung zu Aggressivität und Aufsässigkeit. „Die Verdrängung von Unlustgefühlen von Staphysagria".

Stramonium: Im Verlauf eines Hypomanie-Syndroms.

Sinnenfreude

Caladium seguinum: Fehlende Sinnenfreude.

Kalium phosphoricum: Retardierte Sinnenfreude.

SINGULTUS

Cuprum metallicum: Singultus vor einem Erbrechen oder einem Asthmaanfall und Besserung, wenn man kaltes Wasser trinkt.

Cyclamen europaeum: Singultus nach den Mahlzeiten, vor allem während der Schwangerschaft.

Hyoscyamus niger: Singultus nach den Mahlzeiten im Verlauf einer Darmerkrankung. Singultus des Säuglings nach dem Stillen.

Ignatia amara: Singultus der Kinder. Nervöser Singultus nach einer Emotion und Verschlimmerung durch Tabak oder Kaffee. „Die widerspruchsvollen Symptome von Ignatia".

Lycopodium clavatum: Singultus nach den Mahlzeiten. „Die Dyspepsie mit Flatulenz von Lycopodium".

Nux vomica: Singultus nach übermäßigem Essen oder Trinken. „Die Reizbarkeit von Nux vomica".

Phosphorus: Schmerzhafter Singultus im Verlauf einer schweren Krankheit.

Ranunculus bulbosus: Singultus nach alkoholischen Getränken.

Sepia: Singultus nach den Mahlzeiten. „Die Psychasthenie von Sepia".

SINUSITIS

Die wichtigsten symptomatischen Mittel

Aurum metallicum: Chronische Sinusitis mit fötider Absonderung. Mitbeteiligung der Knochen.

Belladonna: Akute, trockene Sinusitis, die ganz plötzlich aufgetreten ist. *Klopfende Schmerzen,* rotes Gesicht, Mydriasis, Epistaxis. Verschlimmerung durch die Druck- und Klopfschmerzen. „Das Fieberdelirium von Belladonna".

Hepar sulfuris calcareum: Übelriechende Absonderung. Stechende Schmerzen. Verschlimmerung durch Berührung und bei der geringsten Zugluft (der Kranke hat einen Schal über sein Gesicht gelegt).

Kalium bichromicum: Knochenschmerzen, die sich an bestimmten Stellen wie Punkte festsetzen. Gelber oder grüner, *dickflüssiger,* adhärenter, visköser Schleim. *Krusten in der Nase.* Leichtes Näseln beim Sprechen.

Kalium jodatum: Katarrhalische Zephalaea. Akute Koryza mit Stirnhöhlenkopfschmerzen und sehr wundmachender Absonderung. Verschlimmerung im Freien.

Lachesis muta: Trockene Sinusitis. Besserung durch Absonderungen.

Mercurius solubilis: Sinusitis als Folge von einer Koryza. *Grünliche, wundmachende Absonderung.* Sinusschmerzen mit Verschlimmerung in der Nacht. Adenopathien. „Der Mund von Mercurius solubilis", „das Fieber von Mercurius solubilis".

Pulsatilla: Nicht scharfe Sekretion, die mal hell, mal gelb ist. Besserung an der frischen Luft.

Silicea: Chronische Sinusitis. Knochenschmerzen. Besserung durch warme Umschläge.

Die wichtigsten Basismittel: siehe Erkältung (Neigung, sich leicht zu erkälten).

SKABIES

Die Behandlung erfolgt vor allem mit äußerlichen Applikationen der Schulmedizin. Nur diese sind in der Lage, die Parasiten abzutöten. Als Komplementärmittel kann man eines der nachstehenden Medikamente verschreiben.

Arsenicum album: Plötzliches Auftreten von Asthma als Folge von Skabies.

Psorinum: Eruptionen im Bereich der Falten. Der Patient friert leicht. Plötzliches Aufteten von Furunkeln, Urtikaria, pulmonalen Symptomen als Folge von Skabies.

Sulfur: Rote Haut. Pruritus nach Verschlimmerung durch Bettwärme. Überfluß an vitaler Wärme. Sofort nach der äußerlichen Behandlung ist eine Dosis (in CH30) systematisch zu geben, um das Übergreifen auf eine andere Krankheit zu vermeiden.

SKOLIOSE

Zusätzlich zur orthopädischen Behandlung gibt man eines der nachstehenden Medikamente (eine Dosis wöchentlich in CH15).

Calcium carbonicum: Bei einem Säugling.

Calcium phosphoricum: Bei einem großgewachsenen Menschen.

Silicea: Bei einer Person von kleiner Gestalt.

SODBRENNEN: siehe Ösophagitis

SOMNAMBULISMUS

Die wichtigsten Medikamente sind *Kalium bromatum, Natrium muriaticum, Phosphorus, Silicea.* Sie sind nach dem Gesamtbild ihrer Symptome auszuwählen.

SONNE

Allergie in der Sonne

Apis mellifica: Das wichtigste symptomatische Mittel bei solarer Urtikaria.

Natrium muriaticum: Das wichtigste Basismittel, zu verschreiben vor und während der warmen Jahreszeit.

Sonnenbrand, Sonnenstich

Apis mellifica: Roséfarbene, geschwollene Haut.

Belladonna: Rote Farbe.

Cantharis: Bei Sonnenbrand mit großen Bläschen oder Blasen.

Insolation

Aconitum napellus: Insolation mit Fieber. „Das unruhige Fieber von Aconit".

Belladonna: Klopfende, kongestive Zephalaea. Rotes Gesicht mit ausstrahlender Wärme und injizierten Augen. „Das Fieberdelirium von Belladonna".

Glonoinum: Wellenartig auftretende, klopfende Zephalaea mit Desorientiertheit, ausdruckslosem Gesicht, injizierten Augen und Erbrechen. Es ist das Hauptmittel, auch für die späteren Folgen nützlich (seit einer Insolation hat der Patient immer Kopfschmerzen, AH).

Lachesis muta: Kongestives Gesicht, Gedächtnisschwund. Medikament bei chronischen Folgen (zu verabreichen, wenn Glonoinum nicht ausreicht).

Natrium carbonicum: Kann die Sonnenwärme nicht vertragen. Chronische Zephalaea bei warmer Witterung.

Opium: Insolation mit stertoröser Atmung und Koma.

SPASMOPHILIE

Die wichtigsten symptomatischen Mittel

Cocculus indicus: Entspricht dem typischen Anfall mit *schmerzhafter Muskelstarre,* Parese, Akrokontrakturen, *Dysarthrie,* Langsamkeit im Bewegungsablauf. *Nachlassen der seelischen Funktionen.* Möglich sind auch: Schwindelgefühle beim Anblick von Bewegungen, Übelkeiten und Okzipitalzephalaea.

Ignatia amara: Wenn respiratorische Beklemmung vorherrscht und Anfälle durch Ärger auftreten. Neigung, tiefe Seufzer auszustoßen. „Die widerspruchsvollen Symptome von Ignatia".

Die wichtigsten Basismittel

Calcium phosphoricum ist eine „ätiologische Verschreibung"; das Ziel ist, den Calcium-Phosphor-Stoffwechsel zu regulieren. Es ist als Komplementärmittel zu einem der beiden nachstehenden Medikamente zu geben.

Natrium muriaticum: Verlangen nach Salz; Verschlimmerung am Strande. „Die seelische Distanz von Natrium muriaticum".

Sepia: Asthenie ohne konkrete Ursache. Der Patient hat keine Lust, morgens aufzustehen; Ringe um die Augen; Abneigung gegen die Arbeit. „Die Psychasthenie von Sepia".

Bei erythrozytärem Calcium- oder Magnesiummangel ist eine wägbare Dosis zu geben.

SPONDYLARTHRITIS, ANKYLOSIERENDE:

siehe Pelvisspondylitis, rheumatische

SPORT

Psychologische Vorbereitung: siehe Lampenfieber

Vorbereitung auf die Muskelbeanspruchung:

Eine Dosis *Arnica* CH 12 vor dem Wettkampf. In keinem Fall handelt es sich um ein Doping, denn das Medikament verschafft der Person keine höheren Leistungsfähigkeiten. Arnica versetzt den Sportler nur in die Lage, die eigenen Kräfte maximal zu nutzen.

Nach dem körperlichen Kraftaufwand:

Eine Dosis *Rhus toxicodendron* CH 12, bei Muskelkater.

Siehe auch Distorsion, Epikondylitis, Frakturen, Tendinitis.

STILLEN: siehe Entbindung

STIMMUNG, WECHSELHAFTE: siehe Benehmen

STOLZ: siehe Benehmen

STOMATITIS: siehe Gingivitis, Glossitis

SUPPURATIONEN: Hautinfektionen

SYNKOPE: siehe Lipothymie

TENDINITIS

Causticum: Sehnenkontrakturen im Verlauf eines rheumatischen Syndroms. Besserung bei feuchter Witterung.

Rhus toxicodendron: Akute Tendinitis als Folge einer körperlichen Anstrengung (einer andauernden, sehr starken oder plötzlichen). Muskelsteifheit mit Besserung durch Bewegung und Wärme.

Ruta graveolens: Chronische Insertionstendinitis mit Steifheit und Kontrakturen. Folgen von Distorsionen. Bevorzugte Lokalisation am Handgelenk.

TESTIS: siehe Ectopia testis

TETANIE: siehe Spasmophilie

TICS

Die wichtigsten Basismittel

Vor allem muß man sich auf die Wirkung des Basismittels des Patienten verlassen. Bei Kindern mit Tics sind dies gewöhnlich *Lycopodium clavatum, Natrium muriaticum* und *Pulsatilla.*

TIERBISSE

Hypericum perforatum: Von der Wunde strahlen die Schmerzen in den gebissenen Körperteil aus.

Lachesis muta: Zyanose des gebissenen Bereichs.

Ledum palustre: Das gebräuchlichste Mittel bei Lazerationswunden, besonders wenn der betroffene Bereich bei Berührung kalt ist.

TRACHEITIS: siehe Husten

TRAUMEN

Diese Rubrik erfüllt die Funktion einer Reihe von Rezepten. Wenn der Patient das Medikament *sofort nach der Verletzung* nimmt (bevor der Organismus Zeit hat, auf seine eigene Weise zu reagieren), besteht relativ wenig Notwendigkeit für die Individualisierung des Traumas.

Die wichtigsten Medikamente bei Traumen
(alle Läsionen zusammengefaßt)

Arnica montana: Traumen der *Muskeln und Kapillaren.* Ekchymosen. Muskelschmerzen und Verschlimmerung bei Berührung. Das Bett erscheint hart. Auch prophylaktisch und kurativ bei Muskelbeanspruchung indiziert. Dieses Medikament sollte man immer bei sich haben und nach einer Verletzung sofort nehmen.

Bellis perennis: Pelvistrauma (zum Beispiel nach einem chirurgischen Eingriff). Venenbeschwerden.

China rubra: Bei Hämorrhagie, um die Müdigkeit zu kompensieren, die durch den Verlust von Körperflüssigkeit verursacht ist.

Conium maculatum: Trauma der Brüste.

Hypericum perforatum: Trauma der *Nervenfasern.* Verletzungen von Körperteilen, die reich an Empfindungsnerven sind. Die Schmerzen ziehen von der lazerierten Wunde aus entlang den Nerven in den betroffenen Körperteil. Bei einem Sturz auf das Steißbein schießen die Schmerzen die Wirbelsäule entlang. Quetschwunden an Fingern.

Ledum palustre: Verletzungen der weichen Teile am Auge (Faustschlag, Tennisball). *Stichwunden,* Splitter, Lazerationswunden, Tierbisse. Die verletzte Stelle erscheint bei Berührung kalt.

Natrium sulfuricum: Schädeltrauma.

Rhus toxicodendron: Trauma der *Sehnen.* Distorsion.

Ruta graveolens: Trauma des *Periosts.* Alte Distorsionen.

Staphysagria: Schnittwunde durch ein Schneidwerkzeug.

Symphytum officinale: Trauma des Augapfels. Fördert die Knochenbruchheilung nach einer Fraktur.

Die wichtigsten Lokalisationen und Unfallanlässe

Auge:	Arnica (Konjunktiva-Hämorrhagie), Ledum palustre (Weichteile am Auge), Symphytum (Augapfel).
Brust:	Conium maculatum.
Ekchymosen:	Arnica montana.
Hämorrhagie:	China rubra.
Kapillare:	Arnica montana.
Kleines Becken:	Bellis perennis.
Muskeln:	Arnica montana.
Nerven:	Hypericum perforatum.
Periost:	Ruta graveolens.
Quetschwunden an Fingern:	Hypericum perforatum.
Schädel:	Natrium sulfuricum.
Schnittwunden:	Hypericum perforatum (mildert die Schmerzen), Staphysagria (fördert die Narbenbildung).
Sehnen:	Rhus Toxicodendron.
Splitter:	Ledum palustre.
Steißbein:	Hypericum perforatum.
Stiche, Stichwunden:	Hypericum perforatum (schmerzhafte), Ledum palustre (gar nicht oder wenig schmerzhafte).

Tierbisse: Hypericum perforatum (schmerzhafte), Ledum palustre (gar nicht oder wenig schmerzhafte), Lachesis muta (Zyanose an der gebissenen Stelle).

Wunden an Weichteilen: Calendula-Urtinktur (lokale Anwendung), Hypericum perforatum (Trauma der Nervenfasern in den lazerierten Wunden).
Siehe auch Chirurgischer Eingriff, Distorsion, Ekchymosen, Frakturen, Hämatome, Insektenstiche, Narben, Verbrennungen.

TYPHOID

Acidum muriaticum: Muskelprostration. Der Kranke rutscht ins Bett. Der Unterkiefer hängt herab (Lachesis). Die Zunge ist trocken wie Leder. Bei jedem Wasserlassen geht unfreiwilig auch Stuhl ab.

Acidum phosphoricum: Physische und geistige Erschöpfung. Indifferenz.

Arsenicum album: Sehr übelriechende Stühle. Abmagerung. Physische und geistige Agitation. „Die Erschöpfung und Angst von Arsenicum album“.

Baptisia timctoria: Adynamischer typhoider Fieberzustand. Der Patient hat das Gefühl allgemeiner Zerschlagenheit, so als ob der Körper in Stücke zerbrochen sei; er steht aus dem Bett auf, um die Stücke zusammenzulesen. Das Bett erscheint ihm zu hart (Pyrogenium). Alle Absonderungen sind sehr übelriechend. Dunkelrotes Gesicht.

Bryonia alba: Bitterer Geschmack im Munde. Durst. Der Patient hat den Eindruck, daß er nicht zu Hause ist; er will, daß man ihn dorthin zurückbegleitet. Er spricht von seiner Arbeit. Zephalaea mit Verschlimmerung durch die geringste Bewegung. Obstipation. Epistaxis.

Hyoscyamus niger: Karphologie. Furcht, vergiftet zu werden. Delirium mit Schwatzhaftigkeit. Unfreiwillige Stühle.

Lachesis muta: Delirium mit großer Schwatzhaftigkeit. Der Patient hat den Eindruck, daß man versucht, ihn zu vergiften. Kleiderdruck und Bettlaken sind ihm unerträglich. Sein Unterkiefer hängt herab (Acidum muriaticum). Hämorrhagien.

Rhus toxicodendron: Agitation mit dem Versuch, die Muskelschmerzen zu lindern. Rotes Dreieck auf der Zungenspitze.

ÜBELKEIT

Antimonium crudum: Übelkeit nach Maßlosigkeit im Essen und Trinken; die Zunge ist weiß, wie von einer Milchhaut bedeckt.

Antimonium tartaricum: Im Verlauf eines pulmonalen Syndroms kommt es zu ständigen Übelkeiten mit Erleichterung durch Erbrechen.

Cocculus indicus: Übelkeiten, die durch Bewegungen oder beim Anblick von Bewegungen verschlimmert werden. Übelkeit mit Schwindelgefühl; Verschlimmerung im Freien.

Colchicum autumnale: Während einer Diarrhö kommt es zu Übelkeiten beim Geruch von Speisen und sogar, wenn man an sie denkt. Gichtische Diathese.

Ignatia amara: Übelkeiten mit Besserung durch Essen. „Die widerspruchsvollen Symptome von Ignatia".

Ipecacuanha: Ständige Übelkeit und keine Besserung durch Erbrechen; saubere Zunge, profuser Speichelfluß.

Nux vomica: Übelkeit nach den Mahlzeiten. Übelkeit durch Maßlosigkeit im Essen und Trinken. Die Zunge ist hinten in der Mitte belegt.

Petroleum: Reiseübelkeit, Besserung durch Essen.

Phosphorus: Übelkeit mit Besserung, wenn man eisgekühltes Wasser trinkt.

Pulsatilla: Nach fetten Speisen.

Sepia: Übelkeit am Morgen beim Erwachen, Verschlimmerung durch Zähneputzen oder beim Geruch von Speisen. Übelkeiten während der Schwangerschaft. „Die Psychasthenie von Sepia".

Tabacum: Übelkeiten mit kalten Schweißen, Schwindel, Hypersialorrhö. Zwang, den Bauch zu entblößen; Besserung im Freien.

ULCUS CUTANEUM

Arsenicum album: Brennende Schmerzen, Besserung durch Wärme. Neigung zur Gangrän.

Acidum nitricum: Leicht blutende *Granulationen.* Splitterschmerzen. Schlechter Geruch.

Arsenicum album: Brennende Schmerzen, Besserung durch Wärme. Neigung zur Gangrän.

Carbo vegetabilis: Bläuliche, marmorierte, violette Haut. Fötide Absonderung. Brennende Schmerzen, Verschlimmerung durch Wärme, aber keine Besserung durch Kälte. Neigung zur Gangrän.

Lachesis muta: Chronisches, indolentes Ulkus *mit violettem Rand* und unebenmäßigem Untergrund. Hyperästhesie. Blutet bei Berührung. Übelriechende Absonderung. *Schmerzen, wenn das Ulkus nicht ausläuft.*

Lycopodium clavatum: Chronisches Ulkus mit Schmerzen in der Nacht. Ekzem um das Ulkus herum. „Die Dyspepsie mit Flatulenz von Lycopodium".

Mercurius solubilis: Schwammiges, leicht blutendes Ulkus mit unebenem Untergrund. Schmerzen, die durch die geringste Berührung und durch Bettwärme verschlimmert werden. „Der Mund von Mercurius solubilis".

Pulsatilla: Bläuliche, marmorierte Haut; Verschlimmerung durch Wärme. Nicht reizende Absonderung.

Secale cornutum: Kalte Haut bei Berührung; Verschlimmerung durch Wärme. Der Kranke will nicht zugedeckt werden. Neigung zur Gangrän.

Silicea: Alte Geschwülste, die Knochensplitter enthalten.

Die lokale Behandlung bleibt unerläßlich, je nach dem Verfahren, wie es für den einzelnen am besten paßt.

Siehe auch Varizen.

ULCUS GASTRO-DUODENI

Argentum nitricum: Postprandiale *Schmerzen im Epigastrium, die zum linken Hypochondrium ausstrahlen; Verschlimmerung durch Süßigkeiten* (Konfitüre, Honig). *Aufstoßen,* vor allem bei Ärger. Affektive Zusammenhänge. „Die Hast von Argentum nitricum".

Arsenicum album: Brennende, postprandiale Schmerzen, die durch warme Getränke gebessert, durch kalte verschlimmert werden. „Die Erschöpfung und Angst von Arsenicum album". Paßt für Fälle, die leicht zur Krebsbildung führen.

Graphites: Konstriktionsartige Gastralgie, Besserung durch Essen. Abneigung gegen Fleisch, Fisch, Süßigkeiten. Kann bei Ulcus callosum ausprobiert werden.

Kalium bichromicum: Epigastrische Schwere nach den Mahlzeiten. Verschlimmerung nach dem Genuß von Bier.

Lycopodium clavatum: Heißhunger zur Essenszeit, aber der Patient ist sehr schnell satt. Der epigastrische Bereich ist berührungsempfindlich. „Die Dyspepsie mit Flatulenz von Lycopodium".

Nux vomica: Krampfartige Schmerzen eine halbe Stunde nach den Mahlzeiten. *Druckempfindlichkeit* im Epigastrium, *der Patient ist gezwungen, seine Kleider zu öffnen.* Die Zunge ist hinten in der Mitte belegt. Es handelt sich oft um Patienten, die im Übermaß essen und trinken, vor allem fette Speisen und Alkohol. „Die Reizbarkeit von Nux vomica".

Phosphorus: Brennende Schmerzen, die vorübergehend durch eisgekühltes Wasser gebessert werden. Hunger nach den Mahlzeiten. Aufsteigen von Speisen in den Mund.

ULZERATION DER KORNEA: siehe Kornea

UNGEDULD UND HAST: siehe Benehmen

UNGESCHICKLICHKEIT: siehe Benehmen

UROLOGIE: siehe Nephrologie

URTIKARIA

Die wichtigsten symptomatischen Mittel

Apis mellifica: Roséfarbene, erhöhte Eruption. *Stechende und brennende Schmerzen, Besserung durch Kälte.* Berührungsempfindlich. Urtikaria in der Sonne. Urtikaria vor einem Asthmaanfall.

Arsencium album: Urtikaria mit brennenden Schmerzen, Besserung durch warme Anwendungen. Im Verlauf einer Diarrhö oder eines Fieberzustands.

Dulcamara: Urtikaria, wenn der Patient einer Kälte ausgesetzt war, vor allem einer feuchten Kälte. Urtikaria mit gastrischen Beschwerden. Brennen nach dem Kratzen.

Rhus toxicodendron: *Urtikaria mit kleinem Bläschen im Zentrum der Plaque.* Unerträglicher Juckreiz, *Besserung durch warme Anwendungen.* Brennen nach dem Kratzen. Fieber. Urtikaria im Freien.

Urtica urens: Blasse Eruption. Heftiger Juckreiz mit dem Zwang, sich ständig zu kratzen. Brennen. Verschlimmerung durch Wärme. Urtikaria durch Muscheln. Alternieren mit Rheumatismus.

Die wichtigsten Basismittel

Calcium carbonicum: Urtikaria, Besserung im Freien.

Natrium muriaticum: Bevorzugte Lokalisation im Bereich der Artikulationen. Urtikaria in der Sonne. Verschlimmerung am Strande. Die Rubrik von Apis.

Sepia: Urtikaria im Freien, verschwindet in einem warmen Raum.

Sulfur: Sehr rote Effloreszenzen. Brennende Schmerzen, Besserung durch kalte Anwendungen.

UTERUSPROLAPS

Helonias dioica: In einem nicht operierbaren Fall zu verschreiben, um die mit dem Prolaps verbundene Asthenie zu behandeln.

VARIZELLEN

Mercurius solubilis: Indiziert, wenn die Bläschen eitern. Der Juckreiz wird durch Wärme verschlimmert (das Gegenteil von Rhus Toxicodendron). Gegebenenfalls „der Mund von Mercurius solubilis", „das Fieber von Mercurius solubilis".

Rhus toxicodendron: Sehr pruriginöse Bläschen. Wärme mildert den Juckreiz. Der Kranke ist unruhig. Möglicherweise rotes Dreieck auf der Zungenspitze.

Wenn das Exanthem schlecht herauskommt: siehe Fieber mit Hautausschlägen.

VARIZEN

Die wichtigsten symptomatischen Mittel

Die nachstehenden Medikamente lindern die funktionellen Krankheitszeichen.

Arsenicum album: Brennende Schmerzen, vor allem nachts.

Graphites: Pruritus der Varizen.

Hamamelis virginiana: Schmerzhafte, berührungsempfindliche Varizen. Ekchymosen bei dem geringsten Stoß.

Vipera redi: Entzündung der Varizen mit Neigung zum Ödem. Reißende Schmerzen, Verschlimmerung, wenn die Beine herabhängen (Pulsatilla), Besserung, wenn die Beine hoch liegen. Periphlebitis.

Die wichtigsten Basismittel

Diese Medikamente bringen die Varizen natürlich nicht zum Verschwinden, aber sie erleichtern den venösen Rückstrom. Bei Varizen sollte man hinsichtlich dieser Medikamente an Basismittel denken.

Acidum fluoricum: Bei Frauen, die viele Kinder haben. Verschlimmerung der Schmerzen durch Wärme.

Calcium fluoricum: Konstitutionell bedingte Varizen. Wirkung auf das elastische Gewebe.

Lycopodium clavatum: Nach dem Gesamtbild der Symptome auszuwählen. „Die Dyspepsie mit Flatulenz von Lycopodium".

Pulsatilla: Venöse Kongestion. Erschlaffte Venen am Abend. Entzündete Varizen. Verschlechterung, wenn die Beine herabhängen (Vipera).

Sepia: Varizen nach einer Entbindung. Frauen, die schon mehrmals schwanger waren. „Die Psychasthenie von Sepia". Die Sklerose und Exhärese der Varizen ändern die Grundbeschwerden des venösen Rückstroms nicht. Ein Rezidiv auf einen anderen Zweig des gleichen Venenbereichs wird dadurch nicht verhindert.

Siehe auch Ulcus cutaneum.

VERBRENNUNGEN

Apis: Hautrötung, Ödem, stechende Schmerzen.

Cantharis: Hauptmedikament bei Blasen aller Art; sofort nach der Verbrennung zu geben, um das Auftreten von Blasen und Narben zu verhüten.

Causticum: Langwierige Wundheilung seit einer alten Verbrennung.

VERLETZUNGEN: siehe Traumen

VERRUZAE

Frisch aufgetretene Warzen

Ein „für Warzen" bekanntes Mittel genügt meistens.

Acidum nitricum: Warzen mit *stechenden Druckschmerzen.* Die Haut rundherum ist gelb. Charakteristische Lokalisationen: Oberlippe und *Fußsohle.* Manchmal zerklüftete, *blutende* Warzen.

Antimonium crudum: Hornwarzen, an den Handflächen und Fußsohlen lokalisiert.

Causticum: Große Stielwarzen; lokalisiert an der Nase, an den Augenlidern, *an und unter den Nägeln.*

Dulcamara: Große, *flache, glatte,* weiche und braune Fleischwarzen; vor allem im Gesicht oder auf dem Handrücken.

Alte Warzen

Das Basismittel des Patienten ist obligatorisch, gegebenenfalls assoziiert mit einem der nachstehenden Medikamente. Die Behandlung kann mehrere Monate dauern.

Calcium carbonicum: Alte Warzen, die hohl und geschwürig werden. Schwerfälliger Patient, der leicht am Kopf schwitzt.

Lycopodium clavatum: Große Stielwarzen bei einem Patienten mit Verdauungsstörungen. „Die Dyspepsie mit Flatulenz von Lycopodium".

Natrium muriaticum: Warzen an der Hand, vor allem an der Handfläche, und zwar bei einem Patienten, der die allgemeinen Charakteristika dieses Medikaments hat. „Die seelische Distanz von Natrium muriaticum".

Sepia: Flache, pruriginöse, dunkle Warzen. Lokalisation an den Händen, am Hals, im Gesicht. „Die Psychasthenie von Sepia".

Silicea: Große eiternde Warzen. „Der Mangel an Energie von Silicea".

Thuja occidentalis: Weiche, feuchte, blumenkohlartige, gestielte Warzen. Bevorzugte Lokalisation an den Nasen-Kinn-Falten oder im anal-genitalen Bereich. Der Patient fürchtet die Feuchtigkeit. „Die Typologie von Thuja".

Lokale Behandlung

Man kann Thujasalbe empfehlen, aber die innere Behandlung genügt im allgemeinen.

VERSTAUCHUNG: siehe Distorsion

VESIKA: siehe Harnwegsinfektion, Polypen

VESIKA FELLEA:
siehe Cholezystitis, Dyskinesie, biliäre, Gallenkolik, Gallensteine

VIRUSHEPATITIS: siehe Hepatitis durch Viren

VITILIGO

Für Vitiligo besteht keine homöopathische Behandlungsmöglichkeit. Anzumerken ist jedoch, daß sich diese Affektion bei Natrium-muriaticum-Patienten entwickelt (AH). Die Vitiligo stellt also eine Hilfe für die Diagnostik von Natrium muriaticum als Medikament für das Terrain dar.

WARZEN: siehe Verrucae

WEINEN UND WEINERLICHKEIT: siehe Benehmen

WIDERSPRUCH: siehe Benehmen

WINDPOCKEN: siehe Varizellen

WUNDEN: siehe Traumen

WURMKRANKHEIT

Die homöopathische Behandlung wirkt nicht als Vermizidum, aber die homöopathischen Mittel können die Reflexsymptome der Wurmkrankheit bekämpfen.

Caladium seguinum: Schmerzen, wenn ein Wurm in die Scheide des (kleinen) Mädchens gewandert ist.

Carbo vegetabilis: Schmerzhafte Dyspepsie mit Flatulenz, die durch Würmer verursacht ist.

Cina: Husten, periumbilikale Schmerzen, Analpruritus, Bärenhunger, Erbrechen, Fieber, Enuresis. Das Kind ist reizbar und zänkisch, knirscht mit den Zähnen, hat ein blasses Gesicht und Ringe um die Augen. Typisches Medikament für ein Kind mit Wurmbefall.

Sabadilla: Umbilikale Schmerzen, Pruritus des Gehörganges.

Spigelia anthelmia: Husten, periumbilikale Schmerzen, Analpruritus, schlechter Atem, *Palpitationen.*

ZÄHNE

Zahnabszeß

Belladonna: Präsuppuratives Stadium. Klopfende Schmerzen.

Hepar sulfuris calcareum: Suppuration im Entstehen. Blutendes, geschwollenes und bei Berührung schmerzhaftes Zahnfleisch.

Mercurius solubilis: Der Eiter hat sich gesammelt. *Geschwollenes, schwammiges, geschrumpftes Zahnfleisch.* Fötider Atem. Hypersialorrhö. *Die Schmerzen strahlen zur Wange und zum Ohr aus.* Besserung, wenn man die Wange massiert. Adenopathien. „Der Mund von Mercurius solubilis".

Silicea: Abszeß der Zahnwurzel im Zusammenhang mit Ostitis. Zahnfistel. *Chronischer oder wiederholter Abszeß.*

Zahnkaries

Acidum fluoricum: Schnell fortschreitende Karies mit Zahnfistel.

Calcium fluoricum: Zahnschmelzschwund.

Kreosotum: Die Milchzähne *werden faul und schwarz, sobald sie herauskommen.* Sie nehmen eine eckige Form an. *Zahnfleischbluten.* Fötider Geruch aus dem Munde. Schmerzhafte Zahneruption.

Staphysagria: Geschrumpftes Zahnfleisch. Die Zähne werden schwarz und fallen aus, sobald sie herauskommen. Zahnschmerzen, Besserung durch Druck.

Dentition des Kindes (Dentition tarda)

Calcium carbonicum: Dentition tarda. Die Fontanellen schließen sich spät. Pausbäckiges, blasses, sehr ruhiges Kind, das am Kopf schwitzt.

Calcium phosphoricum: Dentition tarda. Die Fontanellen schließen sich verspätet. Das Kind lernt erst spät gehen; es ist größer und nicht so mollig wie das Calcium-carbonicum-Kind.

Silicea: Lebhaftes, intelligentes Kind mit großem Kopf. Fötider Fußschweiß.

Dentition des Kindes (schmerzhafter Zahndurchbruch)

Belladonna: An erster Stelle steht das *Fieber,* dazu kommen Zähneknirschen und Niedergeschlagenheit. Wegen des Fiebers sind beide Wangen gerötet. „Das Fieberdelirium von Belladonna".

Borax venata: Zahndurchbruch, *Aphthen* als Begleiterscheinung. Der Mund ist heiß. Das Kind weint, wenn ihm die Mutter die Brust gibt. Es hat Furcht bei abwärts gerichteter Bewegung, will sich nicht in die Wiege legen lassen.

Chamomilla vulgaris: Schmerzhafte Dentition. *Die Wange auf der Seite des Zahndurchbruchs ist rot.* Das Kind ist wegen der Schmerzen zänkisch; es scheint weniger zu leiden, wenn man es auf den Arm nimmt. Konkomitierende Diarrhö.

Kreosotum: Siehe Zahnkaries

Phytolacca americana: Zahndurchbruch mit dem Bedürfnis, die Zähne zusammenzubeißen.

Podophyllum peltatum: Die *Diarrhö* steht an erster Stelle. Neigung zum Rektalprolaps. *Das Kind hat das Bedürfnis, Kiefer und Zahnfleisch aufeinanderzupressen.* Knirschen mit den Zähnen.

Zahnschmerzen, Odontalgien

Belladonna: Wellenartig auftretende Schmerzen; Verschlimmerung durch die pulsierenden Stöße.

Chamomilla vulgaris: Die Schmerzen machen den Patienten zänkisch. Verschlimmerung durch warme Getränke und Kaffee.

Coffea cruda: Unerträgliche Schmerzen, die vorübergehend durch eisgekühltes Wasser gebessert werden; sie treten erneut auf, wenn das Wasser wieder wärmer wird. Agitation. Ähnelt sehr Chamomilla, aber ist mehr als unruhig, reizbar und zänkisch.

Kreosotum: Schmerzen der kariösen Zähne. Siehe Zahnkaries.

Mercurius solubilis: Schmerzen, die auf Entzündungen oder Infektionen beruhen. Ausstrahlung zur Wange und zum Ohr. Empfindung, als ob die Zähne verlängert seien. *Besserung durch sanftes Massieren der Wange.* Schwammiges Zahnfleisch. *Hypersialorrhö.*

Spigelia anthelmia: Zahnschmerzen, die in die Backenknochen ausstrahlen. Verschlimmerung durch kaltes Wasser und Rauchen. Die Schmerzen erscheinen als Zahnschmerzen, in Wirklichkeit entsprechen sie aber einer Gesichtsneuralgie.

Staphysagria: Schmerzen der kariösen Zähne, wenn Speisereste in die Hohlräume kommen.

Zahnfleischinfektion: Belladonna, Mercurius solubilis, siehe auch Zahnabszeß.

Parodontose

Mercurius solubilis: Das wichtigste symptomatische Mittel. Das Zahnfleisch eitert leicht. „Der Mund von Mercurius solubilis".

Die wichtigsten Basismittel bei Parodontose sind Lycopodium clavatum, Silicea und Thuja occidentalis. Sie sind nach ihren allgemeinen Charakteristika auszuwählen.

Zahnbehandlung

Arnica montana: Bluten nach zahnärztlicher Behandlung. Kann auch prophylaktisch gegeben werden.

Gelsemium sempervirens: Furcht vor zahnärztlicher Behandlung.

Hypericum perforatum: Schmerzen, wenn ein Nerv berührt ist.

Siehe auch Gingivitis.

ZEPHALAEA: siehe Migräne

ZERVIKOBRACHIALSYNDROM: siehe Neuralgie

ZOELIAKIE: siehe Glutenunverträglichkeit

ZORN UND WUT: siehe Benehmen

ZOSTER: siehe Herpes zoster

ZWANGSVORSTELLUNGEN: siehe Obsession

ZYSTITIS: siehe Harnwegsinfektion

Stichwortverzeichnis

Die Zahlen beziehen sich auf die Seiten, auf denen die Stichworte zum ersten Mal erwähnt und erklärt werden.

Verzeichnis der homöopathischen Arzneimittel

Symptomenverzeichnis mit Indikationen

(Klinische Rubriken)

Namensverzeichnis